全国中等卫生职业教育护理专业"双证书"人才培养"十二五"规划教材

供护理、助产及相关专业使用

丛书顾问　文历阳　沈彬

老年护理

主　编　杨玉琴　李　影
副主编　黄韶兰　喻志英　王春华
编　者　（以姓氏笔画为序）
王　婧　贵州省人民医院护士学校
王春华　乌兰察布医学高等专科学校
车和太　甘肃省天水市卫生学校
李　影　辽宁省营口市卫生学校
杨玉琴　江西医学高等专科学校
徐小娜　山东省青岛市卫生学校
黄小丽　江西医学高等专科学校
黄韶兰　江西护理职业技术学院
喻志英　甘肃省酒泉卫生学校
路　艳　陕西省咸阳市卫生学校
樊　琳　甘肃省天水市卫生学校

U0334195

华中科技大学出版社
http://www.hustp.com
中国·武汉

内 容 简 介

本书是全国中等卫生职业教育护理专业"双证书"人才培养"十二五"规划教材。

本书以"必需、够用"为原则,尤其注重与护士执业资格考试相结合、与岗位工作过程相结合,做到紧扣大纲、内容详略得当、融通双证、目标明确。全书共十一章,内容包括绪论、老年人的健康保健、老年人各系统的老化改变、老年人的健康评估、老年人的心理与护理、老年人的日常生活护理、老年人用药护理、老年人常见健康问题的护理、老年人常见疾病的护理、老年人的临终护理和实训指导。

本书可供护理、助产及相关等专业使用。

图书在版编目(CIP)数据

老年护理/杨玉琴,李影主编. —武汉:华中科技大学出版社,2013.6(2022.12重印)
ISBN 978-7-5609-9145-0

Ⅰ.①老… Ⅱ.①杨… ②李… Ⅲ.①老年医学-护理学-中等专业学校-教材 Ⅳ.①R473

中国版本图书馆 CIP 数据核字(2013)第 130010 号

老年护理　　　　　　　　　　　　　　　　　　杨玉琴　李　影　主编

策划编辑:居　颖
责任编辑:周　琳　罗　伟
封面设计:范翠璇
责任校对:张会军
责任监印:徐　露
出版发行:华中科技大学出版社(中国·武汉)　　电话:(027)81321913
　　　　　武汉市东湖新技术开发区华工科技园　　邮编:430223
录　　排:华中科技大学惠友文印中心
印　　刷:广东虎彩云印刷有限公司
开　　本:787mm×1092mm　1/16
印　　张:12.25
字　　数:305 千字
版　　次:2022 年 12 月第 1 版第 6 次印刷
定　　价:39.80 元

全国中等卫生职业教育护理专业"双证书"人才培养"十二五"规划教材编委会

丛书顾问 文历阳 沈 彬

委 员 （按姓氏笔画排序）

总　序

随着我国经济的持续发展和教育体系、结构的重大调整,职业教育办学思想、培养目标随之发生了重大变化,人们对职业教育的认识也发生了本质性的转变。我国已将发展职业教育作为重要的国家战略之一。《中共中央国务院关于深化教育改革,全面推进素质教育的决定》中提出,在全社会实行学业证书和执业资格证书并重的制度。《国家中长期教育改革和发展规划纲要(2010—2020 年)》中也强调,积极推进学历证书和执业资格证书"双证书"制度,推进职业学校专业课程和执业标准相衔接,完善就业准入制度。护理专业被教育部、卫生部等六部委列入国家紧缺人才专业,予以重点扶持。根据卫生部的统计,到 2015年我国的护士数量将增加到 232.3 万人,平均年净增加 11.5 万人,这为护理专业的毕业生提供了广阔的就业空间,也对卫生职业教育如何进行高素质技能型护理人才的培养提出了新的要求。护理专业的人才培养应以职业技能的培养为根本,与护士执业资格考试紧密结合,力求满足学科、教学和社会三方面的需求,突出职业教育特色。

为了顺应中等卫生职业教育教学改革的新形势和新要求,在认真、细致调研的基础上,在教育部高职高专医学类及相关医学类教学指导委员会文历阳教授、沈彬教授等专家的指导下,我们组织了全国 30 多所卫生职业院校的 200 多位老师编写了这套秉承"学业证书和执业资格证书并重"理念的全国中等卫生职业教育护理专业"双证书"人才培养"十二五"规划教材。

本套教材编写过程中,力求充分体现以服务为宗旨,以就业为导向,以培养技能型、服务型高素质劳动者为目标,以临床实际应用和技能提高为主线的基本思想,结合护士执业资格考试的"考点",突出职业教育应用能力培养的特点,充分考虑中等卫生职业学校的学生特点、就业岗位和职业考试的要求,坚持"五性"(思想性、科学性、先进性、启发性、适用性),强调"三基"(基本理论、基本知识、基本技能),以"必需、够用"为度,融入学科的新知识、新进展和新技术,力求符合中职学生的认知水平和心理特点,符合社会对护理等相关卫生人才的需求特点,适应岗位对护理专业人才知识、能力和素质的需求。在充分研究、分析已有教材的优缺点的基础上,取其精华,并进行创新,力求建设一套实用性强、适用性广、老师好教学生好学的精品教材。本套教材的编写原则和主要特点如下。

(1)紧扣教育部制定的新专业目录、新教学计划和新教学大纲的要求编写,随章节配套习题,全面覆盖知识点与考点,有效提高护士执业资格考试通过率。教材内容的深度和广度严格控制在中等卫生职业教育教学要求的范围内,具有鲜明的中等卫生职业教育特色。

(2)紧跟教改,接轨"双证书"制度。紧跟教育部教学改革步伐,注重学业证书和执业资格证书相结合,提升学生的就业竞争力。

（3）体现"工学结合"的人才培养模式和"基于工作过程"的课程模式。

（4）以"必需、够用"为原则,简化基础理论,侧重临床实践与应用。多数理论课程都设有实验或者实训内容,以帮助学生理论联系实践,培养其实践能力,增强其就业能力。

（5）基础课程注重联系后续课程的相关内容,专业课程注重满足执业资格标准和相关工作岗位需求,以利于学生就业,突出卫生职业教育的要求。

本套教材编写理念新颖,内容实用,符合教学实际,注重整体,重点突出,编排新颖,适合于中等卫生职业教育护理、助产、涉外护理等专业的学生使用。这套规划教材得到了各院校的大力支持和高度关注,它将为新时期中等卫生职业教育的发展作出贡献。我们衷心希望这套教材能在相关课程的教学中发挥积极的作用,并得到读者的喜爱。我们也相信这套教材在使用过程中,通过教学实践的检验和实际问题的解决,能不断得到改进、完善。

全国中等卫生职业教育护理专业"双证书"人才培养"十二五"规划教材
编写委员会

前　言

　　21世纪是人口老龄化的时代,我国是世界上老年人口最多、老龄化速度最快的国家之一,高龄化、空巢化现象日益严重,庞大的老年群体在养老、医疗、社会服务等方面的需求压力也越来越大。为满足老年人的健康需求,提高老年人的生活与生命质量,需大力发展老年护理事业,培养实用型老年护理专业人才,以实现健康老龄化和积极老龄化。

　　本书根据国家中等卫生职业教育相关文件精神和中等卫生职业教育护理专业"双证书"人才培养需要,在突出"三基"(基本理论、基本知识、基本技能)的基础上,以"必需、够用"为原则,尤其注重与护士执业资格考试相结合、与岗位工作过程相结合,做到紧扣大纲、内容详略得当、融通双证、目标明确。

　　全书共十一章,内容包括绪论、老年人的健康保健、老年人各系统的老化改变、老年人的健康评估、老年人的心理与护理、老年人的日常生活护理、老年人用药护理、老年人常见健康问题的护理、老年人常见疾病的护理、老年人的临终护理和实训指导。本教材有以下特点:①注意与相关专业课程内容的衔接,避免重复;②书中增加了图、表,穿插了与教学内容相关的"知识链接",增加了趣味性,有助于学生理解;③充分体现了以"老年人的健康"为中心,以护理程序为框架,突出老年护理的特点;④重视老年人的临终护理,以期提高临终期老年人的生命质量;⑤书后增加了实践指导及老年人健康评估常用量表,能有效提高学生实践技能;⑥每章附有小结,旨在帮助学生掌握每章节的学习要点;⑦每章末尾有模拟试题,有利于学生对知识进行巩固和掌握。

　　本书总学时为54学时,其中理论授课为38学时,实践课为16学时。

　　本书在编写过程中参阅了大量文献,同时得到华中科技大学出版社及有关专家的大力支持和帮助,在此一并致谢。

　　本教材全体编者本着高度认真、负责的态度参与编写工作,虽经反复斟酌和修改,但因能力所限,存在诸多欠妥之处,恳请使用本教材的师生、读者和护理界同仁提出宝贵的意见和建议,以便再版时修订和完善。

杨玉琴　李影

目 录

第一章 绪 论

由于科学技术的不断进步、社会的迅猛发展和人民生活水平的提高,人类的平均寿命逐渐延长,这必然引起人口老龄化。十年来我国老年人口增长 5000 万,现正以年均近 1000 万人的增幅"跑步前进"。到 21 世纪中叶,我国老年人口将发展到三四个人中就有一个,且高龄化、空巢化现象日益严重。为满足老年人的健康需求,提高老年人的生活与生命质量,需大力发展老年护理事业,培养大批老年护理专业人才,以实现健康老龄化和积极老龄化。

第一节 老年护理概述

一、老年护理及其相关概念

(一)老年护理

老年护理是研究老年人生理、心理、社会等方面健康问题的发生、发展规律,并运用护理程序的方法诊断和处理健康问题的一门学科。它是护理学的一个分支,起源于现有的护理理论和社会学、心理学、生物学、健康政策等学科理论,并与老年学、老年医学密切相关,是与社会科学、自然科学相互渗透的综合性临床应用学科。由于老年人在生理、心理、社会适应能力方面区别于其他年龄组的人群,同时老年疾病也有它的特殊性,因此,也就决定了老年护理有它特殊的规律。

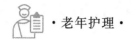

（二）老年医学

老年医学是研究老年人的身心健康和疾病防治的科学，是医学中的一个分支，也是老年学的主要组成部分。它包括老年基础医学、老年临床医学、老年康复医学、老年流行病学、老年预防保健医学、老年社会医学等内容。

二、老年护理内容

随着年龄的增长，老年人全身各系统生理功能均存在不同程度的衰退，防御功能及代偿功能下降，对内外环境的适应能力、反应能力下降，很容易出现各种疾病，生活自理能力下降甚至丧失生活能力。有些老年人常伴有孤独、自卑、抑郁等，因此，老年护理范畴更加广泛。其内容主要包括：①准确评估老年人的健康和功能状态；②制订护理计划，提供有效的护理措施和其他卫生保健服务，并评价照顾效果；③预防和控制由急、慢性疾病引起的残疾，维持、增强老年人的日常生活能力；④为主要照顾者提供咨询和教育，研究其压力与需求；⑤临终护理，让临终老人保持安详、舒适与尊严。老年护理的最终目标是提高老年人的生活质量和生命质量，延长健康期望寿命，实现健康老龄化。

三、老年护理人员的素质要求

生理和年龄的特点使老年人成为一个庞大的而且是最脆弱的群体，使他们处于可能发生不良后果的较大危险之中；老年人又是一个有独特社会心理特征的群体，需要尊重与关爱；老年人还是一个富有社会活动经验的群体。因而，从事老年护理工作更具有社会意义和人道主义精神，也对老年护理人员的素质提出了更高、更严格的要求。

（一）职业素质

1. 高度的责任感、爱心、耐心及奉献精神　这是老年护理人员需具备的最基本的素质。老年人由于体力衰弱，多患有一种或多种疾病，而且心理状态极易受到各种因素影响，会有更多的健康问题和需求，对护理人员的依赖性较大，增加了老年护理的复杂性和难度。所以，老年护理人员要以高度的责任感关注、关爱老年人。不论其地位高低、收入多少，应一视同仁，以足够的爱心、耐心对待老年人，把满腔热情融入到老年护理工作中。

2. 认真恪守"慎独"精神　对待言语不清、感觉迟钝、反应不灵或昏迷的老年患者，在独自进行护理时，始终恪守"慎独"精神，态度认真，严格按照护理操作规程执行。在任何情况下都应忠实于患者的健康利益，为患者的健康高度负责，不做任何有损于患者健康的事情。

（二）专业素质

老年人患病率高，临床表现复杂而不典型，老年人感受性较低，病情不易发现，加之老年人病情发展迅速，很容易延误病情。因此，老年护理人员要全面掌握护理专业理论知识、熟练的护理操作技能，有较强的分析问题和解决问题的能力，以及时处理健康问题。此外，护理人员必须掌握相关学科的知识，如老年心理学、相关法律法规、健康教育的理论与技巧、与老年人沟通的技巧等，以便采取最好的方法为老年人解决问题，满足老年人的健康需求。

（三）身体、心理素质

随着老年人口的增加,需要照料、护理的老年人人数逐年增多,对护理需要量非常大。老年人患病后病程较长,护理的时间也随之增加,加之护理工作的细致性、护理人员不足等,导致工作繁重,护理人员要承担较大的身、心两方面的压力。因此,护理人员要有健康的体魄、健全的心理,有较强的应急和应变能力,适时自我心理调节,保持积极、乐观的生活态度。

四、国内外老年护理的发展

老年护理的起步较晚,它伴随着老年医学的发展而发展,是相对年轻的学科。世界各国老年护理发展状况不尽相同,各有特点,这与人口老龄化程度、国家经济水平、社会制度、护理教育发展等有关。老年护理作为一门学科最早出现于美国,美国老年护理的发展对世界各国老年护理的发展起到了积极的推动作用。在美国,1900 年,老年护理作为一个独立的专业被确定;1961 年,美国护理协会设立老年护理专科小组;1970 年,首次正式公布老年病护理执业标准;1975 年,开始颁发老年护理专科证书,同时《老年护理杂志》创刊,将"老年病护理分会"更名为"老年护理分会",服务范围由老年患者扩展至老年人群;1993 年,美国设置了老年护理执业考试,报考对象为注册护士且有 2 年老年护理工作经验者,考试合格可获得老年护理执业执照。

20 世纪 50 年代中期,中国老年学与老年医学研究开始起步。20 世纪 80 年代中期,北京、上海等地设立了老年病门诊与专科医院。我国老年护理体系最早是医院的老年患者的护理,如综合医院成立老年病科,开设了老年病门诊与病房,按专科收治和管理患者。其后部分城市建立了老年病专科医院,按病情不同阶段,提供不同的医疗、护理。现如今大多数城市成立了老年护理中心、老年护理院,为社区内的高龄、病残、孤寡老人提供上门医疗服务和家庭护理。老年护理教育相对滞后,自 20 世纪 90 年代末,老年护理才陆续被部分护理高等院校及中等卫生职业学校列为必修课程。

小 结

1. 老年护理是研究老年人生理、心理、社会等方面健康问题的发生、发展规律,并运用护理程序的方法诊断和处理健康问题的一门学科。

2. 老年护理内容包括:准确评估老年人的健康和功能状态;制订护理计划,提供有效的护理措施和其他卫生保健服务,并评价照顾效果;预防和控制由急、慢性疾病引起的残疾,维持、增强老年人的日常生活能力;为主要照顾者提供咨询和教育,研究其压力与需求;临终护理。老年护理的最终目标是提高老年人的生活质量和生命质量,延长健康期望寿命,实现健康老龄化。

3. 护理人员要求具有良好的职业素质及专业素质和身体、生理素质。

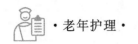

第二节　老化与人口老龄化

一、老化

（一）老化的概念及特征

生、老、病、死是一切生物体普遍存在的客观规律。人类从出生到死亡的整个生命过程中，生理、心理等随着年龄的增长均会逐渐发生改变。

老化是所有生物生命延续过程中的一种生命现象。人体自出生后，随着年龄的增长，在形态和功能上发生的进行性、衰退性变化，称为老化。老化最快的时期是老年期。这种变老现象是人体必然的经历过程。

老化的基本特征有如下几点。①渐进性：老化是一个持续渐进的过程，且逐步加重。同一生物种类所表现出来的老化征象基本相同。②累积性：老化是长期逐步积累的结果，一旦表现出来，便不可逆转。③普遍性：老化是普遍存在的生物学现象，同种生物老化进程基本相同。④内生性：老化源于生物本身固有的特性（如遗传）。环境等因素会影响老化的进程，但不能阻止老化。⑤危害性：老化导致机体结构变化及生理功能减退，甚至导致疾病的发生，这将直接影响生存，最终导致死亡。

（二）分类

1. 生理性老化　生理性老化是指机体自成熟期开始，随增龄而发生的渐进性的退行性变化，是一种正常的老化现象。这种和年龄相符合的老化又称"衰老"。

2. 病理性老化　病理性老化是指在生理性老化的基础上，由于某些因素如生物、心理、社会或环境等所致的异常老化，又称为"早老"或"早衰"，即我们平时所说的"未老先衰"。

以上两种老化现象很难严格区分，往往共同存在，互相影响，从而加速老化进程。老化的速度有很大的个体差异，如有的人未满 60 岁就显得老态龙钟，行动不便，有的人虽已年过七旬，但仍健步如飞、精力充沛。同一个体不同的系统、器官老化速度也不同步，一般简单功能（如心脏搏出功能、肾脏的排泄功能等）老化较慢，而复杂功能（如神经系统的反应时间、身体的适应能力等）老化速度较快。

二、老年人

老年人应该是一个有明显的生理特征和一定的生理年龄界定的群体，但是由于生物体个体之间差异很大，一个人本身的生理年龄和其实际的日历年龄之间也存在着较大的差异，因此，目前还没有一个很客观的界定老年人生物学年龄的标准。

（一）老年人年龄界定

老年人年龄的划分有两个标准：发展中国家（特别是亚太地区）将 60 岁及以上人群称为老年人；在发达国家则将 65 岁及以上人群定义为老年人。

（二）老年期年龄划分

1. WHO 老年期年龄划分标准　44 岁及以下为青年人；45～59 岁为中年人；60～74 岁

为年轻老人;75～89 岁为老年人;90 岁及以上为长寿老人。

2. 我国老年期年龄划分标准 我国民间对年龄的划分常用以下描述:三十而立,四十而不惑,五十知天命,六十花甲,七十古稀,八十为耋,九十为耄,百岁养天年。随着我国平均寿命的延长,过去是"人活七十古来稀",而如今是"六十还是小弟弟,人过七十不为奇"。

我国现阶段以 60 岁及以上为老年人,45～59 岁为老年前期(中老年人),60～89 岁为老年期(老年人),90～99 岁为长寿期(长寿老人),100 岁及以上为寿星。

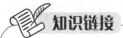

知识链接

人类最高寿命可达到多少岁?

现代科学家们用各种方法来推测人的最高寿命,如按性成熟期(14～15 岁)的 8～10 倍,生长期的(20～25 岁)的 5～7 倍,细胞分裂次数(40～60 次)的 2.4 倍等方法推算,人的最高寿命应该是 110～175 岁。由于受到疾病和生存环境的影响,目前人类寿命与最高寿命的差距仍然较大,但随着科学的发展,人类的平均寿命将逐渐接近或达到最高寿命。

三、人口老龄化

(一)人口老龄化的概念及影响因素

人口老龄化是指老年人口占总人口的比例不断上升的一种动态过程。老年人口是人口年龄结构的实况,属于静态人口现象。"老龄化"并非是老年人口绝对量的增长,它是一个相对的概念。

人口老龄化取决于两个主要因素,一是生育率下降,二是死亡率下降。今后几十年计划生育对老龄化的影响将逐步减弱,死亡率下降将成为老龄化的主要因素。

(二)人口老龄化的常用指标

1. 老年人口系数 老年人口系数又称老年人口比例,是反映人口老龄化的主要指标,是指某国家或地区的总人口构成中,老年人口数占总人口数的百分比。计算公式为

老年人口系数(%)=60 或 65 岁以上人口数÷总人口数×100%

2. 老年人口负担系数 老年人口负担系数又称老年抚养系数,是指老年人口数占劳动人口数的百分比,是反映劳动者负担老年人的轻重程度的指标。计算公式为

老年人口负担系数(%)=60 或 65 岁以上人口数÷15～59 岁或 15～64 岁人口数×100%

3. 长寿水平 长寿水平又称高龄老年人比,是指 80 岁以上人口数占 60 岁以上人口数的百分比。长寿水平的高低,直接反映一个国家(或地区)医疗卫生保健水平,特别是反映老年保健服务水平的高低。该指标<5%时属于较低水平,5%～9.9%时属于中等水平,10%～20%时属于较高水平,>20%时即为高水平。目前发达国家的长寿水平均已达20%～25%。计算公式为

长寿水平(%)=80 岁以上人口数÷60 岁以上人口数×100%

4. 平均期望寿命 平均期望寿命简称平均寿命,是指某国家或地区总人口的平均生存年限。一般常用出生时的平均预期寿命,作为衡量人口老龄化程度的重要指标,也是衡

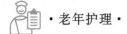

量社会发展水平的基本指标。平均寿命以死亡作为终点。

5. 健康期望寿命　健康期望寿命是指个人在良好状态下的平均生存年数,也就是老年人能够维持良好的日常生活活动能力的年限。健康期望寿命的终点是日常生活活动能力的丧失。

(三)老龄化社会

WHO 规定:发展中国家 60 岁及以上人口数占总人口数的 10%以上,定义为老龄化社会(老龄化国家或地区);发达国家 65 岁及以上人口数占总人口数的 7%以上定义为老龄化社会(老龄化国家或地区)(表 1-1)。

表 1-1　老龄化社会的划定标准

项　目	发展中国家	发达国家
老年人界定年龄	≥60 岁	≥65 岁
青年型(老年人口系数)	<8%	<4%
成年型(老年人口系数)	8%～10%	4%～7%
老年型(老年人口系数)	>10%	>7%

(四)人口老龄化的现状与趋势

人口老龄化是世界人口发展的普遍趋势,是科学与经济发展的标志,也是社会进步的必然表现。这一人口年龄结构变化的问题开始主要涉及发达国家,如今在发展中国家也越来越突出。人口老龄化的加剧将对个人、家庭、社区及国家带来深远的影响。

1. 世界人口老龄化现状与趋势　从联合国人口司发布的截至 2006 年世界人口老龄化状况及世界各国和地区老龄化程度的数据中可以看出如下内容。

(1)人口老龄化的速度加快:1900 年全世界 60 岁以上老年人约有 1 亿,1950 年全世界大约有 2.0 亿老年人,2002 年已达 6.29 亿,占全世界人口总数的 10%,2006 年老年人达到 6.88 亿,预计 2050 年这一数字将达到 20 亿,同时也将第一次超过全世界儿童(0～14 岁)的人口数。目前,世界上一半多的老年人生活在亚洲(占 54%),其次是欧洲(占 22%)。2006 年每 9 个人中就有 1 个 60 岁以上的老年人。根据联合国专题项目的研究估算,到 2050 年每 5 个人中将会有 1 个老年人,到了 2150 年,每 3 个人中就会有 1 个 60 岁以上的老年人。

(2)高龄老年人快速增长:老年人口本身也在老化,2006 年 80 岁以上的老年人已经占到老年人总数的 13%,到 2050 年这一数字将增加到 20%。百岁以上的老年人也将从 2006 年的 28.7 万增加到 2050 年的 370 万。

(3)人口平均期望寿命不断延长,且女性的平均寿命长于男性:19 世纪许多国家的平均期望寿命只有 40 岁左右,2007 年全球的平均期望寿命为 71 岁。日本与北非的摩纳哥、南欧的圣马力诺三国,以平均 82 岁并列第一。如果以性别来分,日本是全球女性平均期望寿命最长的国家,平均 86 岁,圣马力诺男性平均期望寿命最高,为 80 岁。美、英、法、德四国人均期望寿命分别为 78 岁、79 岁、80 岁、79 岁。中国男性平均期望寿命为 71 岁、女性为 74 岁,平均期望寿命为 72 岁。预计 2020 年,中国平均期望寿命可达 77 岁。全球平均期望寿命最短的是非洲南部的津巴布韦,只有 36 岁。女性的平均期望寿命长于男性,60 岁以上的老年人的男女性别比是 82∶100,而 80 岁以上人群中这一比例更是只有 55∶100。

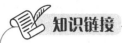 **知识链接**

你知道世界上寿命最长的人是谁吗？

《北京晚报》2000年11月5日以"女寿星睡去"的标题报道了吉尼斯世界纪录里的世界年龄最大的妇女夏娃·莫利斯于2000年11月2日在英国一家养老院去世的消息。去世时只差6天就到了她的116岁生日。她于1884年11月8日生于英国斯塔福德郡。她一直居住在自己的家中，在8年前住进养老院。她一直没什么大病，是在安静睡眠中驾鹤西归的。她的长寿似乎没有什么秘诀，只是直到去世前，她每天都喝1杯香槟酒，并且爱吃煮熟的洋葱。

（4）独居老年人增多：独居老年人占老年人总数的14％。独居的女性老年人比例为19％，明显高于男性的8％。发达国家独居老年人比例为24％，明显高于发展中国家的7％。

（5）世界各国人口老龄化程度分布不均衡：2006年世界老龄化程度最高的国家是日本，其60岁以上老年人口占人口总数的比例达到了27％，其次是意大利和德国，分别为26％及25％，且这三个国家均为发达国家。老年人口比例达到或超过20％的国家有27个，其中19个为发达国家。老年人口比例达到或超过10％的国家有74个，10％～20％的国家47个，发达国家13个，占27.66％。老龄化程度在10％以下的国家有118个，均为发展中国家。由此可见发达国家老龄化程度均在10％以上，明显高于发展中国家，但发展中国家老龄化的速度明显比发达国家快很多。

2. 我国人口老龄化现状与趋势 21世纪是人口老龄化的时代，21世纪的中国将是一个不可逆转的老龄化社会。中国已于1999年进入老龄化社会，是较早进入老龄化社会的发展中国之一，是世界上老年人口最多的国家。中国人口老龄化不仅是中国自身的问题，而且关系到全球人口老龄化的进程，备受世界关注。全国老龄工作委员会办公室2006年发布的《中国人口老龄化的发展趋势预测研究报告》指出，从2001年2100年，中国的人口老龄化发展趋势可以划分为以下三个阶段。

第一阶段：从2001年到2020年是快速老龄化阶段。这一阶段，中国将平均每年新增596万老年人口，年均增长速度达到3.28％，到2020年，老年人口将达到2.48亿，老龄化水平将达到17.17％，其中80岁及以上老年人口将达到3067万人，占老年人口的12.37％。

第二阶段：从2021年到2050年是加速老龄化阶段，伴随着20世纪60年代到70年代中期第二次生育高峰人群进入老年阶段，中国老年人口数量开始加速增长，平均每年增加620万人。到2023年，老年人口数量将增加到2.7亿，与0～14岁少儿人口数量相等。到2050年，老年人口总量将超过4亿，老龄化水平推进到30％以上，其中80岁及以上老年人口将达到9448万，占老年人口的21.78％。

第三阶段：从2051年到2100年是稳定的重度老龄化阶段。2051年，中国老年人口规模将达到峰值4.37亿，约为少儿人口数量的2倍。这一阶段，老年人口规模将稳定在3亿～4亿，老龄化水平基本稳定在31％左右，80岁及以上高龄老人占老年总人口的比重将保持在25％～30％，进入一个高度老龄化的平台期。

（1）与其他国家相比，中国的人口老龄化具有以下主要特征。

① 老年人口规模巨大：2004 年底，中国 60 岁及以上老年人口为 1.43 亿，占总人口的 11％；2010 年为 1.78 亿，占总人口的 13.26％；2012 年为 1.9 亿人，占总人口的 14.3％。专家预计 2014 年将达到 2 亿，2026 年将达到 3 亿，2037 年将超过 4 亿，2051 年将达到最大值，之后将一直维持在 3 亿～4 亿的规模。根据联合国预测，21 世纪上半叶，中国一直是世界上老年人口最多的国家，占世界老年人口总量的五分之一，21 世纪下半叶，中国也还是仅次于印度的第二老年人口大国。

② 老龄化发展迅速：65 岁以上老年人占总人口的比例从 7％提升到 14％，发达国家大多用了 45 年以上的时间，其中，法国 130 年，瑞典 85 年，澳大利亚和美国 79 年左右。中国只用 27 年就可以完成这个历程，并且在今后一个很长的时期内都保持着很高的递增速度，属于老龄化速度最快的国家之一。

③ 地区发展不平衡：目前老年人口系数为上海 18.48％、天津 13.75％、江苏 13.75％、北京 13.66％、浙江 13.18％、重庆 12.84％、辽宁 12.59％、山东 12.31％、四川 11.59％、湖南 11.51％和安徽 11.18％，这 11 个省市成为人口老年型地区。中国人口老龄化发展具有明显的由东向西的区域梯次特征，东部沿海经济发达地区明显快于西部经济欠发达地区。以最早进入人口老年型行列的上海（1979 年）和最迟进入人口老年型行列的宁夏（2012 年）比较，时间跨度长达 33 年。

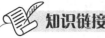 知识链接

2010 年第六次全国人口普查主要数据公报（第 1 号）

公报显示，全国总人口规模约为 13.7 亿，我国 0～14 岁人口占总人口 16.60％，比 2000 年人口普查下降 6.29％；60 岁及以上人口占 13.26％，比 2000 年人口普查上升 2.93％，其中 65 岁及以上人口占 8.87％，比 2000 年人口普查上升 1.91％。截止到 2010 年 11 月 1 日，中国 60 岁及以上老年人达 1.78 亿，占总人口的 13.26％，其中 65 岁及以上的老年人为 1.19 亿，占总人口的 8.87％。我国人口增长已由“高、低、高”过渡为低生育率、低死亡率、低增长率的“三低”模式，在这样的模式下，我国人口总量的增长速度放缓，老龄人口比重增加，少儿人口比重缩小。

④ 城乡倒置显著：发达国家人口老龄化的历程表明，城市人口老龄化水平一般高于农村，中国的情况则不同。目前，农村的老龄化水平高于城镇 1.24％，这种城乡倒置的状况将一直持续到 2040 年。到 21 世纪下半叶，城镇的老龄化水平才将超过农村，并逐渐拉开差距。

⑤ 女性老年人口数量多于男性：目前，老年人口中女性比男性多出 464 万人，2049 年将达到峰值，多出 2645 万人。21 世纪下半叶，多出的女性老年人口基本稳定在 1700 万～1900 万人。需要指出的是，多出的女性老年人口中 50％～70％都是 80 岁及以上年龄段的高龄女性人口。

⑥ 老龄化超前于现代化：发达国家是在基本实现现代化的条件下进入老龄社会的，属于“先富后老”或“富老同步”，而中国则是在尚未实现现代化、经济尚不发达的情况下提前进入老龄社会的，属于“未富先老”。发达国家进入老龄社会时人均国内生产总值一般都在

五千到一万美元,而中国目前人均国内生产总值才刚刚超过一千美元,仍属于中等偏低收入国家行列,应对人口老龄化的经济实力还比较薄弱。

（2）人口老龄化带来的问题:人口老龄化给中国的经济、社会、政治、文化等方面的发展带来了深刻影响,庞大的老年群体在养老、医疗、社会服务等方面需求的压力也越来越大。随着人口老龄化快速发展,这些压力的影响将会更加深刻、更加普遍。

① 养老保障的负担正日益沉重:2004 年,中国基本养老保险的支出总额达到 3502 亿元,比 2000 年增加了 65.5%。离休、退休、退职费用也呈现连年猛增的趋势。政府、企业、社会都已经感到养老保障方面的压力正在显著加大。预计到 2020 年领取养老金的退休者将超过 1 亿人,供养比例将达到 2.5∶1。根据 2005 年初劳动和社会保障部向国务院递交的一份关于中国养老金预期缺口的专业报告预测,未来 30 年中国养老金缺口将高达 6 万多亿元人民币。

② 医疗保障压力大:老年群体是医疗卫生资源的重要消费对象。卫生部（现更名为国家卫生和计划生育委员会）曾经有过统计,60 岁以上老年人慢性病患病率是全部人口患病率的 3 倍,伤残率是全部人口伤残率的 3.6 倍,老年人消费的医疗卫生资源一般是其他人群的 3～5 倍。在我国卫生医疗事业发展较经济发展相对滞后的状况下,老年人看病难、看不起病的问题比较突出。

③ 养老服务的需求迅速膨胀:目前,由于社会转型、政府职能转变、家庭养老功能弱化,养老服务业发展严重滞后,老龄服务的数量和质量都难以满足庞大的老年人群,特别是迅速增长的"空巢"、高龄和带病老年人的服务需求。以养老机构和床位数为例,截至 2008 年年底,中国有各类老年福利机构 37623 个,养老床位 245 万张,仅占 60 岁以上老年人口的 1.5%,不仅低于发达国家 5%～7% 的水平,而且也低于一些发展中国家的 2%～3% 的水平。

④ 与城市相比,农村老龄问题的压力更大:2000 年,农村老年人口为 8557 万人,占老年人口总数的 65.82%,农村老龄化程度比城镇高 1.24%。同时,农村部分地区尚未建立社会养老保险制度,农村新型合作医疗制度目前还处在试点阶段,农民的养老、医疗都缺乏必要的社会保障。随着人口老龄化进程加快,农村的养老、医疗等方面的压力相对城镇将更加突出,西部和贫困地区尤为严峻。

（3）人口老龄化应对策略:21 世纪中国社会经济发展的战略目标是在 2020 年实现全面小康,在 2050 年基本实现现代化,2050 年以后进而实现中华民族的伟大复兴。要实现这一宏伟目标,就必须积极应对人口老龄化迅速发展,特别是 2030—2050 年间人口老龄化高峰的严峻挑战。要把老龄社会作为 21 世纪中国的一个重要国情认真对待,树立老龄意识,增强应对人口老龄化和老龄社会挑战的紧迫性和自觉性。在我国处于人口多、底子薄、土地少、资源相对匮乏、生产力相对落后的基本国情下,更应以科学的态度积极应对人口老龄化问题。

① 大力发展经济:应对人口老龄化的挑战,大力发展经济是关键。只有尽快提高我国劳动生产率,加快经济社会发展,才能更好地满足老龄化社会的各种需求,被用来进行交换、分配与消费的物质财富才会充足。因此,无论人口年龄结构处于何种发展阶段,发展经济始终是关键。

② 完善老年社会保障体系:老年人养老保障问题是社会保障制度中非常重要的组成部分,也是各个国家与政府不可忽视的重要问题。第一,应尽快构建一个多元化、多层次、

覆盖面广的社会保障体系。该体系应由政府主导与负责、自我保障、单位负责与市场提供等多种方式共同完成,不能把养老单纯地推给未来及家庭。第二,尽可能多地建立老年医疗卫生保健网络,建立老年医疗卫生保健服务体系,完善各级医疗机构功能,大力发展社区卫生保健事业,尽可能让老年人就近享受较高质量的医疗服务。

③ 积极开发老年人力资源,重视健康老龄化:积极鼓励和开发老年人力资源,弥补劳动力不足,为国家和社会创造更多财富。开发老年人力资源,首先应重视老年人社会价值,积极营造老年人力资源开发的良好社会氛围,通过老年人自我能力再开发,以延缓劳动力老化,同时让其"老有所为",减轻人口老龄化带来的负面影响,有利于促进健康老龄化。

④ 实现效率老龄化经济政策:效率老龄化是指为了解决人口老龄化带来的经济问题和社会问题,老龄部门必须联合相关部门,通力合作,通过制度创新和行政能力培训,努力提高老龄政策制定和贯彻落实的效率,以较低的行政成本获得较好的政策效果,避免政策失灵,最终保持老龄社会的健康运行。

⑤ 充分重视社会资本作用:社会资本是在社会网络中产生的、以信任为核心的无形资本,是作为一种作用于人际网络关系的社会资源。如果大多数老年人拥有较高社会资本,则意味着其中可能蕴涵的资源丰富,这对于老年群体社会资本发挥保障功能非常重要。如果某一群体老年人失去了社会的信任,就很难形成社会对他们的关注与重视,甚至可能受到歧视,更不用说高质量养老。因此,社会资本对于养老问题的解决可起到积极作用。同时,社会资本的增加,可减少老年人的孤独感。积极发挥社会资本交往作用,对于老年人生活质量的提高有着重要作用。

中国老龄化速度之快前所未有,其在政治、经济、文化和社会等诸多层面带来的冲击空前强烈。将老龄问题看成是"关系国计民生和国家长治久安的重大问题",将有利于促进有关部门在养老、医疗、福利、社区服务等应对措施上的完善。与此同时,国家应对人口老龄化战略研究的启动,也必将为老龄事业发展创造更加良好、宽松的法律政策环境。

小 结

1. 老化是指人体自出生后,随着年龄的增长,在形态和功能上发生的进行性、衰退性变化。老化最快的时期是老年期。分生理性老化和病理性老化。

2. 老化的基本特征有渐进性、累积性、普遍性、内生性和危害性。

3. 发展中国家 60 岁以上人群为老年人;发达国家 65 岁以上人群为老年人。老年人口系数是反映人口老龄化的主要指标。

4. 中国的人口老龄化主要特征有老年人口规模巨大、老龄化发展迅速、地区发展不平衡、城乡倒置显著、女性老年人口数量多于男性、老龄化超前于现代化。

杨玉琴

模拟试题

A₁ 型题

1. 下列不属于老化特征的是(   )。

A. 渐进性　　B. 普遍性　　C. 规律性　　D. 危害性　　E. 内生性

2. 我国对老年人年龄划分的标准是（　　）。

A. 55 岁　　B. 60 岁　　C. 65 岁　　D. 70 岁　　E. 75 岁

3. 我国何时开始进入老龄化社会？（　　）

A. 1980 年　　B. 1989 年　　C. 1990 年　　D. 1999 年　　E. 2000 年

4. 反映人口老龄化的主要指标是（　　）。

A. 老年人口系数　　　　B. 长寿水平　　　　C. 老年人口负担系数

D. 老龄化指数　　　　E. 平均期望寿命

5. 反映医疗卫生保健水平的重要指标是（　　）。

A. 老年人口系数　　　　B. 长寿水平　　　　C. 老年人口负担系数

D. 老龄化指数　　　　E. 平均期望寿命

6. 人口老龄化是指（　　）。

A. 老年人口系数　　　　B. 老年人口总数　　　　C. 属于静态人口现象

D. 老龄化指数　　　　E. 老年人口占人口比例呈不断上升的一种动态过程

7. 在发展中国家，老年型国家的 60 岁及以上老年人口系数为（　　）。

A. ≥4%　　B. ≥7%　　C. ≥8%　　D. ≥10%　　E. ≥12%

8. 在发达国家，老年型国家的 65 岁及以上老年人口系数为（　　）。

A. ≥4%　　B. ≥7%　　C. ≥8%　　D. ≥10%　　E. ≥12%

9. 下列哪项不是我国人口老龄化的特征？（　　）

A. 地区发展不平衡　　　　B. 老龄化发展迅速　　　　C. 老年人口规模巨大

D. 城乡倒置显著　　　　E. 现代化超前于老龄化

10. 老年护理的内容不包括（　　）。

A. 疾病诊断　　　　B. 老年保健　　　　C. 老年人的心理护理

D. 临终关怀　　　　E. 为主要照顾者提供咨询和教育

11. 下列哪项不是人口老龄化所带来的问题？（　　）

A. 养老保障的负担加重

B. 养老服务的需求迅速膨胀

C. 医疗保障压力大

D. 农村的养老、医疗等压力相对城镇将更加突出

E. 养老负担越来越多地依赖于家庭

12. 老年护理作为一门学科最早起源于（　　）。

A. 日本　　B. 英国　　C. 法国　　D. 美国　　E. 德国

第二章 老年人的健康保健

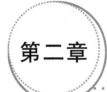

学习目标

1. 掌握老年保健的概念和目标。
2. 熟悉老年保健的重点人群。
3. 熟悉健康老龄化、积极老龄化的概念。
4. 了解国内、国外老年保健的发展。
5. 熟悉老年保健的基本原则、老年保健的策略与老年自我保健的内容。

　　健康长寿是人类社会的永恒追求,也是广大老年人的美好愿望。我国的人口结构已进入老年型,老年人随着年龄的增长其健康状况逐渐恶化。做好老年保健工作,有利于提高老年人的健康水平及老年人的生活质量,有利于促进社会的稳定与发展。

第一节 概　　述

一、老年保健的概念与目标

　　世界卫生组织老年卫生规划认为,老年保健是指在平等享用卫生资源的基础上,以促进和维持老年人健康为目的,充分利用现有的人力、物力,发展老年保健事业,使老年人得到基本的医疗、护理、康复和保健等服务。老年保健事业是为老年人提供疾病的预防与治疗、健康教育及功能锻炼等综合服务,同时促进老年保健和老年福利事业的发展。老年保健事业内容广泛,包括编写保健资料、举办保健讲座、普及医疗保健知识、健康体检等保健活动。老年保健的目标是最大限度地延长老年期生活自理的时间,延长健康期望寿命,提高老年人的生命质量,进而实现健康老龄化。

　　国际老龄联合会提出的 21 世纪全球养老新理念:①养老的概念:从满足物质需求向满足精神需求方面发展。②养老的原则:从经验养生向科学养生发展。③养老的目标:从追求生活质量向追求生命质量转化。养老的目标是动态的,长寿是最初的也是最古老的目标,健康是现代的目标,而尊严则是 21 世纪老龄社会的目标。④养老的意义:从安身立命之本向情感心理依托转变。进入 21 世纪,养老将彻底摆脱功利色彩,走向情感联络和心理依托的殿堂。

二、老年保健的重点人群

1. 高龄老人 高龄老人是指年龄在 80 岁以上的老年人。这部分老年人一般体力比较虚弱,常伴有多种疾病,易出现系统功能衰竭,因此,老年人对医疗、护理、健康保健等方面的需求加大。

2. 独居老人 随着社会的发展和人口老龄化、高龄化及我国推行计划生育政策所带来的家庭结构变化和子女人数的减少,家庭已趋于小型化,只有老年人组成的家庭比例在逐渐增高。特别是我国农村,青年人外出打工的人数越来越多,导致老年人单独生活的现象比城市更加严重。独居老人一旦行动不便就难以外出就医。因此,这部分老年人对医疗保健的社区服务需求量增加。帮助他们购置生活必需品,定期巡诊,送医送药上门,为老年人提供健康咨询或开展社区老年保健具有重要意义。

3. 丧偶老人 丧偶对老年人的生活影响很大,所带来的心理问题也非常严重。突然失去对方的关爱与陪伴会使丧偶老人对生活感到无望、乏味、孤单甚至积郁成疾,危害老年人的身心健康,常导致原有疾病的复发。

4. 患病的老年人 老年疾病大多为慢性病,如高血压病、冠心病、糖尿病、精神障碍疾病等,长期的病痛折磨使老年人身体状况差,生活自理能力逐渐下降,同时需要全面系统的治疗,因而加重了老年人的经济负担。部分老年人为了节省开支会自行购药、服药,而延误疾病的诊断和治疗。因此,应做好老年人健康检查、健康教育、保健咨询,促进老年人的康复。

5. 新近出院的老年人 出院后的老年人因疾病未完全恢复,身体健康状况仍然较差,常需要继续治疗和及时调整治疗方案,如果得不到有效的医疗指导,疾病极易复发甚至导致死亡。因此,从事社区医疗保健的人员,应及时掌握所在区域近期出院的老年人的情况,根据具体情况做好定期随访工作。

三、健康老龄化与积极老龄化

(一)健康老年人的标准

健康老年人目前尚无公认的量化指标,社会医学家的评价标准包括 5 个方面。

1. 日常生活功能 有独立生活的能力,即生活上的自理能力。如能从事一定的家务劳动,能自理财物,购买生活用品,打电话等。

2. 心理健康 自我意识良好,能自尊、自信、自制;能自我平衡心理,不固执、不多疑,能克服自私和偏执等不良心理状态;遇事能自我排解,不焦虑、不抑郁,能保持良好的心理状态。

3. 躯体健康 从老年人对健康自我评价、医学症状、慢性疾病情况、活动有无受限、是否长期卧床以及医疗服务的利用等方面得到反映。躯体健康不佳,可表现为多种器质性疾病和症状,如高血压、冠心病、慢性阻塞性肺疾病、糖尿病、肿瘤等。

4. 社会健康 社会健康主要指个体关系的数量、质量及社会参与的程度。能建立良好的人际关系,以促进身心健康;能适应社会环境和家庭环境的变化;注重礼仪,重视仪表和着装,使自己能跟上时代的变化;不守旧,勇于参与各种社会活动,能有所为、有所乐;能

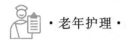

与不同年龄、不同职业的人群相处,能学想学,注重道德修养。

5. 经济状况 老年人的经济状况对其物质生活和精神生活有着密切而广泛的影响,广义的概念还包括子女对老年人的赡养、敬老、爱老等社会美德,否则老年人不可能有全面的健康。

(二)健康老龄化

1. 健康老龄化的含义 1987 年 5 月世界卫生组织大会首先提出"健康老龄化"。健康老龄化是指在老龄化社会中,多数老年人的躯体、心理和社会功能均处于健康状态,同时,社会和经济发展不受过度人口老龄化的影响。健康老龄化不仅仅是延长人类的生物学年龄,还应该延长人类的心理年龄与社会年龄,使老年人独立生活、参与社会活动的年限更长,缩短老年人需要依赖他人照护的时期以及与社会隔绝、受歧视的年限。

1994 年在北京召开的"健康老龄化研讨会"上,各界学者一致认为我国的老龄化情况与国外有所不同,应开辟具有中国特色的健康老龄化道路。健康老龄化的对策也不仅针对老年人,还应该包括儿童、青壮年和老年人在内的全部人口,要将它作为社会整体的一部分,进行综合、全面考虑。1996 年 3 月中国老龄产业协会提出:面向 21 世纪,积极倡导和促进健康老龄化是解决我国老龄化问题的战略方向。

2. 实现健康老龄化的途径 实现健康老龄化是一个需要长期奋斗的目标,要靠国家、社会、家庭和老年人的共同努力,其主要对策如下。①预防疾病:从青少年起就注重培养科学的生活方式和良好的卫生习惯,减少疾病的发生。②改善环境:要为老年人提供一个舒适、安全、安静的居住环境。③保健方法:注重老年保健的方式方法。④社区护理:发展社区护理,推广康复医学,提高老年人医疗服务质量。⑤办好福利事业:兴办老年福利事业,保证老年人生活无忧,如修建老年公寓、老年福利院、老年医院等。⑥重视老年医学研究:加强对心血管疾病、恶性肿瘤、糖尿病和老年痴呆等疾病的防治和研究。

(三)积极老龄化

世界卫生组织把积极老龄化界定为"参与""健康"和"保障"。积极老龄化是在健康老龄化基础上提出的,它强调老年人不仅要在机体、社会、心理方面保持良好的状态,而且要积极面对晚年生活,作为家庭和社会的重要资源,继续为社会作出有益的贡献。

积极老龄化包括 3 个方面:①老年人应具有自立自强、帮扶儿女、奉献社会的精神;②老年人要老有所为、老有所学、老有所乐;③老年人要把老年生活作为人生新的转折和开始,要成为未来社会发展的参与者和受益者。《2002 年马德里国际老龄问题行动计划》认为:老年人的潜力是未来发展的强有力的基础。社会依靠老年人的技能、经验和智慧,不但能首先改善他们自己的条件,而且还能使他们积极参与全社会条件的改善。因此,要努力提高老年人晚年的生活质量,积极开发老年人资源。从倡导健康老龄化到提倡积极老龄化是人类老龄观的重大变革。只有这样,人类才不会随着人口老龄化和高龄化而衰老,人类的未来就会是"不衰之老"。

四、老年保健的发展

人口老龄化程度、经济发展水平、社会制度的不同,使世界各国老年保健事业发展极不均衡。欧美等发达国家已经建立了完善而规范的老年保健制度与方法。虽然我国党和政府长期以来十分关心老年群众,不断采取积极措施,推动老龄事业发展进步,但是由于我国老年人口众多、老龄化发展速度过快以及经济相对落后等原因,使老年保健事业发展较缓慢。

（一）国外老年保健的发展

1. 英国 老年保健最初起源于英国。英国卫生服务的基本特征是全民免费的国家保健服务制度和社区卫生服务。英国是现代社区卫生服务的发源地,社区卫生服务在英国卫生系统中的地位及对维护居民健康的重要作用,引起了国际卫生界的广泛关注,社区卫生服务的模式和经验被许多国家效仿和借鉴。英国老年保健分为医院和社区两个部分,医院设有老年病科及老年病床,并且有老年病专科医生,有完善的老年人医疗保健网络。

2. 美国 老年保健基本特征为多种形式的老年健康保险。从 1966 年 7 月开始,美国老年人开始享有老年健康保险。老年健康保险包括两部分内容:A 类是强制性的住院保险,包括住院治疗费用和某些特定的院外护理费用,如家庭保健治疗费用和临终关怀医院的费用;B 类保险是附加医疗保险,支付医生的服务费用和医院门诊服务费,包括急诊、门诊手术、诊断检查、实验室服务、门诊治疗、职业疗法、病理诊断以及永久性医疗装备费。目前在长期护理方面比较完善。美国的老年服务机构有护理之家、日间护理院、家庭养护院等。

3. 日本 其特点为多元化、标准化老年保健服务。日本的老年保健制度是在 20 世纪 70 年代以后逐步建立和完善起来的。目前已形成了一套比较完整的法律体系,有《老年保健法》《老年福利法》《护理保险法》,并逐步形成了涉及医疗、老年保健设施和老年人访问护理等一系列制度。建立多元化的养老服务是日本社区老年保健的主要特点,老年保健机构把老年人在疾病的预防、治疗、护理、功能训练及健康教育等方面结合起来,对保持老年人的身心健康起了很大作用。

日本的老年保健事业对不同老年人有不同的对策。①健康老年人:建立推进中心,以"自立、参与、自护、自我充实、尊严"为原则,为老年人提供各种信息和咨询,如法律、医疗、退休金、心理、社会等方面的问题;建立人才中心为老年人再就业提供机会;提供专用"银色交通工具",鼓励老年人的社会参与等。②独居、虚弱老人:建立完善的急救情报系统;建立市、镇、村老年人福利推进中心,以帮助老年人的日常生活、促进老年人健康。③长期卧床的老年人:设置老年人服务站,提供与老年人的医疗、保健、福利相联合的综合性服务,作出适合每个老年人的个体化保健护理计划并实施计划;建立家庭护理支持中心,解答来自老年人照顾者的各种咨询和问题,为老年人提供最适当的医疗、保健、福利等综合信息,并负责介绍和指导护理器械的使用方法等。④痴呆老年人:设置痴呆老年人日间护理站,建立痴呆老年人小组之家,建立痴呆老年人综合护理联合体系,及早发现并收治、护理痴呆老年人,提供以咨询、诊断、治疗、护理、照顾为一体的服务。

（二）我国老年保健的发展

为促进我国老年保健事业的发展,国家颁布和实施了一系列的法律法规和政策,从我国的基本国情出发,建立有中国特色的老年社会保障和社会互助制度,建立以家庭养老为基础、社区服务为依托、社会养老为补充的比较完善的老年保健服务体系与模式。

1982 年,中国政府成立了中国老龄问题全国委员会。

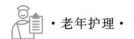

1996 年,国家颁布实施了《中华人民共和国老年人权益保障法》(后经 2012 年 12 月 28 日十一届全国人大第 30 次会议修订),对老年人的赡养与扶养、社会保障、参与社会发展及法律责任等作出了明确的法律规定。

1999 年,成立了全国老龄工作委员会办公室。目前已形成了具有中国特色的政府与非政府老龄工作组织网络。

2000 年,制定了《中共中央、国务院关于加强老龄工作的决定》,确定了 21 世纪初老龄工作和老龄事业发展的指导思想、基本原则、目标任务等。此后又制定了《中国老龄事业发展"十五"计划纲要(2001—2005 年)》,把老龄事业纳入国民经济和社会发展计划,把老龄事业推向全面发展的新阶段。

2011 年 9 月,国务院颁发了《中国老龄事业发展"十二五"规划》。"十二五"时期是我国全面建设小康社会的关键时期,也是老龄事业发展的重要机遇期。其指导思想为建立健全老龄战略规划体系、社会养老保障体系、老年健康支持体系、老龄服务体系、老年宜居环境体系和老年群众工作体系,服务经济社会改革发展大局,努力实现老有所养、老有所医、老有所教、老有所学、老有所为、老有所乐的老龄工作目标,让广大老年人共享改革发展成果。

《中国老龄事业发展"十二五"规划》提出了"老年医疗卫生保健"的主要任务,具体如下。

1. 推进老年医疗卫生服务网点和队伍建设 将老年医疗卫生服务纳入各地卫生事业发展规划,加强老年病医院、护理院、老年康复医院和综合医院老年病科建设,有条件的三级综合医院应当设立老年病科。基层医疗卫生机构积极开展老年人医疗、护理、卫生保健、健康监测等服务,为老年人提供居家康复护理服务。基层医疗卫生机构应加强人员队伍建设,切实提高开展老年人卫生服务的能力。

2. 开展老年疾病预防工作 基层医疗卫生机构要为辖区内 65 岁及以上老年人开展健康管理服务,建立健康档案。组织老年人定期进行生活方式和健康状况评估,开展体格检查,及时发现健康风险因素,促进老年疾病早发现、早诊断和早治疗。开展老年疾病防控知识的宣传,做好老年人常见病、慢性病的健康指导和综合干预。

3. 发展老年保健事业 广泛开展老年健康教育,普及保健知识,增强老年人运动健身和心理健康意识。注重老年精神关怀和心理慰藉,提供疾病预防、心理健康、自我保健及伤害预防、自救等健康指导和心理健康指导服务,重点关注高龄、空巢、患病等老年人的心理健康状况。鼓励为老年人家庭成员提供专项培训和支持,充分发挥家庭成员的精神关爱和心理支持作用。老年痴呆、抑郁等精神疾病的早期识别率达到 40%。

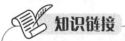 **知识链接**

院外保健福利机构

敬老院是为老年人养老服务的社会福利事业组织,又称养老院。西方国家的养老院通常由地方政府或慈善机构主办,接收靠福利救济或低收入的老年人。中国的敬老院是在农村实行"五保"的基础上发展起来的。

老年公寓是专供老年人集中居住,符合老年人体能、心态特征的公寓式老年住宅,是具备餐饮、清洁卫生、文化娱乐、医疗保健的服务体系,是综合管理的住宅类型。

托老所为老年人提供寄托性养老服务的设施,有日托和全托等形式。所谓托老所是指近几年来在西欧、日本等地区和国家兴建的各种类型的"老人之家"。"老人之家"大体上可分三类:一是收容身体健康、生活能自理的老年人;二是收容生活可部分自理、还需要部分照顾的老年人;三是收容生活上不能自理、患有各种慢性病或残疾的老年人。

社会福利院的主要任务是收养市区"三无"老年人及孤残儿童、弃婴,实行养、治、教并举的工作方针,保障弱势群体的合法权益,维护社会稳定。

小 结

1. 老年保健是指在平等享用卫生资源的基础上,以促进和维持老年人健康为目的,充分利用现有的人力、物力,发展老年保健事业,使老年人得到基本的医疗、护理、康复和保健等服务。老年保健的目标是最大限度地延长老年期生活自理的时间,延长健康期望寿命,提高老年人的生命质量,进而实现健康老龄化。

2. 高龄老人、独居老人、丧偶老人、患病的老年人与新近出院的老年人是老年保健的重点人群。

3. 健康老龄化不仅仅是延长人类的生物学年龄,还应该延长人类的心理年龄与社会年龄,使老年人独立生活、参与社会活动的年限更长,缩短老年人需要依赖他人照护的时期以及与社会隔绝、受歧视的年限。

第二节 老年保健的基本原则、策略与措施

一、老年保健的基本原则

老年保健的基本原则是开展老年保健工作的行动准则,为今后的老年保健工作提供具体的指导。

(一)全面性原则

老年人健康保健是多层次的,主要包括身体、心理和社会三方面的健康。老年保健内容不但包括老年人的躯体、心理及社会适应能力和生活质量等方面的问题,还涵盖了疾病和功能障碍的治疗、预防、康复及健康促进。因此,建立一个统一的、全面的老年保健计划是非常有益的。

(二)区域化原则

为了使老年人能方便、快捷地获得保健服务,服务提供者能更有效地组织保健服务,国家提供了以一定区域为单位的保健,也就是以社区为基础提供的老年保健。疾病的早期预防、早期发现和早期治疗,营养、意外事故、安全和环境问题及精神障碍的识别,全都有赖于医生、护士、社会工作者、健康教育工作者、保健计划设计者所受到的老年学和老年医学方面的训练。另外,还需要有老年病学和精神病学专家在制订必要的老年人保健计划和服务方面给予全面指导。社区老年保健的工作重点是针对老年人独特的需要,确保在要求的时

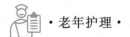

间、地点,为真正需要服务的老年人提供社会援助。

（三）个体化原则

人的个体差异很大,老年人对疾病的反应、治疗效果和预后有很大的区别。因此,保健措施因人而异。在全面评估老年人躯体、心理、社会等方面健康状况的基础上,制订并实施个体化的治疗、护理、康复等医疗保健服务等措施。

（四）功能分化原则

老年保健的功能分化在对老年保健的多层次性有充分认识的基础上,对老年保健的各个层面有足够的重视,在老年保健的计划、组织和实施及评价方面有所体现。如老年人可能存在特殊的生理、心理和社会等问题,因此,不仅要有从事老年医学研究的医务人员,还应当有精神病学家、心理学家和社会工作者参与到老年保健中,在老年保健的人力配备上也要有明确的功能分化。

（五）费用分担原则

老年保健的费用应采取多渠道的筹集方式,以缓解老年保健需求与财政紧缺的现状。因此政府、保险公司的医疗保险及老年人各自承担一部分。这种"风险共担"的原则越来越被人们接受。

二、联合国老年政策原则

联合国老年政策原则包括独立性原则、参与性原则、保健与照顾原则、自我实现和自我成就原则、尊严和尊重原则。

（一）独立性原则

(1) 老年人应当能借助收入、家庭和社区支持及自我储备去获得足够的食物、住宅及庇护场所。

(2) 老年人应当有机会继续参加工作或其他有收入的事业。

(3) 老年人应当能够参与决定何时及采取何种方式从劳动力队伍中退休。

(4) 老年人应当有机会获得适宜的教育和培训。

(5) 老年人应当能够生活在安全和与个人爱好和能力变化相适应以及丰富多彩的环境中。

(6) 老年人应当能够尽可能长时间地生活在家庭中。

（二）参与性原则

(1) 老年人应当保持融入社会,积极参与制定和实施与其健康直接相关的政策,并与年轻人分享他们的知识和技能。

(2) 老年人应当能够寻找和创造为社区服务的机会,在适合他们兴趣和能力的位置上做志愿者服务。

(3) 老年人应当能够形成自己的协会或组织。

（三）保健与照顾原则

(1) 老年人享有家庭和社区照顾和保护的权利。

(2) 老年人享有卫生保健服务,预防或延缓疾病的发生的权利。

（3）老年人能够获得社会和法律服务，保护自身权益。

（4）老年人享有人权和基本自由，包括充分尊重他们的尊严、信仰、利益、需求、隐私，以及对其自身保健和生活质量的决定权。

（四）自我实现和自我成就原则

（1）老年人应当能够追求发展自己潜能的机会。

（2）老年人能够享受社会中的教育、文化、精神和娱乐资源。

（五）尊严和尊重原则

（1）老年人应当能够生活在尊严和安全中，不能受到剥削和身心虐待。

（2）老年人无论处于什么年龄、性别、种族背景、能力丧失或其他状态，都应当能够被公正对待，并尊重他们对社会的贡献。

三、老年保健的策略与措施

由于文化背景和各国社会经济条件的差异，不同国家老年保健制度和体系也不尽相同。我国在现有的经济和法律基础上，建立符合我国国情的老年保健制度和体系是老年保健事业的关键，也关系到我国经济发展和社会稳定，需要引起高度重视。

（一）老年人保健的策略

根据老年保健的目标，针对老年人的特点和权益，可将我国的老年保健策略归纳为六个"有所"，即"老有所养""老有所医""老有所为""老有所学""老有所乐"和"老有所教"。老有所养、老有所医关系到老年人的健康和生存问题。老有所为、老有所学直接关系到老年人的成就与发展。

1. 老有所养 尊老爱老是中华民族的优良传统，人们进入老年期后，在不能自己解决生活问题的情况下，需要依靠家庭、社会的赡养。建立和完善老年服务设施、机构，增加养老资金的投入，保证老年人的基本生活，将成为老年人安度晚年的重要条件。

2. 老有所医 老有所医关系到老年人的生活质量，首先要解决好医疗保障问题。只有深化改革医疗保健制度，逐步实现社会化的医疗保险，才能减轻老年人及其家庭因为医疗费用所带来的经济负担。

3. 老有所为 老有所为可分为两类：①直接参与社会发展，将自己的知识和经验直接用于社会活动中，如从事各种技术咨询服务、留原单位继续工作或受聘于其他单位、人才培养等；②间接参与社会发展，如献计献策、参加社会公益活动、编史或写回忆录、参加家务劳动以支持子女工作等。在人口老化日益加剧的今天，不少国家开始出现了劳动力缺乏的问题，老有所为在一定程度上可以缓解这种矛盾。同时，也为老年人增加了个人收入，对提高老年人在社会和家庭中的地位及进一步改善自身生活质量起到了积极的作用。

4. 老有所学 年轻时，学是为了理想，为了安定；中年时，学是为了补充空洞的心灵；老年时，学则是一种意境，慢慢品味，自乐其中。自1983年第一所老年大学创立以来，老年大学为老年人提供了一个再学习的机会，也为老年人的社会交往创造了有利的条件。老年人的生活变得充实而活跃，身体健康状况也有明显改善，因此，受到老年人的欢迎。老年人可根据自己的兴趣爱好，选择学习内容，如医疗保健、绘画、舞蹈、少儿教育等，这些知识又给老有所为创造了一定的条件或有助于潜能的发挥。

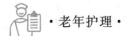

5. 老有所乐 老年人在离开劳动生产岗位之前,奉献了自己的一生,因此有权继续享受生活的乐趣。国家、集体和社区都有责任为老年人的"所乐"提供条件,积极引导老年人正确和科学地参与社会文化活动,提高身心健康水平和文化修养。"老有所乐"的内容十分广泛,如社区内可建立老年活动站,开展琴棋书画、阅读欣赏、体育文娱活动、饲养鱼虫、栽培花草、组织观光旅游、参与社会活动等。

6. 老有所教 老年群体是相对脆弱的群体,经济脆弱、身体脆弱、心理脆弱。国内外研究表明,科学的、良好的教育和精神文化生活是老年人好的生活质量和健康状况的前提和根本保证。因此,社会有责任对老年人进行科学的教育,充分利用现代文化武装人、教育人、塑造人、鼓舞人。建立健康的、丰富的、高品位的精神文化生活将会成为 21 世纪老年人的主要追求。

(二)老年自我保健

目前,很多国家都非常重视自我保健医学的研究和发展。老年自我保健是指以促进健康为目的,利用自己所掌握的医学知识和科学的养生保健方法以及简单易行的康复、治疗手段,对身体进行自我观察、诊断、预防、治疗、护理等活动。自我保健的内容有以下几点。

1. 自我观察 通过"视""触""听""嗅"等简单手段观察自身的健康状况,及时发现异常所在,以期早发现和及时治疗疾病。自我观察内容包括观察与生命活动有关的重要生理指标、观察疼痛的部位和特征、观察身体结构和功能的变化等。

2. 自我治疗 主要是对轻微损伤和慢性疾病的自我治疗。包括轻微损伤时伤口的消毒与包扎、患有心肺疾病的老年人在家中使用氧气袋或小氧气瓶、糖尿病患者自己进行皮下注射胰岛素、常见慢性疾病的自我服药、便秘时可用开塞露或肥皂液灌肠、功能障碍的康复训练等。

3. 自我护理 增强生活自理能力,运用家庭护理知识进行自我照料、自我调节、自我参与及自我保护等护理。

4. 自我急救 老年人要熟记急救电话,能准确说出家庭住址及方位;外出时可携带自制急救卡(注明姓名、家属联系电话、主要疾病、家庭住址等);心脏功能不好的老年人,可随身携带急救药品。

5. 自我预防 建立健康的生活模式,养成良好的生活、饮食、卫生习惯;调整和保持最佳的心理状态是延缓衰老的重要精神支柱;坚持适度运动,锻炼身体是预防疾病的重要措施。定期做健康体检,以便早期发现疾病、及时治疗,避免引起严重后果。

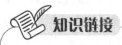 **知识链接**

10 个数老年保健法

洪昭光教授多年来从事老年人保健工作,有着丰富的经验。他创编的 10 个数老年保健法,简明扼要,生动实用,值得老年朋友借鉴。①一个目的:一切为了身体健康。②两个要点:烦恼时糊涂点,得意时潇洒点。③三个忘记:忘记年龄、忘记疾病、忘记怨恨。④四季不懒。⑤五谷皆食。⑥六欲不张。⑦七分忍让。⑧八方交往。⑨酒少烟除。⑩十分坦荡。

小 结

1. 老年保健的基本原则有全面性原则、区域化原则、个体化原则、功能分化原则与费用分担原则。

2. 我国老年保健策略有 6 个"有所":"老有所养""老有所医""老有所为""老有所学""老有所乐""老有所教"。老年人自我保健的内容有自我观察、自我治疗、自我护理、自我急救、自我预防。

■ 王 婧 ■

模拟试题

A₁ 型题

1. 老年保健起源于( )。

A. 英国 B. 中国 C. 美国 D. 日本 E. 德国

2. 以社区为基础提供老年保健服务是下列哪项老年保健原则的含义?( )

A. 区域化原则 B. 费用分担原则 C. 功能分化原则

D. 联合国老年政策原则 E. 全面性原则

3. 有关老年保健的重点人群的描述下列哪项错误?( )

A. 80 岁以上的老年人 B. 独居老人 C. 意外伤害的老年人

D. 精神障碍的老年人 E. 新近出院的老年人

4. 老年保健的目标不包括( )。

A. 延长老年人的寿命 B. 提高老年人生命质量 C. 实现健康老龄化

D. 延长健康期望寿命 E. 延长老年期独立生活自理的年限

5. 自我保健内容不包括( )。

A. 自我预防 B. 自我护理 C. 高血压急症的自我治疗

D. 自我观察 E. 定期健康检查

A₂ 型题

6. 李大妈,72 岁,经常召集老年朋友参加书画等文体活动,这主要体现了老年保健中的( )。

A. 老有所养 B. 老有所乐 C. 老有所教 D. 老有所学 E. 老有所为

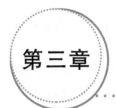

第三章 老年人各系统的老化改变

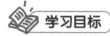

1. 熟悉老年人各系统的老化改变。
2. 了解各系统老化改变与老年性疾病的关系。

第一节　呼吸系统的老化改变

一、鼻

鼻是嗅觉器官,也是呼吸道的门户,对吸入的气体有加温、加湿、清洁和过滤的作用。随着年龄的增长,鼻软骨弹性减低,黏膜及腺体萎缩,鼻腔对气流的过滤和加温功能减退或丧失,加重下位气道的负担,使整体气道防御功能下降。嗅觉敏感性下降,腺体分泌减少。

二、咽、喉

咽黏膜上皮与固有膜内有丰富的淋巴组织,是呼吸道的重要防御屏障。老年人咽黏膜和淋巴细胞萎缩,特别是腭扁桃体明显萎缩,易于引起上呼吸道感染。老年人咽黏膜、肌肉退行性变或神经通路障碍时,可出现吞咽功能失调。在进食流质食物时易发生呛咳,有些老年人甚至将食团误入咽部和气管,而造成窒息。喉黏膜变薄,上皮角化,甲状软骨钙化,防御反射变得迟钝,因此,患吸入性肺炎的机会比年轻人多。另外喉部肌肉和弹性组织萎缩,声带弹性下降,故老年人发音的洪亮度降低。

三、气管、支气管

支气管黏膜萎缩,弹性组织减少,纤维组织增生,黏膜下腺体和平滑肌萎缩,支气管软骨钙化、变硬、管腔扩张,小气道杯状细胞数量增多,分泌亢进,黏液潴留,气流阻力增加,易发生呼气性呼吸困难,常使小气道萎陷、闭合。由于管腔内分泌物排泄不畅,发生感染的机会增多。

四、胸廓

胸廓因肋骨、脊柱钙化而变硬,黏膜上皮及黏液腺退化,管腔扩张,前后径变大呈桶状。肋软骨钙化使胸廓活动幅度受到限制,即自身胸廓弹性阻力变大或其顺应性变小,从而导致呼吸费力。胸壁肌肉弹性降低,肋间肌和膈肌出现迟缓症,进一步影响胸廓运动,从而使肺通气和呼吸容量下降。膈肌收缩时的下降幅度每减少 1 cm,可使肺容积减少 250 mL。因此,即使健康的老年人在体力活动后也易引起胸闷、气短。这一改变还可造成咳嗽、排痰动作减弱,致使痰液不易咳出,造成呼吸道阻塞。

五、肺

肺是进行气体交换的器官。通过呼吸,吸入新鲜空气,排出二氧化碳,维持机体新陈代谢的正常进行。随着年龄的增长,肺组织颜色呈黑色,肺泡壁变薄,肺泡腔扩大,弹性降低,肺组织重量减轻,呼吸肌萎缩,肺弹性回缩力降低,导致肺活量降低,残气量增多,咳嗽反射及纤毛运动功能退化,老年人咳嗽和反射机能减弱,使滞留在肺内的分泌物和异物增多。进入老年后期肺活量逐渐降低,而残气量和功能残气量随着年龄增长而上升,使老年人的换气效率明显降低。肺小动脉硬化,肺泡毛细血管床数量减少,肺灌注流量减少,通气/血流增加,肺泡与血液气体交换的能力降低。

第二节 循环系统的老化改变

一、心脏

(1) 随着年龄的增长,包绕在心脏外面的间质纤维、结缔组织增多,束缚了心脏的收缩与舒张。

(2) 心脏瓣膜由于硬化和纤维化而增厚,柔韧性降低,影响了瓣膜的正常开放与关闭,从而产生狭窄及关闭不全,影响血流动力学变化,造成心功能不全。

(3) 心肌纤维逐渐发生脂褐质沉积,使心肌呈褐色萎缩,心肌间结缔组织可轻微增加,心包膜下脂肪沉着增多,心室壁肌肉老化程度不一或呈结节性收缩,导致心脏顺应性差,且随着主动脉和周围血管老化,其顺应性也下降,心肌收缩力减弱。

(4) 心脏传导系统发生退行性变,窦房结内的起搏细胞比例减少到 78%~80%。老年人休息时心率减慢,60 岁时平均心率为 66 次/分,70 岁时平均为 62 次/分,80 岁时平均为 59 次/分。希氏束和束支连接部及左束支可见束支纤维丧失,是老年人容易发生传导障碍的原因。

(5) 在 30~90 岁,随年龄增加,心肌细胞体积增大,导致老年人心脏重量增加,左心室肥厚,室间隔厚度明显增加,左心腔相对变小,左心横径变大。80 岁时左心室比 30 岁时增厚 25%。心肌细胞纤维化,脂褐素沉积,胶原增多,淀粉样变,心肌的兴奋性、自律性、传导性均降低,心瓣膜退行性变和钙化,窦房结 P 细胞减少,纤维增多,房室结、房室束和束支都有不同程度的纤维化,导致心脏传导障碍。

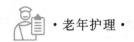

二、血管

老年人的动脉、静脉和毛细血管均发生老化。随着年龄增长,血管壁平滑肌减少,动脉内膜增厚,中层胶原纤维增加,造成大动脉扩张而屈曲、小动脉管腔变小、动脉粥样硬化,由于血管硬化,可扩张性小,易发生血压上升及体位性低血压。

第三节　消化系统的老化改变

一、口腔

牙龈萎缩,齿根外露,齿槽管被吸收,牙齿松动,牙釉质丧失,牙易磨损、过敏;牙髓的暴露易引起疼痛,并易发生感染。舌和咬肌萎缩,咀嚼无力,碎食不良,食欲下降;唾液腺的分泌减少,导致老年人口干舌燥,影响食物的消化;老年人味觉功能减退,对酸、甜、苦、咸的敏感性下降,尤其对咸味感觉显著迟钝,同时食欲下降,影响老年人对营养素的摄取。

二、食管

随年龄增长,食管黏膜及平滑肌逐渐萎缩,黏膜固有层弹力纤维增加,腺体周围出现中青年人所没有的弹力纤维。食管的神经节细胞减少,神经丛中有大量淋巴细胞浸润。食管蠕动性收缩减少,伴食管下端括约肌松弛,排空延迟,食管扩张,易引起吞咽困难和食管内食物残留。同时,食道下段括约肌压力下降,胃十二指肠内容物自发性反流,使老年人反流性食道炎、食管癌的发病率增高。食管平滑肌萎缩,食管裂孔增宽,使老年人食管裂孔疝的发生率也增高。

三、胃

胃黏膜及腺细胞萎缩、退化,胃液分泌减少,消化液分泌减少,影响人体维生素 A、维生素 D、维生素 B、糖、脂肪、叶酸、胡萝卜素、钙、铁的吸收。黏液分泌减少,黏液碳酸氢盐屏障的形成发生障碍,使胃黏膜易被胃酸和胃蛋白酶破坏,减低胃蛋白酶的消化作用和灭菌作用;促胰液素的释放减少,致胃黏膜糜烂、溃疡、出血,加上内因子分泌功能部分或全部丧失,影响维生素 B_{12} 的吸收,致巨幼红细胞性贫血;平滑肌的萎缩使胃蠕动减弱,排空延迟。

四、肠

小肠绒毛变宽、变短,平滑肌层变薄,收缩蠕动无力,吸收功能差,小肠分泌减少,消化酶水平下降,使小肠消化功能大大减退,易发生营养不良;结肠黏膜萎缩,肌层增厚,易产生憩室,肠蠕动缓慢无力,对水分的吸收无力,大肠充盈不足,不能引起扩张感觉等,容易造成便秘。

五、肝、胆

老年人的肝细胞减少、变性,结缔组织增加,易造成肝纤维化和硬化,肝功能减退,合成蛋白质的能力下降,肝解毒功能下降,易引起药物性肝损害,由于老年人消化、吸收功能差,蛋白质合成能力降低,易引起蛋白质等营养缺乏,导致肝脂肪沉积。胆囊及胆管变厚、弹性减低,胆汁量减少,因含大量胆固醇,发生胆囊炎、胆石症的概率增高。

六、胰

胰腺位置降低,可达第 2 腰椎水平。胰腺重量逐渐减轻,30 岁时为 60～100 g,80 岁时减至 40 g。胰腺萎缩,胰液分泌减少,酶量减少及活性下降,严重影响淀粉、蛋白质、脂肪等的消化、吸收,胰岛细胞变性,胰岛素分泌减少,对葡萄糖的耐量减退,增加了发生胰岛素依赖型糖尿病的危险。

第四节　泌尿系统的老化改变

一、肾

肾脏是泌尿器官,其功能是排泄废物,调节水、电解质及酸碱平衡。老年人肾实质在逐渐萎缩,肾脏的重量从成年期的 250～270 g 减少到 80 岁时的 180～200 g。重量减少的主要原因是肾皮质的减少,而肾髓质的影响相对较少。肾单位的数量也不断减少,到 70～90 岁时只有原来的 1/2 或 1/3,出现少尿,肌酐清除率下降,肾血流量减少,容易出现生理性肾小球硬化,而且年龄越大,肾小球硬化的概率就越高。肾重量减轻,间质纤维化增加,肾小球数量减少,且玻璃样变、硬化,基底膜增厚,肾小管细胞脂肪变性,弹性纤维增多,内膜增厚,透明变性,肾远端小管憩室数随增龄而增加,可扩大成肾囊肿。女性尿道球腺分泌减少,抗菌能力下降,感染发生率增加。老年人前列腺素分泌减少,导致血管收缩、血流量减少;血浆肾素活性降低,使水、钠失衡;血和尿中醛固酮减少,影响血流量;红细胞生成素减少,红细胞成熟与生成障碍可引起贫血。此外,肾脏是药物及其代谢产物排泄的重要途径。尽管大多数药物可在体内被代谢,但由于肾脏排泄下降常导致代谢产物蓄积,老年人易发生药物蓄积中毒,从而影响给药的安全性。

二、输尿管

老年人输尿管平滑肌层变薄,支配肌肉活动的神经细胞减少,使输尿管收缩力降低,尿液送入膀胱的速度减慢,并且容易反流,引起逆行感染。

三、膀胱

由于膀胱肌肉萎缩,纤维组织增生,易发生憩室、膀胱缩小、容量减少、残余尿增多,一般 75 岁以上老年人残余尿可达 100 mL,随增龄膀胱括约肌萎缩,支配膀胱的植物神经系统功能障碍,致排尿反射减弱,随意控制能力下降,常出现尿频或尿意延迟,甚至尿失禁。

四、尿道

尿道肌萎缩、纤维化、变硬,括约肌松弛,排尿速度变慢,排尿无力、不畅,致残余尿增多和尿失禁。男性前列腺增生,前列腺液分泌减少,使尿道感染的发生率增高。

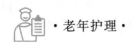

第五节 内分泌系统的老化改变

一、下丘脑

下丘脑是神经内分泌组织。一些学者认为"老化钟"位于下丘脑,随着年龄的增长,下丘脑的重量减轻,血液供给减少,细胞形态发生改变。生理学方面的改变是单胺类含量和代谢的紊乱,引起中枢调控失常。

二、垂体

老年人垂体重量减轻,部分高龄老人可减轻 20%,血供明显减少,结缔组织增多。腺垂体分泌的生长激素随年龄增长而降低,且主要表现在老年妇女。由于生长激素减少,易发生肌肉萎缩、脂肪增多、蛋白质合成减少和骨质疏松等。神经垂体分泌的抗利尿激素在老年期也会减少,以致肾小管的重吸收减少,出现多尿现象。同时,抗利尿激素减少引起细胞内与细胞外水分的重新分配,老年人的泌尿昼夜规律发生改变,夜间尿量与尿电解质会增多。

三、前列腺

前列腺于 40 岁后开始衰老,40~60 岁期间,主要发生在腺外区,60 岁以后这种变化累及整个前列腺。其与睾丸萎缩、性激素分泌紊乱有关。60 岁后伴有前列腺良性增生,增生的腺体压迫尿道,导致尿道阻塞而引起排尿困难。另外前列腺素有防止凝血和扩张血管的作用,老年时期血中前列腺素含量减少,易发生动脉硬化。

四、性腺

老年男性睾丸供血减少,精子生成障碍,有活力精子减少。另外,游离睾酮对骨密度的维持起着重要作用,老年男性由于缺乏雄激素,对骨密度、肌肉、脂肪组织、造血功能会造成不利影响。

老年女性卵巢体积逐渐萎缩,重量逐渐减轻,从成年期的 9~10 g,降至 60~70 岁时的 4 g。随着年龄的增长,卵巢发生纤维化,子宫和阴道萎缩,分泌物减少,乳酸菌减少易发生老年性阴道炎。40 岁后,由于卵巢滤泡丧失,雌激素和孕激素分泌减少,可出现性功能和生殖功能减退,月经停止。绝经后期,卵巢分泌功能几乎完全消失,血中雌激素水平日趋下降。

由于雌激素减少,还可使老年女性出现更年期综合征的表现,如心悸、焦虑、抑郁、疲乏、易激动、失眠、记忆力减退、尿急、尿频、尿痛、尿失禁、乳房萎缩、子宫内膜萎缩变薄、动脉粥样硬化、肥胖、关节肌肉疼痛、骨质疏松等。

五、甲状腺

老年人甲状腺发生纤维化和萎缩,导致体积缩小,重量减轻,有淋巴细胞浸润和结节化。甲状腺素的生成率减少,以 T_3 最为明显。由于血中甲状腺素减少,蛋白质合成减少,使老年人基础代谢率下降。

六、肾上腺

随着年龄的增长,肾上腺皮质变薄,出现多灶性增生,甚至有多发性小腺瘤形成。血清醛固酮水平下降,在应激状态下儿茶酚胺的分泌迟缓。由于老年人下丘脑-垂体-肾上腺系统功能减退,激素的清除能力明显下降,使老年人对外界环境的适应能力和对应激的反应能力均明显下降,表现为对过冷、过热、缺氧、创伤等耐受力减退,运动和体力劳动能力下降,从体力劳动中恢复所需的时间延长,使身体功能进一步降低,甚至引起疾病和死亡。

七、胰岛

老年人胰岛萎缩,胰岛内有淀粉样沉积。老年人胰高血糖素分泌会异常增加,糖尿病特别是非胰岛素依赖型糖尿病的发病率增高。老年人因胰岛功能减退,胰岛 β 细胞减少,血中胰岛素水平降低,对葡萄糖的应答能力降低,致使 65 岁以上老年人有 50％左右糖耐量降低,糖尿病发病率增高。

第六节　运动系统的老化改变

通常在 20 岁以后随增龄骨骼、关节、肌肉等结构和功能逐渐老化,明显的退行性变常在更年期以后。

一、骨骼

老年人骨骼同其他器官一样,也在不断地进行新陈代谢。陈旧骨被分解吸收,新骨不断形成、重建。骨老化的总特征是骨质吸收超过骨质形成,导致骨皮质变薄,髓质增宽,胶质减少或消失,骨内水分增多,碳酸钙减少,骨密度减低,骨脆性增加,因此,容易发生骨质疏松、骨软化与骨折,其发生率女性高于男性。同时,又因骨细胞与其他组织细胞同时老化,使骨的新陈代谢减慢,造成老年人骨的修复与再生能力逐渐减退,骨折愈合需要的时间较长,不愈合的比例增加。

二、关节

老年人普遍存在关节的退行性变,尤其以承受体重较多的膝关节、腰和脊柱最明显。

1. 关节软骨　关节软骨面变薄,软骨粗糙、破裂,成为小碎片,脱落于关节腔内,形成游离体,即"关节鼠",使老年人在行走时出现关节疼痛;由于关节软骨的变性,使连接与支持骨和关节的韧带、腱膜、关节囊因纤维化及钙化而僵硬,表现出关节活动受限;另外在退化的关节软骨边缘出现骨质增生而形成骨刺,导致关节活动障碍。

2. 滑膜　老年人滑膜萎缩、变薄,纤维增多,基质减少,滑膜的代谢功能减弱。滑膜下层的弹力纤维和胶原纤维均随退行性变而增多,引起滑膜表面和毛细血管的距离扩大,造成循环障碍。滑膜细胞的溶酶体活性下降,也可促使关节软骨变性,导致软骨的损害。

3. 滑液　滑液由血浆透析物和滑膜细胞所分泌的透明质酸构成。退行性变时滑液因减少而黏稠,滑液中透明质酸减少,细胞数明显增多,并发滑膜炎症时,则滑液中有大量炎

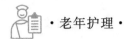

症细胞。

4. 椎间盘 椎间盘位于两椎体之间,是由髓核及其周围的纤维环组成。老年人椎间盘萎缩,椎体高度变低,加上脊柱骨骨质疏松与塌陷,使脊柱后凸与侧弯,致使老年人身高降低。男性 40～60 岁平均身高下降 2.3cm,女性下降 2.7cm。粗钝的椎间盘边缘,将椎间盘的韧带和附着在锥体上的滑膜推开,形成骨袄,也称为"骨质增生"。颈部和腰部的椎间盘因长期负重,承受各种冲击和挤压力,使退行性变更为加重,一些老年人出现颈、腰椎病的症状和体征。

三、肌肉

随着年龄的增长,随增龄肌细胞水分减少,脂褐素沉积增多,肌纤维萎缩、弹性下降,肌肉总量减少。从 25 岁开始,肌肉量以每十年约 4％的速度递减,30 岁时男性肌肉占体重的43％,60 岁以上仅占 25％,以腰腿部最为明显。因此,老年人容易疲劳,出现腰酸、腿痛。由于肌肉强度、持久力、敏捷度持续下降,加上老年人脊髓和大脑功能的衰退,使老年人活动更加减少,最终导致老年人动作迟缓、笨拙,行走缓慢不稳等。

第七节　神经系统的老化改变

一般认为:人出生后脑神经细胞即停止分裂,自 20 岁开始,每年丧失 0.8％,且随其种类、存在部位等的不同而选择性减少。60 岁时大脑皮质神经和细胞数减少 20％～25％,小脑皮质神经细胞减少 25％,70 岁以上老年人神经细胞总数减少可达 45％。脑室扩大,脑膜增厚,脂褐素沉积增多,脑动脉硬化,血液循环阻力增大,脑供血减少,耗氧量降低,致脑软化,约半数 65 岁以上的正常老年人的脑部可发现缺血性病灶。随着年龄的增长,脑分泌多种神经递质的能力皆有所下降,导致老年人健忘、智力减退、注意力不集中、睡眠不佳、精神和性格改变、动作迟缓、运动震颤、痴呆等。脑神经突触数量减少,发生退行性变,神经传导速度减慢,导致老年人对外界事物反应迟钝,动作协调能力下降。

一、脑与神经元的改变

随着增龄脑组织萎缩,脑细胞数减少。老年人脑的体积逐渐缩小,重量逐渐减轻。60岁时脑重量减轻 6％～8％,80 岁时减轻 8％～10％,老年痴呆患者的脑重量减轻更加明显。脑萎缩主要见于大脑皮质,以额、颞叶最明显,表现为大脑皮质变薄、脑沟变宽、脑回变平。由于脑萎缩,可引起蛛网膜下腔增大、脑室扩大、脑脊液增多。智力良好的老年人极少发生严重的皮质萎缩。另外,轴突和树突也伴随着神经元的变性而减少,使神经纤维传导速度减慢,老年人可出现步态不稳,蹒跚步态,对外界反应迟钝,注意力不集中。

老年人脑血管的改变是动脉粥样硬化,脑血流量减少,常导致脑供血不足、脑梗死或脑血管破裂出血。在老年人的脑中还可见类淀粉物沉积、神经纤维缠结、马氏小体、脂褐质沉积等改变,60 岁后随年龄增长而加重,是脑老化的重要标志。脂褐质多积聚在神经细胞浆内,当脂褐质增加到一定程度时会导致细胞萎缩和死亡。马氏小体是一种核内包涵体,多位于脑干含色素核团(如黑质、蓝斑)的细胞核内,也可随年龄增长而增加,该小体也是脑老化的标志之一。

二、功能的改变

随着脑血管的退行性变、脑血流量的减少及耗氧量的降低,老年人常出现记忆力减退、认知功能减退、反应迟钝等,但大多不会严重影响日常生活。正常老化对掌握牢固的知识或保留的观念一般不受影响,而老年痴呆患者的记忆力下降常是不可逆的且进行性加重。

老年人的反射易受抑制,如腹壁反射迟钝或消失;踝反射、膝反射、肱二头肌反射减弱或消失。老年人神经系统的生理性老化,很容易转化为病理性改变,出现神经精神疾病,如老年痴呆、震颤麻痹、脑血管疾病等。

第八节 感觉器官的老化改变

一、皮肤

皮肤是保持身体正常生理活动的第一道防线,从面积和含量而论,皮肤是人体面积最大的器官。随着年龄的增长,老年人皮肤的痛觉、温觉减弱,表面的反应性减弱,对不良刺激的防御等功能降低,再生和愈合能力减弱,通常在 40 岁左右皮肤开始出现老化特征。

1. 皮肤皱纹 皮肤脂肪减少,弹力纤维变性、缩短,皮肤松弛、弹性差,出现皮肤皱纹,随着年龄的增长,皱纹会增多加深。出现最早的就是面部皱纹,尤其是前额。眼角外侧和颞部的皱纹呈放射状,称鱼尾纹,常被视为年过 40 岁的标志。其次是上、下眼睑和口唇周围的皱纹,50 岁以后,口唇以下的皱纹及鼻唇沟会逐渐加深,有时老年人颈部皱纹比面部皱纹变化更加显著。

2. 腺体减少 皮脂腺减少、萎缩,皮脂分泌减少,使皮肤表面干燥、粗糙、无光泽并伴有脱屑。汗腺萎缩,数量减少,使汗液分泌减少,皮肤变干燥,皮肤的排泄功能和体温调节功能减弱。

3. 老年斑 皮肤色素沉着增加,尤其在生殖器和肛门区。由于脂类物质代谢异常,脂褐质生成增多,形成稍隆起皮肤表面的色素沉着性斑片,即老年性色素斑。多出现在皮肤暴露部位如颜面、颈、四肢等。

4. 毛发变白 毛发质地变得干燥,失去光泽,弹性减弱,脆性增加,容易脱落,渐渐稀疏,随着细胞衰老后,细胞内的络氨酸酶活性减低,黑色素生成减少,毛发变白。

5. 皮肤感觉 随着年龄增长,皮肤神经末梢的密度显著降低,致皮肤调温功能下降,皮肤感受外界环境的细胞数减少,对冷、热、痛、触等反应迟钝。一般老年人皮肤温度比中青年人低 $0.5 \sim 1.0$ ℃。

二、眼和视觉

1. 眼部肌肉弹性减弱,眼眶周围脂肪减少 老年人可出现眼睑皮肤松弛,上眼睑下垂,下眼睑可发生脂肪袋状膨出,即眼袋。由于血液循环障碍、内分泌及交感神经系统失调等原因,老年人可出现眼球下陷。泪腺萎缩,泪腺分泌泪液减少,眼干。泪管周围的皮肤、肌肉弹性减低,收缩差,故部分老年人会出现流泪现象。覆盖角膜表面的液体减少,使角膜失去光泽。

2. **角膜** 随着老化,角膜的直径轻度变小或呈扁平化,使角膜的屈光能力减退,引起远视及散光。角膜表面的微绒毛显著减少,导致角膜干燥及角膜透明度减低。一般 50 岁以后在角膜边缘基质层出现灰白色环状类脂质沉积,称"老年环"。

3. **晶状体** 随增龄,晶状体体积增大,弹性下降,调节功能和聚焦功能逐渐减退,视近物能力下降,出现"老视"。晶状体悬韧带张力降低,晶体前移,使前房角关闭,阻碍房水回流,导致眼压升高,发生青光眼。晶体中非水溶性蛋白质逐渐增多使晶体的透光度减弱,老年性白内障的发病率增高。

4. **玻璃体** 老化的表现主要为液化和后脱离。随着增龄,玻璃体液化区不断扩大。玻璃体后脱离可引起视网膜剥离,出现"闪光感";同时玻璃体因衰老而浑浊,色泽改变,包涵体增多,引起"飞蚊症",即感觉眼前有黑点在闪动。

5. **视网膜** 老化主要表现是视网膜周边带变薄,出现老年性黄斑变性。另外,视网膜血管变窄、硬化,色素上皮层细胞及其细胞内的黑色素减少、脂褐质增多,使视力显著下降。老年高血压或糖尿病,视网膜血管易发生出血或阻塞。

三、听觉

(1)首先出现的是耳廓软骨和软骨膜的弹性纤维减少,弹性减退。耳廓表面皱襞松弛,凹窝变浅,收集声波和辨别声音方向的能力降低。

(2)由于外耳道的神经末梢日趋萎缩而导致感音迟钝,中耳和内耳的骨质逐渐变硬和增生,鼓膜和卵圆窗上的膜变厚、变硬,失去弹性。听神经功能逐渐减退,声波从内耳传至脑部的功能障碍,使老年人听力逐渐丧失,导致老年性耳聋。

(3)随增龄内耳血管的管壁增厚、管腔缩小,导致内耳缺血,使内耳的功能发生改变,促使老年性耳聋的发生和发展。开始高音频听力会减弱,随着听力敏感度的普遍下降,常常需要说话者大声说话,但此时老年人又会感到刺耳不适,同时伴有耳鸣。长期暴露在噪声下和有吸烟、喝酒嗜好会导致内耳和脑的供血障碍,从而加速老年性失聪的发展。

(4)听觉高级中枢对音信号的分析减慢,声波传导障碍,反应迟钝,定位功能减退,在噪声环境中听力障碍更明显。

四、味觉

随着年龄的增长,味蕾逐渐萎缩,数量逐渐减少,味觉功能逐渐减退,因而对酸、甜、苦、辣的敏感性下降。一般老年人的味蕾较年轻人约减少 2/3,因此,老年人常出现食欲缺乏,食而无味,影响机体对营养物质的摄取,还可增加老年性便秘的可能性。烹饪时会增加盐或糖的量,而过量摄入盐、糖,对老年人尤其是患有糖尿病或心血管疾病的老年人是十分不利的。

五、嗅觉

人的嗅觉一般在 20～50 岁时最敏感。50 岁以后嗅神经数量减少、萎缩、变性,嗅觉敏感性逐渐减退,嗅觉开始迟钝,同时,对气味的分辨能力下降,以男性尤为明显。60 岁以后大约丧失 20%,70 岁后衰退加剧,80 岁以后仅有 22% 的老年人的嗅觉仍正常。

嗅觉功能的减退,也可造成食欲缺乏,从而影响机体对营养物质的摄取,同时不易辨别日常生活中的危险处境,如对煤气的敏感性降低出现一氧化碳中毒。

小 结

1. 进入老年期后,各器官生理功能衰退速度加快,使老年人容易发生疾病。

2. 各系统典型的老化表现:骨关节老化引起"关节鼠"、骨质增生;神经系统老化表现为脑萎缩、神经纤维缠结、脂褐质沉积;皮肤老化出现皱纹、老年斑;视觉器官老化出现角膜"老年环"、老视、"闪光感""飞蚊症";听觉器官老化引起老年性聋等。

■ 黄小丽 ■

模拟试题

A₁型题

1. 老年期皮肤老化的表现不包括(   )。

A.皮层增厚　　　　　　　　B.皮肤触觉敏感性降低

C.皮肤色素沉着增加　　　　D.腺体减少,使皮肤干燥

E.皮肤脂肪减少,使皮肤松弛

2. 下列哪项不是老年肺的特征?(   )

A.肺呈灰黑色　　　B.肺泡管扩张　　　C.小气道阻力增大

D.肺泡壁弹性纤维减少　　E.肺气体交换面积减少

3. 老年期呼吸道的退行性变化不包括(   )。

A.肺泡数减少　　　B.肺功能下降　　　C.咳嗽反射减弱

D.呼吸肌功能下降　　E.支气管反应性降低

4. 老年人胃腺体萎缩,胃酸分泌减少,60岁下降到正常水平的(   )。

A.10%～20%　　　B.20%～30%　　　C.30%～40%

D.40%～50%　　　E.50%～60%

5. 老年人发生脑萎缩引起的变化不包括(   )。

A.蛛网膜下腔增大　　B.脑室扩大　　　C.脑沟增宽

D.脑回增宽　　　E.额、颞叶最明显

6. 关于老年人心血管系统的生理改变,描述错误的是(   )。

A.心率变快　　　B.心输出量下降　　　C.血管弹性下降

D.冠状动脉管腔狭窄　　E.毛细血管通透性增加

7. 老年期消化道的老化表现没有(   )。

A.唾液分泌减少,使口腔黏膜干燥

B.对咸味感觉迟钝,酸、甜、苦味不敏感

C.食管下段括约肌压力下降,胃、十二指肠内容物易发生反流

D.胃平滑肌萎缩,弹性降低,胃腔扩大

E.直肠对扩张的敏感性增加

8. 关于老年人内分泌系统的生理改变,描述错误的是(   )。

A. 脂肪代谢异常   B. 甲状腺生成增多   C. 基础代谢率降低

D. 肾上腺分泌的激素减少   E. 蛋白质分解代谢大于合成代谢

9. 在老年人的脑中不能见到下列哪些变化?（   ）

A. 神经纤维缠结   B. 类淀粉物沉积   C. 马氏小体

D. 脂褐质沉积   E. 神经细胞增多

10. 与老化有关的视功能的变化主要包括（   ）。

A. 眼睛疲倦   B. 老视   C. 视敏感度上升

D. 对比视敏感度上升   E. 视野缩小

第四章 老年人的健康评估

学习目标

1. 掌握老年人功能状态及生活质量的评估。
2. 熟悉老年人健康评估的注意事项。
3. 熟悉老年人健康史的采集及身体评估。
4. 熟悉老年人情绪与情感的评估及生活质量的内涵。
5. 了解老年人辅助检查、认知及人格、社会健康的评估。

衰老是自然发展的必然结果。随着年龄的增长,人体组织器官及机能发生退行性变,老年人患病率明显增高。老年人患病有其自身的特点,同时由于感知功能的减退,接受信息和沟通的能力不断下降,直接影响与人交流。护理人员必须根据老年人自身躯体、心理等特点,准确、全面地收集老年人的健康资料,以判断老年人的健康状况及功能状态,更好地为老年人提供护理服务。

健康评估时应注意以下几点。①环境适宜:室内温度以 22～24 ℃为宜,光线适中。保持环境安静,减少干扰。适当遮挡,注意保护老年人的隐私。②时间充足:老年人反应较慢,动作迟缓,评估时应保证有充足的时间。老年人由于体力下降或疾病的困扰,容易感到疲劳,因此,护理人员应根据具体情况分时、分段进行评估。③沟通技巧:灵活运用交谈、观察和体检等多种方法进行评估。语言宜通俗易懂、语速要慢、音量适度。要善于倾听。还可以利用面部表情、肢体动作、触摸等非语言沟通方式。护士应注意态度和蔼、有耐心,关心、尊重老年人。必要时可由其家属或照顾者协助提供资料。④选择适当的体位:根据老年人具体的身体状况及评估的要求,选择合适的体位,如卧位或坐位,并注意老年人的安全。

老年人的健康评估包括躯体健康、心理健康、社会功能及生活质量的评估。

第一节　老年人躯体健康的评估

随着增龄,老年人的机体发生各种退行性变,属于生理性改变;同时,也因为各种疾病而出现病理性改变。对老年人进行躯体健康评估,能及时了解老年人的躯体健康状况,进一步制订相应的护理措施,以维护老年人的最佳功能状态。内容主要包括健康史、身体评估、辅助检查和功能状态评估 4 个方面。

一、健康史

健康史是指老年人目前与过去的健康状况。除了解老年人一般资料(如姓名、性别、年龄、文化程度等)外,应重点采集以下资料。

1. 现病史 了解目前的健康状况,有无急、慢性疾病,起病时间和患病年限,主要症状,严重程度,治疗及恢复情况,以及对日常活动的影响。

2. 既往史 询问老年人过去疾病史、手术史、外伤史、食物和药物等过敏史,了解参与日常生活活动和社会活动的能力。

3. 家族史 了解家族中有无遗传性疾病、家人的死亡年龄及死亡原因,有无肿瘤、心脑血管疾病等病史。

4. 生活状况 了解老年人目前的饮食、睡眠、排泄、自理程度、烟酒及其他嗜好和性生活等有关情况。

二、身体评估

老年人随着年龄的增长,身体机能和器官不断退化,很容易受到疾病的侵扰,应定期进行全面的健康检查,或根据具体病情需要安排体检,及时发现生理性或病理性改变。

(一)一般状态

1. 体位、步态 注意观察老年人调整体位的情况,活动是否受限。心、肺功能不全的老年患者可出现强迫坐位。慌张步态见于帕金森病,酒醉步态见于小脑病变。

2. 营养状态 老年人由于生理改变或者疾病,可出现肥胖或者消瘦。应通过询问饮食、运动及其他一些相关因素加以辨别。

3. 意识状态 主要反映老年人对周围环境的认知。老年痴呆以及其他一些疾病可引起老年人意识障碍。

4. 生命体征

(1)体温:老年人基础体温较成年人低,70 岁以上的老年人感染常无发热的表现。如果午后体温比清晨高 1 ℃以上,应视为发热。

(2)心率:由于传导系统老化,心率减慢。

(3)呼吸:老年人呼吸频率较正常成人稍快,为 16～25 次/分。

(4)血压:老年人出现动脉管壁增厚、硬化、弹性减退,可导致血压增高、脉压增大和体位性低血压。

(二)皮肤

老年人皮肤变薄,弹性下降,出现皱纹增加、老年斑(表皮色素沉着)。由于汗腺、皮脂腺的萎缩和分泌减少,使皮肤粗糙、干燥。由于皮肤病变、全身性疾病或者精神因素等容易出现皮肤瘙痒。在评估时还应注意有无紫癜及压疮。

(三)头颈部

1. 毛发 随着年龄的增长,头发灰白、稀疏或秃发。

2. 眼睛 由于老年人皮下脂肪减少,皮肤弹性减退,出现眼睑下垂以及眼袋。泪腺分泌减少,易出现眼干。50岁以后常可见双侧角膜老年环,即角膜缘因脂质沉积而形成一灰白色的环,多为生理现象。瞳孔对光反应不敏感。晶状体变性、浑浊,可引起白内障;晶状体的老化,还会引起眼压增高,导致青光眼。眼的调节能力逐渐减退,迅速调节远、近视力的功能下降,出现老视眼。

3. 耳 老年人耳廓变形,收集声波能力下降。内耳缺血,听神经功能减退,听力随着年龄的增加逐渐下降,出现老年性耳聋。检查耳部时,应注意取下助听器。

4. 鼻部 鼻黏膜变薄,腺体萎缩,分泌物减少,鼻腔干燥。嗅神经数量减少、变性,引起嗅觉减退,尤其是老年男性的发生率更高。

5. 口腔 牙龈萎缩、苍白或肿胀、出血。唾液分泌减少,使口腔黏膜干燥。味蕾数量减少,使味觉迟钝,常常感觉食而无味。老年人牙齿发黄、变黑及不透明,多有牙齿松动、脱落和义齿。

6. 颈部 老年人由于骨骼发生退行性变,易发生颈椎病,可出现颈强直(也可见于脑血管病、颈部肌肉损伤和帕金森病等患者,故需注意辨别)。

（四）胸部

1. 乳房 随着年龄的增长,女性乳房松弛、下垂。如发现肿块,应高度怀疑为癌症。男性如有乳房发育,常由于体内激素改变或是药物的副作用引起。

2. 胸廓、肺 由于骨骼的退行性变,胸腔前后径增大,横径相对缩小而呈桶状胸。胸腔扩张受限,肺活动度下降。气道变窄,肺组织结构老化,肺部叩诊常呈过清音。呼吸音减弱。

3. 心脏 老年人因胸廓变形,引起心脏下移,可使心尖搏动出现在锁骨中线旁。胸廓坚硬,使心尖搏动幅度减小。听诊第一心音及第二心音减弱。静息时心率变慢。主动脉瓣、二尖瓣的钙化、增厚,导致瓣膜僵硬和关闭不全,听诊时应注意有无杂音。

（五）腹部

老年人腹肌松弛,腹部易出现皮下脂肪堆积而隆起,或因消瘦而腹壁变薄。由于肺扩张,膈肌下降致肋缘下可触及肝脏。听诊肠鸣音减弱。老年人膀胱肌肉萎缩,膀胱缩小。

（六）生殖系统

1. 老年女性雌激素水平下降 出现阴毛稀疏,呈灰色;阴道变窄,分泌物减少,pH值升高,易发生老年性阴道炎。子宫颈变小,子宫及卵巢缩小。

2. 老年男性雄激素减少 表现为阴毛变稀及变灰。阴茎、睾丸变小,阴囊无皱褶。随增龄前列腺逐渐发生组织增生,导致尿道梗阻,出现排尿异常。

（七）神经系统

老年人由于脑组织萎缩,神经系统功能退化,神经传导的速度变慢,感觉敏感性减退,可出现生理反射减弱或消失,病理反射可出现阳性。肌肉萎缩,肌力减弱;肌张力下降;动作协调能力下降,部分老年人还可出现不随意运动和共济运动失调。

三、辅助检查

老年人因老化使感受性降低,且多种疾病并存,因而常常没有典型的临床表现,给老年人疾病的诊断和治疗带来了一定的难度。辅助检查可检测老年人的组织结构和机体功能,

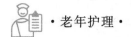

判断老年人的健康状况,是诊断老年疾病的重要依据。护理人员要结合病史,综合分析,作出判断。

(一)实验室检查

1. 血液检查 老年人红细胞、血红蛋白下降,贫血较常见。白细胞为$(3.0\sim8.9)\times10^9/L$,有减少的趋势,T淋巴细胞减少。血小板计数变化不明显,毛细血管脆性增加,易发生皮下出血及紫癜。在健康老年人中,血沉变化范围很大,一般血沉在$30\sim40$ mm/h无病理意义,如血沉$\geqslant65$ mm/h应考虑感染、肿瘤及结缔组织病等。

2. 尿液检查 老年人泌尿系统的防御功能降低,泌尿道炎性细胞非特异性渗出增多,使尿中出现白细胞的比例升高,尿沉渣中的白细胞>20个/HP才有病理意义;老年男性中段尿培养菌落数$\geqslant10^3/mL$、老年女性中段尿培养菌落数$\geqslant10^4/mL$为诊断真性菌尿的标准。老年人糖尿病发生率较高,使得老年人糖尿的发生率较高,一般与血糖量平行,可作为诊断糖尿病的重要指标,同时要注意与肾性糖尿、应激性糖尿、食性糖尿等加以鉴别。

3. 生化检查

(1)电解质:血清钾、血清钠、血清氯与成人比较无差异。但老年男性血清钙随年龄增长而降低,女性则升高。

(2)血脂:老年人应常规检查血脂。其中胆固醇、甘油三酯升高,男性$40\sim50$岁达高峰,女性$50\sim60$岁达高峰,随后又下降。高密度脂蛋白(HDL)随年龄增加而下降,低密度脂蛋白(LDL)随年龄增加而升高,$40\sim50$岁达高峰,而后下降。

(3)血糖:空腹血糖随年龄增加而升高,糖耐量则随年龄增加而下降。多数老年糖尿病患者以餐后血糖升高为主,而空腹血糖正常。所以,为老年人检查血糖时,不仅要检查空腹血糖,还要测定餐后血糖。餐后血糖检测有利于老年糖尿病的早期诊断。

4. 肝功能 老年人肝细胞数量随增龄而锐减,合成清蛋白的功能下降,总蛋白无异常,A/G随增龄而降低。各种酶活性降低,胆红素代谢能力也减弱。

5. 肾功能 肾血流减少,肾小球滤过率下降,内生肌酐清除率下降。肾脏浓缩稀释功能减退,尿比重降低。调节酸碱能力下降,易引起水、电解质和酸碱平衡紊乱。

6. 肺功能 老年人肺泡数目减少,通气量下降,肺活量与最大呼气量减少,残气量上升,通气/血流增加。动脉氧分压低值为70 mmHg,低于此值为异常。二氧化碳分压($PaCO_2$)、碳酸氢根离子(HCO_3^-)、pH无明显变化。

(二)心电图检查

老年人的心电图有轻度非特异性改变。包括:①低电压;②P-R间期延长;③ST-T非特异性改变;④电轴左偏倾向;⑤可出现不同类型的心律失常。

四、功能状态的评估

身体功能是生活行为以及社会行为的首要条件,功能状态在很大程度上影响着老年人的生活质量。评估功能状态,有助于判断老年人的生活状况,制订相关的护理计划,帮助老年人完善缺损功能,从而提高老年人的生活能力,改善生活质量。了解日常生活功能是确定老年人独立生活能力简单而实用的方法,是确定护理级别的主要依据。

(一)评估方法

1. 直接观察法 由护理人员通过直接观察老年人的进食、穿衣等进行客观的评估,避免主观判断。评估时应排除周围环境对老年人的影响。

2. 自述法　老年人容易高估或者低估自己的生活能力,故护理人员要结合观察法进行评估。

（二）评估的内容

1. 基本日常生活能力　这是老年人最基本的自理能力,用于描述个体功能的基础状态,如衣(穿脱衣、鞋)、食(进餐)、行(行走、变换体位、上下楼)、个人卫生(洗漱、沐浴、如厕)。基本日常生活能力是老年人自我照顾、从事每天必需的日常生活的自理能力。

2. 功能(工具)性日常生活能力　也称独居生活能力,指老年人独立生活需要的一些基本能力,如做家务、服药、理财、购物、打电话和使用大众交通工具等。功能性日常生活能力是参与社会活动的基础。

3. 高级日常生活能力　这是指与生活质量相关的一些高水平的活动,如娱乐、职业、社会活动等,反映老年人的智力能动性和社会角色功能。老年人随着增龄将逐渐失去这些能力。

（三）常用功能状态的评估工具

1. Katz 日常生活功能指数评价表　由 Katz 等人在 1963 设计制定,评估内容包括洗澡、更衣、如厕、移动、控制大小便、进食 6 个日常生活项目。该量表细致、简明易懂、具体、便于询问、易记录和统计、易判断,可用于评价慢性疾病的严重程度、治疗效果以及预测某种疾病的发展(附录 A 量表 1)。

2. Preffer 功能活动问卷(FAQ)　由 Preffer 于 1982 年编制。该表能够更好地筛选和评价功能障碍不太严重的老年人,即早期或轻度痴呆患者。该量表评定一次仅需 5 min,在门诊及社区调查中被广为应用(附录 A 量表 2)。

3. Barthel 指数评定表　Barthel 指数评定表是用来评估日常生活能力最常用的工具之一,在全世界康复及老年人领域中得到广泛应用。目前常用改良 Barthel 指数评定表。主要用于检测老年人治疗前后独立生活能力的变化,体现老年人需要护理的程度。本表包括 10 个项目,如进食、个人卫生、床椅转移、上下楼梯、穿衣、控制大小便等。适用于长期住院的老年人(附录 A 量表 3)。

小　结

1. 健康评估包括躯体健康、心理健康、社会功能及生活质量的评估。评估时室内温度以 22～24 ℃为宜,环境安静,无干扰,分时、分段进行评估。

2. 基本日常生活能力是老年人最基本的自理能力,功能(工具)性日常生活能力是老年人独立生活需要的一些基本能力,高级日常生活能力是指与生活质量相关的一些高水平的活动。

第二节　老年人心理健康的评估

进入老年期,老年人心理承受能力下降,在面对生活及环境的变化,如生病、丧偶、离退休、经济状况的改变等时,老年人常会出现一些心理问题,这些心理变化会加速身体的老

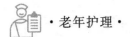

化,并可引发很多疾病。正确评估老年人的心理健康状况,改善和加强老年心理卫生服务,提高老年人适应环境的能力,有助于维护和增进老年人的身心健康,实现健康老龄化。

一、情绪与情感的评估

情绪与情感是人对客观事物的态度的体验。老年人的情感具有可塑性,随着生理机能的老化、环境的变迁,容易产生焦虑、抑郁、孤独、多疑、绝望等不良情绪。通过焦虑与抑郁的评估,可了解老年人的情绪状态,进行适当的心理护理干预,控制和克服消极情绪,建立和培养积极的情绪,促进老年人的心理健康发展。

(一)焦虑的评估

焦虑是一种很普遍的情绪反应,老年人尤为突出并且与日俱增。焦虑的存在严重影响老年人的生活质量。常用的评估方法如下。

1. 交谈与观察 询问、观察老年人有无焦虑的症状。

2. 心理测验 常用心理测验表来评估。常用评估焦虑的量表有汉密顿焦虑量表、状态-特质焦虑问卷。

(1)汉密顿焦虑量表:由 Hamilton 于 1959 年编制,用于评定焦虑严重程度,应用广泛。该量表包括 14 个条目,分为精神性和躯体性两大类,各由 7 个条目组成。前者为 1~6 项,及第 14 项;后者为 7~13 项。除第 14 项外所有项目都根据患者的口头叙述进行评分,特别强调被测者的主观体验(附录 A 量表 4)。

(2)状态-特质焦虑问卷:由 Spieberger 等人编制的自我评价问卷,能直观地反映被测者的主观感受。可分为状态焦虑和特质焦虑两个概念,前者描述一种短暂的、不愉快的情绪体验,后者指相对稳定的、作为一种人格特质且具有个体差异的焦虑倾向。该量表包括 40 个条目,第 1~20 项评价状态焦虑,21~40 项评价特质焦虑(附录 A 量表 5)。

(二)抑郁的评估

抑郁症是老年期常见的功能性精神障碍之一,预防老年抑郁是家庭和社会重要的任务。对老年人有无抑郁的评估是心理健康评估的重要部分。常用的评估方法如下。

1. 交谈与观察 通过询问、观察,综合判断老年人有无抑郁情绪存在。

2. 心理测验 汉密顿抑郁量表、流行病学调查用抑郁自评量表、老年人抑郁量表是临床上应用简便、已被广泛接受的量表。

(1)汉密顿抑郁量表:由 Hamilton 于 1960 年编制,是临床上评定抑郁状态时应用最普遍的量表。能较好地反映病情的严重程度。本书所列为 24 个项目版本(附录 A 量表 6)。

(2)流行病学调查用抑郁自评量表(CES-D):由美国国立精神卫生研究所于 1997 年编制。该量表简便、易懂,更着重于个体的情绪体验。主要用于流行病学调查,以筛查出有抑郁症状的对象。量表共 20 项,反映了抑郁症状的六个侧面:抑郁心情、罪恶感和无价值感、无助和无望感、精神运动性迟滞、食欲丧失、睡眠障碍(附录 A 量表 7)。

(3)老年人抑郁量表:由 Brink 等人于 1982 年创制,是作为专用于老年人的抑郁筛查表。量表共 30 个条目,包含以下症状:情绪低落,活动减少,易激惹,退缩,痛苦的想法,对过去、现在与将来的消极评价(附录 A 量表 8)。

二、认知的评估

认知是个体认识、理解、判断、推理事物的思维过程,并通过个体的行为和语言表达出来。认知反映了个体的思维能力。认知能力对老年人能否独立生活起着重要的作用。认知的评估是老年精神科检查的重要内容,有助于诊断老年人心理问题。

(一)认知评估的内容

认知评估的内容包括外观行为(如姿势、穿着)、语言(如语速、理解力)、思考知觉(如判断力)、记忆(如长期、短期记忆)、注意力、高等认知能力(如计算力)等方面。对老年人进行认知评估时需考虑老年人的视力和听力,因为视力和听力不良会影响评估结果。

(二)常用评定老年人认知状态的量表

1. 简易智力状态检查(MMSE) 由 Folsten 于 1975 年编制,主要用于筛查有无认知缺损及缺损程度的诊断。不受被测者的性别、文化程度、经济状况等因素影响,应用范围广泛,适合于社区和基层人群调查。该量表评估范围包括时间定向、地点定向、语言即刻记忆、注意力和计算力、短期记忆、物体命名、语言重复、阅读理解、语言理解、语言表达、绘图等 11 个方面 19 项内容(附录 A 量表 9)。

2. 简易操作智力状态问卷(SPMSQ) 评估内容包括短期记忆、长期记忆、定向力、注意力 4 个方面 10 个问题。评估时需要结合被测者的教育背景作出判断,适合用于评定老年人认知状态改变的前后比较(附录 A 量表 10)。

小 结

1. 老年人的情感具有可塑性,随着生理机能的老化、环境的变迁,容易产生焦虑、抑郁、孤独、多疑、绝望等不良情绪。

2. 常用评估焦虑的量表有汉密顿焦虑量表、状态-特质焦虑问卷;常用评估抑郁的量表有汉密顿抑郁量表、流行病学调查用抑郁自评量表、老年人抑郁量表。

第三节 社会健康的评估

社会健康是指个体人际关系的数量和质量及其参与社会的程度。良好的家庭氛围以及和谐的人际关系是老年人健康生活的前提。社会健康的评估即对老年人的社会健康状况和社会功能进行评定。评估的方法有交谈、观察、量表评定。如果进行环境评估,还应进行实地观察和抽样检查等。评估的具体内容包括角色、家庭、环境、文化背景等方面。

一、角色评估

进行角色评估的目的是明确老年人对角色的感知、对承担的角色是否满意、有无角色适应不良,以便采取干预措施,避免角色功能障碍给老年人带来的生理和心理两方面的不良影响。

(一)角色

角色又称社会角色,是社会对个体或群众在特定场合下职能的划分,代表了个体或群体在社会中的地位以及社会期望表现出的符合其地位的行为。角色不能单独存在,需要存在于与他人的相互关系中。人的一生要经历多重角色的转变。老年个体对角色的适应与其年龄、性别、环境、家庭背景、社会地位、经济状况等因素有关。

(二)角色功能

角色功能是指从事正常角色的能力,包括工作、社会活动、做家务等。老年人由于某些机体功能的退化而使这种能力下降。评估时让老年人描述对自我角色的感知和他人对其承担的角色的期望,以及老年后对自己生活方式、人际关系等方面的影响。

(三)角色功能的评估

老年人角色功能的评估,可通过交谈、观察两种方法收集资料。评估的内容包括以下内容。

1. 角色的承担 了解老年人过去的职业、离退休年龄、现在有无工作,以及对现在的角色是否适应,有助于防范由于退休所带来的失落及其他不良影响。如:目前在家庭或社会承担的角色是什么? 是否感到角色任务过轻或过重? 现在感到是轻闲还是忙碌?

2. 角色的认知 评估老年人对自己角色的感知和别人对其所承担的角色的期望,老年后对自己生活方式、人际关系方面的影响。同时还应询问是否认同别人对他的角色期望。如:您退休后是否适应? 您现在觉得活得自在吗? 您愿意照顾孙子吗? 您愿意为子女做家务吗? 您愿意参加老年人的集体活动吗?

3. 角色的适应 让老年人描述对自己承担的角色是否满意,与角色期望是否相符,观察有无角色适应不良的身心行为反应。如:有没有因为退休而烦恼或焦虑,有无睡眠障碍,有无头痛、头晕及疲乏,有无疾病等。

二、家庭评估

(一)家庭

家庭是指建立在婚姻、血缘或收养关系基础上,密切合作、共同生活的小型群体。对于老年人来说,家庭是主要的生活场所。良好的家庭氛围能够促使老年人身心健康,所以为老年人营造一个温馨、和睦的家庭,是老年护理工作必须承担的任务。

(二)家庭功能的评估

家庭是社会的最基本单位,家庭的功能是满足家庭成员衣、食、住、行、育、乐所需,个体的健康与家庭支持息息相关。家庭是老年人晚年最主要的生活场所,家庭可以为老年人提供物质需求、精神支持和生活照顾。老年人能否健康长寿,家庭的作用至关重要。因此,护理人员只有将老年个体、家庭、护理这三者联系起来,将家庭评估纳入个体的健康评估中,健全家庭功能,为老年人营造幸福的家庭生活,才能提高老年人的生活质量,实现健康长寿。

1. 观察与交谈 内容包括老年人的居住条件、衣着、饮食、家庭成员间的人际关系、对老年人关心和照顾的程度。

2. 量表评定 国内外有不少用于评估家庭功能的量表,其中以 Smilkstn 的 APGAR 家庭功能评估表(附录 A 量表 11)以及 Procidano 和 Heller 的家庭支持量表(附录 A 量表 12)较为常用。

（三）家庭压力的评估

1. 家庭压力 家庭压力是指家庭系统中的压力。家庭在发展中不可避免地会出现各种事件,家庭既是获取支持的重要场所,又是压力的主要来源。老年人的应激能力下降,各种事件对老年人的身心健康将产生严重威胁。应正确评估家庭压力,帮助老年人适应环境变化,积极应对突发事件,促进老年人的身心健康。

2. 家庭压力的评估 评估常采用交谈、观察和心理测验方法。询问:①家庭近期有无压力事件发生? ②家庭成员对压力事件的感知如何? ③家庭压力对家庭成员的身心影响如何? ④面对压力,所采取的应付方式有哪些? ⑤可用于应对压力的家庭资源有哪些?

3. 家庭照顾者 家庭照顾者是指在家庭中对老年人进行护理照顾的配偶、子女、亲属、保姆等,不包括专业护士在内。

4. 照顾者压力 照顾者在照顾期间所感受到的与照顾有关的身体的、精神的、社会的和经济的压力。这些压力可造成身心及情感上的负面影响。包括:①照顾者的体力;②经济压力;③照顾者的心理健康状况;④照顾者获得的社会支持。

5. 照顾者压力的评估 ①照顾老年人的数量及他们自己完成的自护活动;②照顾者必须为老年人提供哪些照顾措施;③照顾老年人所需的时间和自己能支配的时间有多少;④照顾者获得的支持帮助。

三、环境评估

环境与人的关系十分密切,直接影响到人的生理、心理健康及社会功能的发挥。老年人的健康依赖于健康的生活环境和和谐的社会环境。通过进行环境评估,可以明确老年人的生存环境,帮助老年人营造一个健康的生活养老环境,全面提高老年人的生活质量。

环境评估包括物理环境和社会环境两个方面的评估。

（一）物理环境

物理环境是指一切存在于机体外环境的物理因素的总和,包括生活起居环境、家庭娱乐环境和社区环境等。物理环境是老年人的活动场所,是学习、社交、娱乐、休息的地方。评估时应了解其生活环境及社区中的特殊资源及其对目前生活环境及社区的特殊要求,其中居家环境安全是评估的重点(附录 A 量表 13)。

（二）社会环境

社会环境包括经济、文化、教育、法律、制度、生活方式、社会关系、社会支持等诸多方面。这些因素与人的健康有密切关系。

1. 经济 经济是保障人们衣、食、住、行基本需要以及享受健康服务的物质基础,决定着人们的生活质量和医疗康复。老年人因退休、丧偶、就医等必将带来经济困难,经济问题是影响老年人精神状态的重要因素。护理人员可通过询问以下问题了解经济状况:①您的经济来源有哪些? 单位工资福利如何? ②家庭有无经济困难? 是否有失业、待业人员? ③医疗费用的支付形式是什么?

2. 社会关系与社会支持 老年人的社会支持包括:①血缘型;②友情互助型;③正式社会支持型。评估老年人是否有支持性的社会关系网络,如:①家庭关系是否和睦? ②家庭成员对老年人是否尊重? ③与邻里、同事的关系如何? 社会支持又分为情感支持和物质支持两个方面,而前者对健康和生活质量更有作用。社会支持的测量结果代表了个人对某种相互关系的充分性的评价,包括可依赖并能向其倾诉心里话的人以及提供社会支持的数量(附录 A 量表 14)。

小　结

1. 社会健康评估的具体内容包括角色、家庭、环境、文化背景等方面。
2. 老年人角色功能的评估内容有角色的承担、角色的认知、角色的适应。
3. 家庭照顾者是指在家庭中对老年人进行护理照顾的配偶、子女、亲属、保姆等,不包括专业护士在内。

第四节　生活质量的评估

生活质量与健康息息相关。提高生活质量已成为康复医学的最终目标,即促进和保持老年人在生理、心理、社会功能诸方面的完好状态。

一、生活质量的定义

世界卫生组织对生活质量的定义是不同文化和价值体系中的个体对他们的生存目标、期望、标准以及所关心的事情相关的生存状况的感受。生活质量的特点:①生活质量是一个综合性的概念,包含了生理、心理以及社会功能,从单一地强调个体生活的客观状态发展到同时注意其主观感受;②生活质量具有文化依赖性,其评价是根植于个人所处的文化和社会环境中的,既测量个体健康的不良状态,又反映健康良好的方面;③老年人生活质量测量包括躯体健康、心理健康、社会功能、综合评价四个方面;④生活质量不同于生活水平,它是以生活水平为基础,且更广泛、更复杂,更侧重于对人的精神文化等高级需求的满足程度和环境状况的评估。

二、生活质量的综合评估

生活质量作为生理、心理、社会功能的综合评价指标,可用来评估老年人的健康水平。生活质量评估是医疗护理工作的重要任务。通过对老年人进行生活质量评估,可以全面了解老年人的健康状况,为其提供良好的医疗服务,提高生活质量,促进健康长寿。

(一)生活满意度的评估

生活满意度是指个人对生活总的观点以及现在实际情况与希望之间、与他人之间的差距。生活满意度指数是用来测量老年人心情、兴趣、心理、生理主观完美状态评估的一致性。常用的量表是生活满意度指数(life satisfaction index,LSI),从对生活的兴趣、决心和毅力、知足感、自我概念、情绪等方面进行评估,通过 20 个问题反映生活的满意程度(附录 A 量表 15)。

(二)主观幸福感的评估

主观幸福感是反映某一社会个体生活质量的重要心理学参数,包括认知和情感两个基本成分。Kozma 于 1980 年制订的纽芬兰纪念大学幸福度量表,作为老年人精神卫生状况的恒定的间接指标,已经成为老年人精神卫生测定和研究的有效工具之一(附录 A 量表 16)。

（三）生活质量的综合评估

生活质量是一个带有个性的和易变的概念,老年人的生活质量不能单纯从躯体、心理、社会功能等方面获得。评估时最好以老年人的体验为基础进行评价,即不仅要评定被测者生活的客观状态,同时还要注意其主观评价。常用的适合老年人群生活质量评估的量表有生活质量综合评定问卷和老年人生活质量评定表(附录 A 量表 17)。

小 结

1. 生活质量不同于生活水平,是以生活水平为基础,且更广泛、更复杂,更侧重于对人的精神文化等高级需求的满足程度和环境状况的评估。生活质量作为生理、心理、社会功能的综合评价指标,可用来评估老年人的健康水平。

2. 常用的适合老年人群生活质量评估的量表有生活质量综合评定问卷和老年人生活质量评定表。

■ 李 影 ■

模拟试题

A₁ 型题

1. 对老年人进行评估时,室内温度最好保持在（　　）。
A.16～18 ℃　　　　B.18～20 ℃　　　　C.20～22 ℃
D.22～24 ℃　　　　E.24～26 ℃

2. 老年人躯体健康评估不包括下列哪一项?（　　）
A.健康史的采集　　B.身体评估　　　　C.功能状态的评估
D.社会功能的评估　E.辅助检查

3. 老年人午后体温若比清晨高多少则视为发热?（　　）
A.1 ℃　　B.2 ℃　　C.3 ℃　　D.4 ℃　　E.5 ℃

4. 老年人社会健康评估不包括下列哪一项?（　　）
A.角色评估　B.家庭评估　C.职业评估　D.环境评估　E.文化评估

5. 属于高级日常生活能力的是（　　）。
A.整理家务　B.处理钱财　C.吃饭穿衣　D.参加社交　E.服用药物

6. 老年人与中青年人无明显差异的检查结果是（　　）。
A.血钾　　B.血脂　　C.血糖　　D.血压　　E.血沉

7. 常用来评估老年人认知状态的量表是下列哪一项?（　　）
A.汉密顿焦虑量表　　　　　　B.状态-特质焦虑问卷
C.汉密顿抑郁量表　　　　　　D.简易操作智力状态问卷
E.流行病学调查用抑郁自评量表

8. 产生照顾者压力的主观因素是（　　）。

A. 照顾者年龄　　　　B. 照顾者的心理特征　　　C. 需照顾老年人的数量

D. 照顾者的经济负担　　E. 照顾者可支配的时间多少

9. 生活满意度指数调查不包括下列哪一项? (　　　)

A. 情绪　　　　　　　B. 兴趣　　　　　　　C. 决心和毅力

D. 做家务　　　　　　E. 知足感

A₂型题

10. 邱奶奶,67 岁。经常出现无助和无望感、食欲明显减退、入睡困难、易早醒,认为自己一生事业无成,多次抱有自杀企图,经多家医院检查,结果无明显异常。抑郁量表测量为中度抑郁,其得分为(　　　)。

A. 0~10　　　B. 11~20　　　C. 21~30　　　D. 31~50　　　E. >51

11. 某老年人,男,69 岁。近 1 个月来感到不明原因紧张不安、心烦意乱、坐卧不安、失眠,有时有不安的预感,注意力难以集中,生活中稍有不如意就心烦意乱,经常与他人发生冲突等。评估时主要的工具是(　　　)。

A. Preffer 功能活动问卷　　　　　　B. 汉密顿抑郁量表

C. 汉密顿焦虑量表　　　　　　　　D. Barthel 指数评定表

E. Katz 日常生活功能指数评价表

第五章　老年人的心理与护理

学习目标

1. 掌握老年人心理健康的概念、促进老年人心理健康的基本原则、老年人心理健康的维护与促进措施。

2. 熟悉老年人的心理变化特点、老年人心理变化的影响因素。

3. 熟悉老年人常见的心理问题,如离退休综合征、空巢综合征、高楼住宅综合征等。

4. 了解老年人的心理特征及常见的心理问题,如焦虑、抑郁等。

进入老年期,老年人生理上各器官老化、机体储备能力降低、代偿能力差,对外界环境的适应能力及抵抗力均下降,容易发生各种疾病,再加上离退休后社会角色的改变、赡养能力下降、子女分居、丧偶等因素,直接影响老年人的心理状态,使老年人出现一些特殊的心理变化(如情绪低落不稳、焦躁不安、孤僻、抑郁等),这与老年人健康状况及老年病的防治和预后有着重要的关系。

第一节　老年人的心理特点及影响因素

一、老年人的心理特征

人的一生心理是在不断变化和发展的,老年期是人生历程中的最后一个转折期。这一时期不仅机体衰老加快,疾病增多,面临着死亡的考验和挑战,而且老年人的职业状况、家庭结构、婚姻形态、经济境遇等方面都在发生变化,这些变化对老年人的感觉、知觉、记忆、智力、情绪、情感、性格、兴趣等不同层面都将产生影响。

(一)记忆

记忆是大脑活动的一个过程,是人们对于感知过、体验过或操作过的事物的印象经过加工保存在大脑中,并在需要时提取出来的过程。它是心理功能的重要组成部分。成人记忆随年龄增大而发生变化,这是一种自然现象,属于生理性变化,可称为记忆的正常年老化。记忆的衰退虽然会给老年人带来不便,但对他们的工作、学习和日常生活不会产生很大影响。老年人记忆的特点和主要变化归纳如下。

1. 初级记忆与次级记忆 老年人初级记忆较次级记忆为好。初级记忆是人们对于刚刚看过或听过的,当时还在脑子里留有印象的事物的记忆。初级记忆随年老而减退较缓慢,老年人与青年人差异不显著。次级记忆是对于已经看过或听过了一段时间的事物,经过复述或其他方式加工编码,由短时储存转入长时储存,进入记忆仓库,需要时加以提取。这类记忆保持时间长。次级记忆随年老而减退更加明显。

2. 再认与回忆 老年人再认能力明显比回忆能力好。再认是当人们对于看过、听过或学过的事物再次呈现在眼前,能立即辨认出自己曾经感知过的能力;回忆是刺激物不在眼前而要求其再现出来的能力,其难度大于再认。

3. 意义记忆与机械记忆 老年人意义记忆比机械记忆减退缓慢,他们对有逻辑联系和有意义的内容,尤其是一些重要的事情或与自己的专业、先前的经验和知识有关的内容,记忆保持较好。意义记忆出现减退的时间较晚,一般到60~70岁才开始减退;老年人对于需要死记硬背、无关联的内容很难记住,表现为电话号码、人名、地名等往往记不住。机械记忆出现减退的时间较早,40多岁已开始减退,60~70岁减退已很明显。

(二)智力

智力是人的注意力、观察力、记忆、想象力、思维力和实践活动能力的综合,是大脑活动整体功能的表现。根据卡特尔和霍恩关于晶态智力和液态智力的分类研究,老年人的晶态智力,即与文化知识、经验的积累有关的后天习得的能力(如知识的广度、词汇、判断能力等),保持较好,70岁后才略有减退。老年人的液态智力,即比较依赖于生理结构而不依赖于文化知识背景的对新事物的学习能力,如近事记忆、思维的敏感性和反应速度、知觉的整合能力等,随着年老而逐渐减退,60岁后减退即比较明显。老年人的智力具有可塑性,通过心理训练和学习活动,可以使液态智力下降速度得到延缓,并有可能进一步提高晶态智力的水平。

(三)思维

思维是人的一种最复杂的心理活动,也是人类认识过程的最高形式。思维是以人已有的知识、经验为中介,对客观现实进行概括和反映,人类通过思维能认识事物的本质和内部联系,这是一种高级、理性的认识过程,主要包括概括、类比、推理和解决问题的能力。老年人思维出现减退较晚,特别是与自己熟悉的专业有关的思维能力在年老时仍能保持。但是,老年人由于在感知和记忆方面的衰退,在概念、逻辑推理和解决问题等方面的能力有所减退,尤其是思维的敏捷度、流畅性、灵活性、独创性及创造性比中青年时期要差。

(四)情绪

情绪是人对客观事物是否符合自身需要而产生的态度体验。老年人的情绪特点为情绪强度和紧张度较弱。虽然老年人情绪冲动性没有年轻人那么强,往往可以自制而不失理智,但老年人一旦产生情绪之后,不容易清除和淡化,影响时间相对较长。

(五)人格

人格也称个性,是个体在行为上的内部倾向,它表现为个体适应环境时的能力、情绪、需要、动机、兴趣、态度、价值观、气质、性格和体质等方面的整合,是具有动力一致性和连续性的自我,是个体在社会化过程中形成的有特色的心身表现。老年人的人格是经过童年、青年、成年之后形成的。总体来说,老年人的人格趋于稳定。其人格特征大致有以下4种类型。

1. 整合良好型 多数人是这种类型。他们能正视生活,对生活很满意,乐得其所,有良好的认知和自我评价能力。

2. 防御型 此型老年人雄心不减,否认衰老,表现为活到老、学到老、干到老,保持高度的工作热情和高水平活动来充实自己,在忙中取乐。部分老年人致力于身体锻炼和保养,以保持自己的"青春"和活力。

3. 被动依赖型 这类老年人表现为强烈地依赖他人,或对周围的一切不感兴趣,处于冷漠状态,几乎不从事社会活动。

4. 整合不良型 此型老年人有明显的心理障碍,不善于调控自己的情绪,对生活极度不满,需要家庭的照顾或社会的帮助才能生活。

二、老年人的心理变化特点

人到老年其心理变化具有如下特点。

1. 身心变化不一致 生理变化主要由生物学自然法则所决定,而心理变化往往比较复杂,并且受多方面因素的影响(如文化背景、社会交往等)。随着老年期的进程,虽然老年人的生理功能逐渐衰退,但心理状态并非同步紊乱和衰退。

2. 性格不稳定 老年人与青年人相比,性格不够稳定,情绪容易变化。多数老年人已形成了自己独特的心理模式,容易表现出主观、自信或保守、固执,当经验脱离实际,客观不能符合主观时,又会产生精神上的压力,表现为急躁、沮丧或自卑、自怜而喜怒无常,如古人言"性气不定,止如小儿"。

3. 产生情感抑郁 老年人与青壮年人相比,还容易产生忧、思、悲、惊、恐等负性情绪,甚至引起情感抑郁。因为老年人一生之中,经历了生活的操劳,又面临着离开工作岗位后处境和地位的改变,以及死亡的威胁,所以常沉溺在回忆过去之中。即使境遇顺利者,也难免产生"夕阳无限好,只是近黄昏"的感慨。

4. 易出现疑惧心理 老年人体力较差、生活自理能力较弱,往往需要他人协助,但又害怕增加别人负担,怕人厌烦。有的老年人惧怕生病,总怀疑有病,又不敢去医院检查,担心真的查出病,因此,思想上矛盾重重、忧心忡忡。久病卧床的老年人,往往对疾病痊愈缺乏信心,有的甚至产生厌世情绪,特别怕人嫌弃自己,一旦受刺激,甚至会寻死了结。

5. 个体差异较大 人到了老年期,经历过漫长的过程,个体遭遇千差万别,受认识和思维、兴趣、爱好、情感、理想、信念、性格、能力、家庭传统、文化修养和生活习惯、社会环境和个体生活经历、道德观念、行为准则等因素的影响,老年人的心理变化必然会存在较大的个体差异。

6. 心理发展可塑性 人到了老年期,由于角色转变,很多人从原先的岗位退下来,养老在家,心理需要转变。面对现实,重新适应新的生活,这需要在心理上重新调整、重新适应、重新塑造心理过程。大多数老年人均能较好处理社会地位的更替、生活方式的改变,正确面对日渐老化的身体和疾病,用平常、平静的心态面对新的未来。

三、老年人心理变化的影响因素

人生活在社会中许多复杂的心理变化都是对客观现实的反映。在影响老年人心理变化的因素中,既有生物因素,又有社会和心理因素,任何因素发生变化均可导致疾病的发生。因此,了解老年人心理变化的影响因素,随时掌握老年人的主要心理矛盾,并通过语言交流和非语言交流为老年人实施心理治疗,将会收到其他治疗措施难以达到的良好效果。

(一)生理机能衰老的影响

随着年龄的增长,老年人的身体出现各种衰老现象,如头发脱落或变白、牙齿脱落或松动、皮肤干燥、皱纹增多、皮肤弹性降低等,心血管和消化系统的退化,使老年人的形象改变,自尊受挫,情绪低落,视力下降、听力减弱、记忆下降、运动能力低下、性功能减退、智力衰退、思维迟缓等使老年人产生淡漠、抑郁等不良情绪。身体的衰老受生物学自然法则决定,是一个连续发展的过程,在生理上并没有阶段性的差别,但这种衰老过程在个体之间差别较大。因此,身体的衰老不一定直接成为影响老年人心理变化的主要因素。

(二)疾病的影响

老年期由于体能衰退、抵抗力下降,易患多种疾病,且多呈慢性状态,又往往合并多种疾病,迁延不愈。疾病损害可直接或间接影响老年人的心理状态。例如,患脑动脉硬化症时,脑组织供血不足而出现脑功能减退,在其早期表现以记忆障碍为主,晚期则以痴呆为主,直接影响着老年人的心理改变。疾病诊疗过程中辅助检查给老年人带来的恐惧或不安、长期患病的老年人自理能力的下降、经济上的贫困及活动范围缩小、周围人对老年人的嫌弃或态度冷淡等,可使老年人产生孤独、悲观、失望的消极心理状态,属于间接影响。

(三)家庭状况的影响

离退休后的老年人主要的活动场所为家庭,其家庭成员之间的关系对老年人影响很大,尤其对女性老年人的心理影响更大。例如,子女的独立与结婚、婚后婆媳和妯娌间的纠葛、老年丧偶以及老年夫妇之间的关系等,都对老年人的心理变化产生显著的影响。

值得一提的是,丧偶对老年人的生活破坏性最大,所带来的心理问题也最难克服和弥补。西方的医学家和心理学家经过研究提出了 15 项影响心理因素的生活事件,丧偶排在第一位。特别是在年事增高而社会交往逐渐减少的情况下,丧偶对老年人的打击尤为剧烈。丧偶后,老年人的心理变化复杂,悲伤感和孤独感最为典型。许多老年人以泪洗面,悲痛欲绝,还会出现茶饭不思、抑郁、疲乏,甚至因过度悲伤而患病。此时,老年人所需要的是更多的关怀、体贴和更为耐心而细致的照顾。

(四)社会地位改变的影响

老年人离开工作岗位后,社会地位可能发生某些改变,从以往的社会工作、社会生活的积极参与者变成了旁观者,从紧张有规律的工作状态变为自由的闲暇状态,从照顾家庭的"主角"变成被照顾的"配角",使老年人萌发了"无用感",间接地造成老年人的种种心理变化,如失落、自卑、孤独、抑郁等负性心理。这种消极的心理变化对老年人身心健康是不利的,容易加速身体的衰老。

(五)营养缺乏的影响

人体组织细胞正常功能的维持与营养的供给有密切关系。脑神经细胞的营养需要量比其他组织细胞明显增多,当某些物质缺乏时,可使其功能失调。如:当维生素 C 严重缺乏时,除引起坏血病外,还可引起精神淡漠、遗忘与抑郁、意识障碍等;当维生素 B_{12} 显著缺乏时,可引起脑、脊髓或外周神经发生脱鞘现象而出现神经及精神症状。这些会给老年人的心理带来不利的影响。

(六) 文化程度的影响

文化程度不同,对社会生活的需求也有所不同。文化程度较高者一般有正确的生活目标和良好的心理状态,这样的老年人能客观地估计自己的情况,能避免各种不良的刺激因素,能注意避免和减少不良的生活行为,能有意识地培养各种兴趣和爱好,增添生活情趣,如养花、读书、练书法、听音乐等,这些都有益于身心健康,推迟心理衰老的到来。文化程度较低者,自我保健意识可能较低,易受不良因素的影响,对自己在生活及行为上的要求可能也低,如整天玩麻将、酗酒等,影响身体及心理健康。因为生活方式不同,可引起不同的心理和生理问题,所以在提高老年人整体素质的同时,要重视文化程度的提高。

(七) 死亡临近的影响

死亡是不可避免的,是人生的最终归宿。随着年龄的增长、身体的衰老,老年人往往逐渐认识到死亡的临近。当其接近死亡年限时,常常回忆自己的一生,产生自豪感、满足感、悔恨感与罪恶感等复杂的心理。一旦临近死亡,大多数老年人表现出害怕、恐惧和悲观的心理反应。

小 结

1. 老年人记忆的特点为初级记忆较次级记忆为好、再认能力比回忆能力好、意义记忆比机械记忆减退缓慢。老年人智力表现为液态智力随着年老而逐渐衰退,晶态智力保持较好,并有可能进一步提高。

2. 老年人的人格趋于稳定,人格特征有如下 4 种类型,即整合良好型(最常见)、防御型、被动依赖型和整合不良型。

3. 影响老年人心理变化的因素有生理机能衰老、疾病、家庭状况、社会地位改变、营养缺乏、文化程度、死亡临近等。

第二节   老年人常见的心理问题

一、焦虑

焦虑是由于达不到目标或不能克服障碍的威胁,导致自尊心或自信心受挫,或使失败感、内疚感增加,所形成的一种紧张而不安带有恐惧性的情绪状态。经常处于明显的焦虑状态,对身心健康有很大影响。

造成老年人焦虑的因素如下:体弱多病,行动不便,力不从心;疑病症;经济条件恶劣,生活水平下降;对子女的赡养能力有所怀疑;儿孙上班、上学时的交通安全;社会治安问题等。其主要表现如下:眩晕、疲劳、失眠、口干、软弱无力、坐立不安、疼痛、感觉异常;抑郁、惧怕、压抑、神经质、失控、紧张和预感不幸,有时出现易怒、激动、哭泣、退缩、缺乏自信心和主动性;健忘、注意力不集中、对周围的事物漠不关心、表情淡漠、思维中断或不愿面对现实。

容易焦虑的老年人衰老过程可加快,助长高血压、冠心病的发生;当急性焦虑发作时,可引起脑卒中、心肌梗死等，青光眼患者眼压骤升而出现头痛、失明，或发生跌伤等意外事故。

对老年人焦虑的防治，首先要教育老年人保持良好的心态，学会自我疏导、放松。如果焦虑过于严重时，可应用抗焦虑药物，如利眠宁、多虑平等。

二、抑郁

抑郁是老年人最常见的功能性精神障碍，以持久的抑郁心境为主要临床特征。其临床表现以情绪低落、焦虑、迟滞和躯体不适为主。老年人抑郁的高发年龄大部分在 50～60 岁，80 岁以后者少见。一般病程较长，老年人自杀通常与抑郁有关。

目前认为老年人遭受心理、生理和社会的应激事件的发生较多，老年人对缓冲精神压力和精神创伤的能力下降是一个重要的促发因素。若老年人生活艰辛、孤独等，可使抑郁发生率增加。

三、离退休综合征

离退休综合征是指老年人由于离退休后不能适应新的社会角色、生活环境和生活方式的变化而出现的适应性障碍，主要发生于平时工作繁忙、事业心强、争强好胜及毫无心理准备而突然离退休的老年人。

离退休综合征的主要表现如下：孤独、空虚和严重失落感；心烦意乱、坐卧不安、行为反复、犹豫不决、缺乏耐心，偶尔出现强迫行为；由于注意力不集中而容易做错事；由于情绪的改变而易急躁和发脾气，对任何事情都不满或不快；易回忆或叙述以往的经历；每听到别人议论工作时，常烦躁不安、敏感，怀疑是影射或有意批评自己；有的老年人不能客观地评价事物甚至发生偏见；有的老年人有忧郁情绪，以致引起失眠、多梦、心悸、腹痛、乏力、多汗、阵发性全身燥热等。统计结果表明，绝大多数人在离退休后一年内能基本恢复，但对于性情急躁且较固执的老年人则所需时间较长，故应警惕转化为抑郁，产生自杀倾向。

社会对离退休老年人应给予更多的关注，关心和尊重离退休老年人的生活权益。家属应在精神和物质两方面关怀老年人，让他们感到精神愉快、心情舒畅。鼓励老年人根据自身情况，重新规划离退休后的生活。引导老年人做力所能及的事情，为儿孙分忧解愁，使家庭关系更加亲密、融洽。如果老年人出现身体不适、心情不佳、情绪低落时，应该主动寻求帮助，对于患有严重焦躁不安和失眠的离退休综合征的老年人，可在医生的指导下适当服用药物，以及接受心理治疗。

四、空巢综合征

空巢是指无子女或子女成人后相继离开家庭，形成中老年人独守老巢的特点，特别是老年人单身家庭。我国对空巢家庭的解释有两层含义：其一，指单身家庭中的老年人；其二，指老夫妇二人家庭。这两类家庭的老年人或无子女，或与子女分居。2010 年有统计资料显示，我国城乡空巢家庭达到 50%，部分大中城市空巢家庭占 70%。老年人处于空巢环境中，由于人际疏远而产生被疏离、舍弃的感觉，出现孤独、空虚、寂寞、伤感、精神萎靡、情绪低落等一系列情感、心理和躯体不适综合征，称为空巢综合征。其主要表现如下。

1. 精神方面　长期处于孤独、寂寞状态，会出现闷闷不乐、愁容不展、情绪不稳、精神萎靡、情感脆弱、进取心差、茫然无助、消沉抑郁、伤感、自卑、自责等心理状况。这些心理状况得不到及时的排解和抚慰,还易致老年痴呆。

2. 行为方面 说话有气无力,时常叹息,甚至偷偷哭泣,常伴有食欲缺乏、睡眠紊乱等。对于体弱多病的老年人存在生理方面的障碍时(如活动受限),以上负性情绪可能加重,导致行为退缩,自信心下降,兴趣减退,不愿主动与人交往,懒于做事,严重时个人生活不能自理。

3. 躯体症状 受空巢相关不良情绪影响,可导致一系列的躯体症状和疾病,如失眠、早醒、睡眠质量差、头痛、乏力、食欲不振、心慌气短、消化不良、心律失常、高血压、冠心病、消化性溃疡等。

指导老年人调整心态,正确面对子女成家立业的现实,不过高期望和依赖子女对自身的照顾。鼓励空巢老年人多参与社会活动,多与邻里和朋友交往,扩大生活圈,增进与邻居的关系,互相关心和帮助,消除孤寂感。作为子女,应尽量与老年人一起生活或经常回家探视,使老年人精神愉快,心理上获得安慰。

五、高楼住宅综合征

高楼住宅综合征是指因长期居住于城市的高层闭合式住宅里,与外界很少接触,也很少到户外活动,从而引起一系列生理和心理上的异常反应的一组症候群。其主要表现为体质虚弱,四肢无力,不易适应气候变化,性情孤僻、急躁,不爱活动,难以与人相处等。

高楼住宅综合征容易引发老年肥胖症、糖尿病、高血压、冠心病、骨质疏松等。因此,应尽可能让居住高楼的老年人多参加社会活动,增加人际交往,邻里间加强交流,增进友谊。这样有利于老年人调适心理,消除孤寂感。此外,老年人应适当重视加强运动,每天下楼到户外活动1～2次。老年人还应根据自身的健康情况和爱好,选择适宜的运动项目,如下棋、散步、慢跑、练太极拳、跳舞等,通过活动增强体质和身体抵抗力,但运动量要适当,要循序渐进、持之以恒。

六、脑衰弱综合征

脑衰弱综合征常表现为疲乏、整日精疲力竭、头晕、注意力不集中、记忆力下降、睡眠不稳、不易入睡、多梦易醒、早醒、醒后不解乏。有时出现晨起头痛、眩晕感。可伴有情绪不稳,易激惹、焦虑。

引起脑衰弱综合征的常见原因如下:长期烦恼、焦虑;居住环境太静,与周围人群交往甚少,信息不灵;离退休后,生活太闲,自觉筋疲力尽,睡意频频;脑动脉硬化、脑损伤后遗症、慢性酒精中毒及各种疾病引起的脑缺氧等。

七、丧偶和再婚的心理表现

俗话说"少时夫妻老来伴",如果失去一方,对于相依为命的另一方则是无法承受的伤痛和孤独,在精神上会造成严重的刺激。人总是要死亡的,死期总有先后,老年人要认识生、老、病、死是不可抗拒的自然规律,切不可终日沉浸于悲伤之中。在最初的悲伤逐渐平复之后,尽可能走动一下,走亲访友,外出旅游或疗养,避免触景生情,改变旧的环境和生活程序,有利于人体内、外环境的相互适应,建立新的平衡。要让理想和事业继续鼓舞着老年人,把主要精力放在关心工作、关心他人方面,使其在思念老伴的同时,能振作精神。

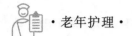 ·老年护理·

老年人再婚,也是重新安排生活的一种方式,可以消除心理上的孤独、寂寞,满足感情上的空缺,有利于老年人精神上得到安慰、身心健康得到发展。对此,子女及社会应给予充分的理解和支持,主动关心他们的生活,不要干涉他们的婚姻自由,使老年人有一个良好的家庭环境。

小　结

1. 老年人常见的心理问题有焦虑、抑郁、离退休综合征、空巢综合征、高楼住宅综合征、脑衰弱综合征等。

2. 抑郁是老年人最常见的功能性精神障碍,以持久的抑郁心境为主要临床特征。老年人自杀通常与抑郁有关。

3. 老年人再婚,可以消除心理上的孤独、寂寞,满足感情上的空缺,有利于老年人精神上得到安慰、身心健康得到发展。

第三节　老年人心理健康的维护与促进

一、老年人的心理健康

(一) 老年人心理健康的概念

世界卫生组织(WHO)提出:健康,不仅是没有躯体疾病,还要有完整的生理、心理状态和良好的社会适应能力。从这一整体健康概念出发,心理健康是相对于躯体健康而言的。1980 年,世界卫生组织又增加了道德健康的相关内容。

第三届国际心理卫生大会把心理健康定义如下:所谓心理健康,是指在身体、智力及情感上与他人的心理健康不相矛盾的范围内,将个人心境发展成最佳的状态。其具体表现:①身体、智力和情绪十分调和;②能适应环境,人际关系相处和睦,谦虚、宽容、礼让;③有幸福感;④对自己的工作和生活有信心,能充分发挥自己的能力,过有效率的生活等。

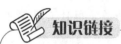 知识链接

马斯洛提出的心理健康标准

美国心理学家马斯洛提出的心理健康的十条标准被公认为"最经典的标准":①有充分的自我安全感;②能充分了解自己,并能恰当估价自己的能力;③生活的目标切合实际;④不脱离周围现实环境;⑤能保持人格的完整与和谐;⑥善于从经验中学习;⑦能保持良好的人际关系;⑧能适度地宣泄情绪和控制情绪;⑨在不违背社会规范的条件下,能做有限的个性发挥;⑩在不违背社会规范的前提下,能适当地满足个人的基本需求。

(二) 老年人心理健康的标准

心理健康是指在身体、智力及情感上保持最佳状态。目前老年人心理健康没有统一的客观标准,但不同层次的心理健康的标准都包括以下内容。

1. 智力正常　智力是人的注意力、观察力、记忆力、想象力、思维和实践活动能力的综

合,是大脑活动整体功能的表现。智力正常是一个人生活、学习、工作的最基本的心理条件,是心理健康的首要标准。对老年人来说,智力正常的表现如下:感知觉正常,判断事物时,基本准确,不常发生错误;在回忆往事时,记忆清晰,不发生大的遗忘;在分析问题时,条理清晰,不出现逻辑混乱;在回答问题时,能对答自如,不答非所问;在平时生活中,具有一定的学习能力和生活能力,有比较丰富的想象力,并善于用想象力为自己设计一个愉快的奋斗目标等。

2. 情绪健康 保持愉快、充满希望是情绪健康的重要标志。每个人都会有喜、怒、哀、乐,但适度把握自己的情绪,在适当的时候、适当的地方,对适当的对象表达适度的情绪,是很不容易做到的。心理健康的老年人能基本上保持愉快、乐观、开朗、自信,并能适度表达和控制自己的情绪。

3. 关系和谐 在社会生活中,和谐的人际关系可以消除孤独和恐惧,是获得心理健康的重要途径。老年人的人际关系和谐表现如下:①乐于帮助他人,也乐于接受他人的帮助,有知己朋友;②在家中与老伴、儿孙及晚辈们都能保持情感上的融洽,能得到家人发自内心的理解和尊重;③在外面,与过去的朋友和现在结识的朋友都能保持良好的关系,对人不求全责备,不过分要求于人,与人为善;④能客观地评价他人,宽以待人,友好相处;⑤无论在正式群体内,还是在非正式群体内,都有集体荣誉感和社会责任感。

4. 人格健全 心理健康的最终目标是使人保持完整的人格。人格发展是由多方面的因素造成的,如气质类型、价值观等。一个心理健康的人,其人格发展是和谐完善的。老年人人格健全的主要表现如下:①人格的各个构成要素不存在明显的缺陷与偏差;②以积极进取的人生观为人格的核心,积极的情绪多于消极的情绪;③能够正确评价自己和外界事物,能够控制自己的行为,不固执己见,办事较少出现盲目和冲动;④意志力非常坚强,能经得起外界事物的强烈刺激,在悲痛时能找到发泄的方法,而不被悲痛所压倒,在欢乐时能有节制地欢欣鼓舞,而不是得意忘形和过分激动;⑤遇到困难时,能沉着地运用自己的意志和经验去加以克服,而不是一味地唉声叹气或怨天尤人;⑥有相对完整、统一的心理特征。

5. 社会适应 能否适应变化的社会环境是判断一个人心理健康的主要基础。老年人虽退休在家,却不脱离社会,如果不能有效地适应社会将导致疾病的发生。在社会生活中,老年人与社会广泛接触,对社会现状有较清晰的认识,能够自我选择、自我决定是一个人适应环境和拥有自信的表现。

6. 行为正常 能坚持正常的生活、工作、学习、娱乐等活动,其一切行为符合自己年龄特征及在各种场合的身份和角色。

7. 身心协调 从心理学角度来看,人的发展有很多阶段,每个人在每个阶段都要完成相应的发展任务。如果一个人的心理发展落后于生理发展,那就会出现心理健康问题,所以心理年龄与生理年龄要相符。

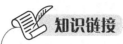知识链接

我国老年人心理健康的常用标准

我国心理学家经过科学研究,制定出老年人心理健康的常用标准:①感知觉尚好,判断事物不常发生错误,稍有衰退者可以通过适当的手段进行弥补,如戴眼镜、使用助听器等;②记忆力良好,不需要人总是提醒该记住的重要事情,能轻松地记住一读而过

的 7 位数字;③逻辑思维健全,说话不颠三倒四,考虑问题、回答问题时条理清楚明了;④想象力丰富,不拘于现有的框框,做的梦常新奇有趣;⑤情感反应适度,积极的情绪多于消极的情绪,不会事事感到紧张;⑥意志坚强,办事有始有终,不轻易冲动,也不轻易抑郁,能经得起悲痛和欢喜;⑦态度和蔼可亲,能常乐,能制怒,人际关系良好,乐意帮助他人,也受到他人欢迎;⑧学习能力基本不变,始终坚持学习某一方面或几个方面的知识或技能,有正当的业余爱好;⑨与大多数人的心理活动基本保持一致,遵守社会公认的道德观念及伦理观念;⑩保持正常的行为,能坚持正常的生活、学习、工作和活动,能有效地适应社会环境变化。

二、老年人心理健康的维护与促进

衰老和离退休前后生活的急剧变化,将严重影响老年人的心理健康。有资料显示,老年人中 85% 的人或多或少存在着不同程度的心理问题,27% 的人有明显的焦虑、忧郁等心理障碍,0.34% 的人则有一定的精神分裂症状存在,0.75% 的人患有老年痴呆。采取有效措施,消除老年人的心理问题是医护人员的重要责任。

(一)促进老年人心理健康的基本原则

1. 人与环境相协调的原则 心理健康的发展过程,实质上就是人与环境相互适应,保持动态平衡,达到协调一致的过程。适应是个体为满足生存的需要而与环境发生调节作用。人对环境的适应、协调,不仅仅是简单的顺应和妥协,而更主要的是积极、能动地对环境进行适应和改造,使之更有利于发展个体和群体的心理健康。当前特别有意义的是人际关系之间的协调。由于日常生活中到处都有打破这种协调平衡的条件和境遇,因而减少不良刺激或学会协调人际关系,对促进心理健康有重要意义。

2. 身心统一发展的原则 一个完整的个体应包括身、心两个部分,两者为一个整体且相互影响。人和环境在不断地变化,身体和心理也随之变化。通过积极的体育锻炼、卫生保健和培养健康的生活方式来增强体质和生理功能,将有助于促进心理健康。同时,在发展变化中需要学会自知,即自我观察、自我认定、自我判断和自我评价;做到自爱,即学会接受自己、悦纳自己、爱惜与保护自己。

3. 个体与群体相结合的原则 个体生活于群体之中,时刻受着群体的影响,因此,个体心理健康的维护亦依赖于群体的心理健康水平,这就需要创建良好的群体心理卫生氛围,以促进个体的心理健康。

(二)维护与促进老年人心理健康的措施

1. 学会自我心理保护 对人生要有坚强的信念,树立正确的人生观。正确对待衰老,尊重衰老的客观规律,保持健康的、年轻的心态;正确对待疾病,采取适当的求医行为,积极配合治疗与护理,促进病情稳定和康复;正确对待死亡,克服恐惧,以无畏的勇气面对将来生命的终结;要善于安慰自己,设法从不幸中解脱出来;提高自我控制能力,对不良情绪进行调节,尽量保持平静;从生活中找到生存的意义和乐趣,提高生存质量。

2. 正确评价自我健康状况 Bonn 等对志愿受检者连续随访 15 年以上,结果仅

20％～40％受检者的自我评价与医生检查的健康状况相一致。这一现象在老年期反映尤为突出,Levkoff 等调查了 406 名 45～89 岁的中老年人,分为中年组(45～64 岁)和老年组(65～89 岁)进行比较,研究结果显示:①被诊断为患有同一种疾病的老年人,其自我感受情况比中年人差;②心理因素是造成老年人自我健康评价欠佳的重要因素;③75 岁及以上老年人对健康的自我评价明显较 65～74 岁的老年人差。因此,必须指导老年人正确评价自我健康状况,树立正确的对待疾病的态度和信心,积极与医护人员合作,学习有关疾病的知识,有的放矢进行自我护理,对于力所能及的活动与锻炼,应积极参与。

3. 指导老年人日常生活中的保健

(1) 培养良好的生活习惯:养成良好的生活规律,合理安排生活起居,戒烟戒酒,减少不良嗜好对身心的危害;饮食要适当,不偏食,不多食,应进食高蛋白质、低脂肪、富含维生素的食物;适当地修饰外表,保持良好的形象,多参与社会活动,增进人际交往;创造良好的生活环境,使老年人心情舒畅。

(2) 坚持适量运动:适量运动有助于增强老年人的身体素质,增强脏器功能,延缓衰老,并增加老年人对生活的兴趣,减轻老年生活的孤独、抑郁和失落的情绪,有益于老年人的身心健康。老年人可根据自己的年龄、兴趣、爱好、体质等选择合适的运动项目,散步、慢跑、打太极拳、钓鱼、游泳、骑自行车、气功、旅游等都是非常适合老年人的运动项目。老年人的体育锻炼,运动量要适度,时间不宜过长,且贵在坚持、循序渐进。

(3) 坚持适量的脑力劳动:适量的脑力劳动使脑细胞不断接受信息刺激,有助于使大脑保持活跃状态,对于延缓脑的衰老和脑功能的退化非常重要。研究表明,对老年人的视、听、嗅、味等的感觉器官进行适当的刺激,可增进其感知觉功能,提高记忆力、想象力、思维能力等认知能力,减少老年痴呆的发生。因此,应指导老年人根据自身的具体条件和兴趣参加一些文化活动,通过书报、电视、网络等不断获取新知识,达到丰富精神生活,减少孤独、空虚的目的,同时也是一种健脑、健身的方法。

4. 广泛开展尊重老年人的社会活动 老年人到了一定的年龄从工作岗位上退下来,这是一个不可避免的自然过程。老年人在青壮年时期为社会奉献了大半生,积累了丰富的知识和经验,所以他们是国家的功臣,是社会的财富,理应受到社会的尊重和照顾。我国是一个古老而文明的国家,具有尊重、赡养老年人的传统美德。尊重老年人就是尊重历史、尊重社会发展的成果。因此,在社会上应广泛开展尊老、敬老、爱老活动,并形成一种文明的社会道德风尚,使老年人拥有一个幸福、平和、安逸、美满和快乐的晚年。对于身体好、精力充沛的健康的离退休老年人来讲,应积极创造条件再就业,寻找适合自己的工作。此外,可以积极参加社会公益活动或社会福利事业,这样可使老年人真正感到心情愉快、内心充实,真正达到老有所为、老有所用的目的,提升人生的价值。

5. 指导老年人妥善处理家庭关系 对于老年人来说,其主要依赖的环境便是家庭,家庭是老年人晚年生活的主要场所。老年人的心理状态和家庭关系、家庭氛围息息相关。良好的家庭气氛能够促进老年人的身心健康,使老年人精神放松,健康长寿。相反,家庭不和、家庭成员之间关系恶劣,则对老年人的身心健康极为有害。WHO 研究后指出,人健康长寿的因素中,遗传因素只占 15％,社会因素占 10％,医疗条件占 8％,气候环境占 7％,而60％取决于健康的生活方式和健康的心理。因此,为老年人营造一个宽松、愉快的家庭生活氛围,有利于老年人的健康生活。作为晚辈应尽孝道,多关心和体谅老年人,理解老年人的心理状态,满足他们的心理需求,支持丧偶老年人再婚。老年人也应理解子女,以理服人,互敬互爱,互让互谅。老年夫妻间要相互关心、相互照顾、相互宽容,还要注重情感交流并保持和谐、愉悦的性生活。

6. 普及老年人健康教育知识 进入老年期,老年人心理承受能力下降,容易受到打击,加上机体衰老容易罹患各种疾病。如果帮助老年人掌握一些医疗、预防及保健知识,则可大大提高防御能力。因此,应有组织、有计划地对老年人进行健康教育。通过健康教育,使老年人懂得如何面对危机、如何形成一种健康的人格,如何保持一种良好的心态、增强保健意识,利用自身心理防卫机制摆脱挫折,释放内心的压抑、紧张,转变不良情绪,充实自己,预防和减少疾病的发生与发展,提高生存能力和生活质量。同时,社区护理人员应掌握本社区居住老年人的基本情况,建立老年人的健康档案,方便志愿者为其提供系统化、个性化的服务。

7. 发挥社会系统的支持作用 我国老年人的整体生活水平较低,精神文化生活缺乏,社会福利事业还不完善,老年人面临的困难和问题很多。因此,政府、社会、家庭、社区应该给予各种老年人支持和帮助,除了为老年人提供基本的社会保障之外,政府及一些社会团体应为老年人提供休息、学习、娱乐、休养的服务场所和福利设施,如养老院、老年公寓、托老所、老年大学、社区服务网络、老年精神卫生中心及老龄委员会等,帮助老年人解决实际问题,为生活不能自理的老年人提供多种便利服务。社会还应为老年人提供良好的医疗服务,建立并健全各种老年人保健组织,定期为老年人进行健康体检和常见病的预防。国家应建立并健全各项法律法规,通过法制手段维护老年人的合法权益,加强老龄问题的科学研究,为增强老年人的安全感、解除后顾之忧、安度晚年提供可靠的社会保障。

小 结

1. 老年人心理健康没有统一的客观标准,但不同的心理健康的标准都包括智力正常、情绪健康、关系和谐、人格健全、社会适应、行为正常、身心协调等方面。

2. 促进老年人心理健康的基本原则:人与环境相协调的原则、身心统一发展的原则、个体与群体相结合的原则。

3. 维护与促进老年人心理健康的措施:学会自我心理保护、正确评价自我健康状况、指导老年人日常生活中的保健、广泛开展尊重老年人的社会活动、指导老年人妥善处理家庭关系、普及老年人健康教育知识、发挥社会系统的支持作用。

▨ 黄韶兰 ▨

模拟试题

A_1 型题

1. 不属于老年人心理特征的是( )。

A. 初级记忆较次级记忆为好 B. 再认能力比回忆能力好

C. 意义记忆出现减退较早 D. 老年人的人格趋于稳定

E. 通过学习,有可能提高"晶态智力"的水平

2. 老年人最常见的人格类型是（   ）。

A. 整合良好型 　　　　　B. 整合不良型 　　　　　C. 防御型

D. 被动依赖型 　　　　　E. 混合型

3. 老年人的心理变化特点不包括（   ）。

A. 心身变化不一致 　　　　　　　　　B. 心理变化的过程趋于一致

C. 产生情感抑郁 　　　　　　　　　　D. 性格不稳定

E. 易患疑惧心理

4. 老年人心理健康的标准不包括（   ）。

A. 智力正常 　　B. 行为正常 　　C. 人格健全 　　D. 固执己见 　　E. 关系和谐

A₂型题

5. 邱爷爷,61岁,已退休半年,退休前为某厂副厂长。他自退休后很少外出,不愿说话,经常唉声叹气,出现失眠、食欲减退,有时莫名其妙发脾气。根据以上表现,邱爷爷可能患有（   ）。

A. 焦虑 　　　　　　　　　B. 抑郁 　　　　　　　　　C. 退休综合征

D. 脑衰弱综合征 　　　　　E. 空巢综合征

第六章　老年人的日常生活护理

 **学习目标**

1. 掌握与老年人沟通的方式和技巧；通过训练，初步具备与老年人沟通的能力。
2. 熟悉老年人居住环境设置要求及安全防护措施。
3. 了解老年人的皮肤特点。
4. 熟悉老年人皮肤的保护与清洁方法。
5. 了解老年人的营养需求及影响老年人营养摄入的因素。
6. 熟悉老年人的饮食护理，能进行正确的营养指导。
7. 掌握便秘、大便失禁、尿失禁的概念。
8. 了解便秘、大小便失禁的危险因素。
9. 熟悉老年人排泄的护理。
10. 掌握老年人的活动原则和注意事项。
11. 熟悉老年人的睡眠护理。
12. 了解老年人的性生活的护理。

由于老年人生理和心理的改变，机体抵抗力下降、适应能力减退，常会发生如哽噎、跌倒、便秘、大小便失禁等躯体健康问题，导致日常生活不能完全自理。医护人员应重视提高老年人的生活质量，知老、敬老、助老，让每一个老年人都能"丰硕度岁月，泰然增年华，安详辞人间"，从而维护老年人的生命尊严。

第一节　与老年人的沟通与交流

沟通与交流是指两个人或两个群体间，通过评议、姿势、表情和其他信号方式，相互分享和交换信息、意念、信仰、感情与态度，以使双方能够互相理解。沟通与交流可使两个人互相了解，通过传达及接收资料、讯息，给予及接受对方的指示，互相教导，互相学习，是一个双向的过程。

一、老年人的沟通与交流特点

认知功能方面的变化会影响老年人的沟通与交流形式；听力下降、注意力下降、记忆力逐渐衰退、容易分心等，可能会使老年人在交谈中用词困难和使用含糊不清的词语；由于老年人牙齿脱落、不合适的义齿导致口腔形状的改变，都会妨碍发音的清晰度，这些问题可能在谈话中经常困扰人们，有时想要理解老年人的谈话是十分困难的。因此，与老年人交流时仔细地倾听显得尤为重要，观察其非语言行为有助于收集线索，减少误解。

二、与老年人沟通与交流的方式

沟通与交流的方式主要有非语言沟通与交流和语言沟通与交流。

1. 非语言沟通与交流 由于老年人认知功能障碍逐渐加重，而越来越难以表达和理解谈话的内容。要全面了解老年人的思想、需求，必须强化非语言方式，因此，非语言沟通与交流在老年人沟通与交流中越来越重要。避免使用致老年人不适应和不安全的动作；尊重老年人的个别性文化；了解适合每个老年人的沟通与交流方式，并强化和多使用。

(1) 触摸：触摸是老年人与外界沟通与交流的最佳途径，若使用不当，会增加躁动，刺激原始反射，或触犯老年人的尊严。在触摸时应注意：①触摸要温柔，要有热情与关爱；②尊重老年人的尊严与社会文化背景，如检查涉及老年人隐私，应先取得老年人的同意；③老年人因视力、听力障碍，容易被惊吓，因此，不宜从老年人的背后进行触摸；④触摸的部位要合适，最易接受的是手，其他部位有手臂、上肢和肩膀。触摸头部会使老年人感到不适。

(2) 身体语言：当语言无法清楚表达时，身体语言能辅助表达，以利于双向沟通与交流。身体语言主要包括头语、身姿、手势：①头语能简明扼要地表达意图和反应，如点头常用于表示同意；②身姿是调动他人情绪的有力手段；③手势是会说话的工具，指示手势可指明方向，指出物品所在的位置，模仿日常生活的活动，如洗手、刷牙、喝水、吃饭等。

(3) 倾听：老年人喜欢说话，但表达不清。由于听力障碍，听不清沟通的内容，因此，护理人员与老年人沟通时应耐心地倾听，并注意如下几点：①维持适当的身体姿势，双方的视线应在同一水平线上，平等地交流；②保持对老年人沟通话题的兴趣，适时地进行反馈。

2. 语言沟通与交流 语言是沟通与交流感情和维护社交的"桥梁"。运用语言艺术，可达到有效的沟通与交流。从语言中感受到被关怀、被尊重，会给老年人心理上带来极大的安慰。与老年人沟通与交流时常用的语言如下：①安慰性语言；②鼓励性语言；③劝说性语言；④积极的暗示性语言。

3. 沟通与交流的技巧

(1) 沟通与交流的设计：沟通与交流前需设计沟通词语、内容、对象、时间、环境。

(2) 沟通与交流应有的态度：①同感：设身处地从服务对象的角度去看和感受事物，并且正确地传达自己的见解给予对方，使其觉得被了解和接受，这是给服务对象最大的支持力量。②真挚：用坦诚的态度与对方交往，使他们感受到一种真挚的关心。③接纳：服务对象大部分缺乏安全感，希望得到别人的关怀及接纳，故应以爱心及体谅去接纳他们。④尊重：服务对象常感自身无用，容易产生自卑，给予尊重、支持，增强其自爱和自尊心，提升其自我形象。⑤主动：服务对象大多是被动的，自信心低，对人有戒心，因此，要积极主动去接触他们,使他们感到被关心。⑥耐心:服务对象多有一些不愉快的生活经验,需要耐心地聆听和处理。

（3）谈话的礼貌与技巧:①称谓:注意辈分,恰当称呼。②问候语:初次见面或隔一段时间见面时应先问候,表示关心。③告辞语:离开时应有告辞语。不要悄然离去。④语调适中,尽量不要打断别人的谈话:应根据老年人的听力适当提高语调,过低似传秘闻,过高好像争吵。若需要打断老年人的谈话,可加以说明,如"对不起,打断一下"。⑤适当插话:在双方交谈中,可适当插话,但不要滔滔不绝。⑥语言亲切、通俗易懂:不要用生僻的词汇,不要故弄玄虚。⑦风趣幽默,笑声常在:营造欢乐祥和的气氛。

（4）体态语言的运用:面带微笑,忌横眉冷目;谦恭在理,忌趾高气扬;视其需要,适当搀扶;距离恰当,亲密有度;谈话时目光正视对方的面部,忌左顾右盼,心不在焉;视老年人的需要,端茶倒水,及时帮助。

小　结

1. 沟通与交流是指两个人或两个群体间,通过评议、姿势、表情和其他信号方式,相互分享和交换信息、意念、信仰、感情与态度,以使双方能够互相理解。

2. 与老年人沟通与交流的方式主要有非语言沟通与交流和语言沟通与交流。非语言沟通与交流形式有触摸、身体语言、倾听。与老年人沟通与交流常用的语言如下:①安慰性语言;②鼓励性语言;③劝说性语言;④积极的暗示性语言。

3. 沟通与交流的技巧包括以下几个方面:①沟通与交流的设计:沟通与交流前需设计沟通词语、内容、对象、时间、环境。②沟通与交流时应有良好态度。③谈话的礼貌与技巧。④体态语言的运用。

■ 车和太 ■

第二节　老年人的安全保护

老化的改变造成了老年人诸多的不安全因素,严重地威胁老年人的健康,甚至生命。老年人常见的安全问题有跌倒、噎呛、坠床、服错药、交叉感染等,护理人员应意识到其重要性,采取有效措施,保证老年人的安全。

一、老年人的安全教育

随着年龄的增长,老年人感官功能逐渐减退,调节能力不断下降,出现行动不稳、动作不协调等。同时,老年人还常有两种心态,可能会危及老年人的安全,一是不服老,二是不愿麻烦他人。如:有的老年人明知自己不能独自上厕所,但却不要别人帮助,结果难以走回自己的房间;有的老年人想自己倒水,但提起暖瓶后,就没有力量将瓶里的水倒进杯子。对此,护理人员应根据老年人具体情况加强安全教育,使老年人了解自身的健康状况和能力。及时发现并去除老年人生活中高危的环节,指导老年人养成良好的生活与饮食等习惯,改善社区和家居环境,安装防护设施。同时,做好老年人照顾者的安全知识培训,预防各种不安全事件的发生,以确保社区及家庭老年人的安全。

二、老年人居室环境设置

1. 房屋的出入口和走廊 房屋设置上应注意以方便、安全、舒适及尽可能地增加老年人接触社会、接触自然的机会为原则。老年人的房屋一般以平房或楼房的1～3层为宜,居室选择以朝阳、天然采光、自然通风、隔音效果好者为佳。楼梯处应光线明亮、地面防滑、两侧安装扶手、台阶终止处要涂上醒目的颜色标记,必要时可设置适合轮椅出入的坡道,各室之间要保持平坦、无障碍物。为了保证老年人行走方便和轮椅通过,室内应避免出现门槛和高度变化。必须有高度变化的地方,高度差不宜超过2 cm,并宜用小斜坡加以过渡。房门最好采用推拉式,下部轨道应嵌入地面以避免高差。平开门应注意在把手一侧墙面留出约50 cm的空间,以方便坐轮椅的老年人侧身开门。

2. 室内环境

(1) 室内家具宜沿房间墙面周边放置,避免突出的家具挡道。家具、装饰物品宜少而够用。应选择沉稳、不易移动、无棱角的家具。沙发不宜过软,椅子座面高度应等于人的小腿长度加上鞋后跟的高度,一般在35～42 cm。

(2) 室内照明设备应能调节,以适应老年人的不同需求。走廊、楼梯及拐角暗处要经常保持一定的亮度,防止老年人跌倒。

(3) 室内宜用温暖色彩,不宜太暗、太杂。

(4) 室内温度一般以18～20 ℃为宜,相对湿度以50%为宜。保持空气清新,每日开窗通风1～3次。

3. 厕所和浴室 厕所和浴室最好邻近卧室或是在卧室内,室内通风,室温适当、恒定,宜用坐式便器,高度45 cm左右,便器旁有扶手、呼叫器等,排便环境要隐蔽。浴盆安装应较低,旁边配有扶手,下水道排水通畅,地面无积水,内铺橡胶垫,以防滑倒。

三、其他防护措施

1. 防坠床 床铺选择要软硬适宜,以便保持身体获得均匀的支撑。床以40～45 cm高度为宜,便于上下。有意识障碍的老年人应加床档;睡眠中翻身幅度较大或身材高大的老年人,应在床旁用椅子护挡;如果发现老年人习惯睡于近床缘处时,要及时护挡,必要时将老年人移向床中央,以防其坠床摔伤。床旁配备床头柜、床头灯、呼叫器,便于老年人卧床时使用。

2. 防止交叉感染 老年人免疫功能低下,对疾病的抵抗力弱,应注意预防感染。所以不宜过多会客,必要时可谢绝会客。患者之间尽量避免互相走访,尤其患呼吸道感染或发热的老年人更不应串门。

3. 饮食安全 老年人由于唾液分泌量减少,加上反射迟钝,吞咽动作欠灵活,进食或服药常易噎在咽喉部或吸入气管而引起窒息。因此,老年人要少吃干硬、黏滞食品,并少食多餐;食物应以清淡、易消化、富有营养为主;进食时细嚼慢咽,不可大口吞咽;吃饭时少说话,吞服药片时要多喝温开水,防止噎食及呛咳,尽量采取坐位或半卧位,卧位进食时,头部稍抬高,并偏向一侧,用毯子或枕头支撑背部使其舒适。进食后取右侧卧位使食物易从胃和十二指肠通过。

4. 出行安全 老年人尽量在有家属陪同的情况下出行,不要单独去陌生的地方,过马路时要遵守交通规则,仔细观察路况之后缓慢通行。

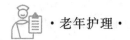

对患有认知障碍和近期记忆丧失的老年人,要严加看护,最佳的办法是转入痴呆病房。对于先兆性痴呆的老年人,随身携带一张制作的小卡片,上面写上老年人的姓名、就诊的医院和病区、家庭地址、联系人的姓名等内容以免老年人走失。

小 结

1. 老年人常见的安全问题有跌倒、噎呛、坠床、服错药、交叉感染等,护理人员应意识到其重要性。

2. 老年人的安全防护措施包括老年人的安全教育、老年人居室环境设置,以及预防老年人坠床,防止交叉感染,保证老年人饮食安全、出行安全等护理措施。

■ 车和太 ■

第三节　老年人的皮肤清洁与衣着卫生

一、老年人的皮肤清洁

皮肤具有保护机体、调节体温、吸收、分泌及感觉等功能。完整的皮肤是天然的屏障,可阻止微生物侵入。清洁的皮肤使老年人身体舒适、心情愉快。

(一) 老年人皮肤的特点

老年人皮肤逐渐老化,保存水分的能力减弱,汗腺、皮脂腺分泌减少,使其皮肤易干燥、脱屑,对外界各种刺激的耐受性及损伤后的愈合能力下降,皮肤病逐年增多,如出现老年斑、老年性湿疹、老年皮肤瘙痒症等。这些给老年人带来了不便,特别是长期卧床的老年人,保持皮肤清洁卫生、干燥及预防压疮尤为重要。

(二) 老年人皮肤的保护与清洁

1. 老年人皮肤的保护

(1) 防止各种损伤:尤其是物理性的伤害。要注意保暖,避免风吹、日晒、雨淋。行路不稳的老年人,要防止摔倒,摔倒不仅伤筋动骨使老年人饱受皮肉之苦,而且老年人伤口愈合速度也比中青年人慢。

(2) 防止各种刺激:食物、饮料、嗜好品要妥善选择。尽量不用或少用刺激性物品,如烟、酒、浓茶、咖啡、辛辣物、海鲜等。这样做能有效防止许多瘙痒症、湿疹、荨麻疹的发生和复发。衣服尤其内衣以棉织物为好,棉织物对皮肤的刺激性极小,也很少过敏,衣服要既能保温,又不过紧,以免妨碍血液循环。

(3) 预防增生性损害引起的破溃与恶变:某些损害有碍观瞻,老年人可能不自觉地抠抓、抚弄;有些长在面部的增生性损害,如老年疣易受日光刺激而起某种变化;长在背上的老年血管瘤可因瘙痒而被抓破流血。这些都是进行老年人皮肤保护时不可忽略的。

2. 老年人皮肤的清洁

(1) 洗浴:特别是皮肤皱褶部位,如腋下、肛门、外阴和乳房下,洗浴可清除污垢,保持毛孔通畅,利于预防皮肤病。协助老年人做好准备:准备洗浴用物(如毛巾、浴巾、沐浴液、清洁的衣裤、洗澡椅等),水温 40 ℃左右,室温以 24～26 ℃为宜。冬季每周洗浴一次,夏季每天一次。热水泡手、泡足后注意修剪指(趾)甲。

(2)洗发:洗发可去除头皮屑、头垢等,保持头皮清洁,也可促进血液循环。每周应洗发 2～3 次。洗发过程中注意询问老年人的感受,动作要轻快,防止着凉。

(3)注意事项:

① 浴室不要从内插门。

② 浴室地面应放置防滑垫,以防老年人跌倒。

③ 调节水温时先开冷水,后开热水,避免老年人着凉或烫伤。

④ 选用弱酸性的硼酸皂、羊脂香皂等。

⑤ 皮肤瘙痒时避免搔抓或烫洗等强刺激。

⑥ 淋浴时间不可过长,以 10～15 min 为宜。

⑦ 皮肤干燥时使用护肤油,防止皮肤皲裂。

⑧ 避免空腹或饱餐后洗澡,应安排在饭后 1 h 左右,以免影响食物消化和吸收。

⑨ 随时询问和观察老年人的反应,如有不适,应立即停止操作。

二、老年人的衣着卫生

老年人的服饰应以方便、实用、舒适、整洁、美观为原则。

1. 款式宜宽大得体 老年人由于肌腱松弛,动作幅度小,行动迟缓,衣服过紧、过小就会感到穿脱不便。一般要求衣服式样要宽大,方便穿脱,不妨碍活动及便于变换体位。此外,要适合老年人的特点,如上衣拉链应留有指环,便于老年人拉动;衣服纽扣不宜过小,方便系扣;尽量选择前开门式上装,忌衣领过紧。裤子最好采用松紧带便于老年人穿脱,忌腰带过紧。

2. 料质以轻、暖、软为佳 以棉、麻和丝绸等天然织物及浅淡色为宜。注意背、腰、腹及关节的保暖。衣服的料质应较为松软、轻便以便全身气血流畅。内衣宜用柔软、吸水性强、透气性良好、不刺激皮肤、可调节体温且耐洗的棉织品。外衣随季节不同而各取所适,如:麻织品、丝织品宜做夏衣;毛织品散热低,宜做冬衣。此外,衣着颜色要注意选择柔和、不褪色、容易观察是否干净的色调。

3. 鞋袜的选择 老年人宜选柔软、吸汗、合适的布鞋。袜子宜选既透气又吸汗的棉线袜,忌紧口袜。老年人血液循环较差,下肢特别是脚易感到寒冷,要避免受寒和潮湿,以防寒从脚入。

小 结 ➤➤

1. 老年人皮肤逐渐老化,保存水分的能力减弱,汗腺、皮脂腺分泌减少,使皮肤易干燥、脱屑,对外界各种刺激的耐受性及损伤后的愈合能力下降,皮肤病逐年增多。

2. 老年人要注意皮肤的保护与清洁。

3. 老年人的服饰以方便、实用、舒适、整洁、美观为原则。款式宜宽大得体,材质以轻、暖、软为佳,选择柔软、吸汗、合适的布鞋,袜子宜选既透气又吸汗的棉线袜,忌紧口袜。

第四节 老年人的饮食护理

当人步入老年期后，生理机能开始衰退，代谢减慢，腺体分泌减少，咀嚼、消化、吸收等能力降低，肌肉、机体的活动能力下降，从而导致心血管系统疾病、代谢与内分泌失调症、骨关节疾病、便秘和肌肉萎缩等一些老年性疾病的发生。老年人生理功能的改变，促使老年人的饮食和营养要求也发生了改变，必须摄取足够的营养素，才能维持机体的正常运行。

一、老年人的营养需求

老年人活动减少，生理活动缓慢，基础代谢率减低，热量消耗也相应减少。因此，对热能的需要量随年龄增长而逐渐减少，以免摄入过多引起超重或肥胖。

（一）碳水化合物

碳水化合物供给能量应占总热能的55%～65%。一般来说，60岁以后热能的提供应较年轻时减少20%、70岁以后减少30%，以免热能过剩。老年人糖耐量低、胰岛素分泌减少且对血糖的调节作用减弱，易发生血糖增高。老年人摄入的糖类以多糖为好，如谷类、薯类含较丰富的淀粉，而过多摄入单糖、双糖（主要是蔗糖，如砂糖、红糖等）容易诱发龋齿、心血管疾病与糖尿病。

（二）蛋白质

蛋白质是生命物质的基础，机体生长、发育、新陈代谢、组织修复等都离不开蛋白质。老年人体内合成蛋白质减慢，必须从食物中弥补其不足。但由于其体内的胃胰蛋白酶分泌减少，过多的蛋白质可加重老年人消化系统和肾脏的负担，因此，每天的蛋白质摄入不宜过多，蛋白质供给能量应占总热量的15%。以优质蛋白质为主，如豆类、鱼类、奶类、瘦肉等。蛋白质的摄入每日以每千克体重1.0～1.2 g为宜。

（三）脂肪

老年人由于各种酶活性降低，胆汁酸的分泌减少，对脂肪的消化功能下降，且老年人体内脂肪组织随年龄增加而逐渐增加，因此膳食中过多的脂肪不利于心血管系统、消化系统，但若进食脂肪过少，又将导致必需脂肪酸缺乏而发生皮肤病，并影响到脂溶性维生素的吸收，因此脂肪的适当摄入也十分重要。总的原则如下：由脂肪供给能量应占总热能的20%～25%，并应尽量选用含不饱和脂肪酸较多的植物油，而减少膳食中饱和脂肪酸和胆固醇的摄入，如多吃一些花生油、豆油、菜油、玉米油等，而尽量避免猪油、肥肉、酥油等动物性脂肪。老年人脂肪摄入量每日以50 g为宜。

（四）无机盐与微量元素

健康老年人每日食盐的摄入量应不超过6 g，高血压、冠心病患者应在5 g以下。老年人容易发生钙代谢的负平衡，特别是绝经后的女性，由于内分泌功能的衰减，骨质疏松的发生将进一步增加。应强调适当增加富含钙质的食物摄入，并增加户外活动以帮助钙的吸收。由于老年人体内胃酸较少且消化功能减退，因此应选择容易吸收的钙质，如奶类及奶制品、豆类及豆制品，以及坚果如核桃、花生等。我国营养学会推荐老年人钙的供给量为800 mg/d。

此外,铁参与氧的运输与交换,缺乏可引起贫血,应注意选择含铁丰富的食物,如瘦肉、动物肝脏、黑木耳、紫菜、菠菜、豆类等,而维生素C可促进人体对铁的吸收。老年人往往喜欢偏咸的食物,容易引起钠摄入过多但钾不足,钾的缺乏则可使肌力下降而导致人体有倦怠感。

(五)维生素

维生素是保证人体健康、调节生理功能、延缓衰老过程中不可缺失的物质,维生素大多数不能在体内合成或不能在组织中储存,需依靠食物供给。富含维生素的饮食,可增强机体的抵抗力,对防止慢性疾病和延缓衰老有特殊作用,特别是 B 族维生素能增加食欲。蔬菜和水果含有较多的维生素 C 和膳食纤维,对老年人有较好的通便功能。每天食用 5 种或以上蔬菜、薯类(500 g)、水果(100 g)将能满足老年人对多种维生素和膳食纤维的需要。

(六)膳食纤维

膳食纤维主要包括淀粉以外的多糖,存在于谷类、薯类、豆类、蔬果类等食物中。膳食纤维是高分子碳水化合物,不能被人体消化酶所消化,但在帮助通便、吸附由细菌分解胆酸等而生成的致癌物质、促进胆固醇的代谢、降低血清胆固醇、防止心血管疾病、降低餐后血糖和防止热能摄入过多方面,起着重要的作用。老年人的摄入量以每天 30 g 为宜。

(七)水

水是生命最主要的营养物质,失水 10% 就会影响机体功能,失水 20% 即可威胁人的生命。水可保持肾对代谢产物的清除功能,有足够的尿则可去除泌尿道细菌、预防感染。水能维持消化液的正常分泌量,促进食物消化和营养吸收,同时预防便秘。水可保持呼吸道有适量的分泌液并能排出体外,水还有防止皮肤干燥、调节体温的作用。如果水分不足,再加上老年人结肠、直肠的肌肉萎缩,肠道中黏液分泌减少,很容易发生便秘,严重时还可发生电解质失衡、脱水等。但过多饮水也会增加心、肾功能的负担,因此老年人每日饮水量(除去饮食中的水)一般以 2000 mL 左右为宜。饮食中可适当增加汤羹类食品,既能补充营养,又可补充相应的水分。

二、影响老年人营养状况的因素

(一)生理因素

多数老年人有牙齿脱落或对义齿不适应的表现,影响食物的咀嚼,因此,不愿食用蔬菜、水果和瘦肉之类的食物;老年人由于消化吸收功能减弱,导致所摄取的食物不能有效地被机体所利用,特别是当摄取大量蛋白质和脂肪时,容易引起腹泻;老年人易发生便秘,而便秘又可引起腹部饱胀感、食欲不振等,对其饮食摄取造成影响;由于肝、肾功能的减退,维生素 D 不能在体内有效地转化成具有活性的形式;除此之外,疾病也是影响食物消化吸收的重要因素,如慢性阻塞性肺疾病、慢性胃炎、消化性溃疡、癌症、动脉硬化、心脏疾病等。

(二)环境因素

部分老年人由于经济状况拮据,购买力下降,或行动不便,外出采购困难,影响了对食物的选择;丧偶、空巢老人由于生活孤寂,缺少兴趣,干扰了正常的摄食心态;有些老年人因退休,一时不能适应,引起食欲下降;老年人由于慢性病,常服用各种药物,引起食欲减退,造成营养障碍。

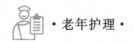

三、老年人的饮食护理

（一）合理营养，平衡膳食

科学的膳食结构及合理的营养成分是维持人体生命活动和健康的重要条件。营养不良及营养过剩都会影响健康。老年人对各种营养素的需要与青壮年人有所不同，即数量上由多变少，质量上由低变高。因此，老年人的膳食中所含的营养素应做到种类齐全，数量充足，比例适当，达到平衡，这就是平衡膳食。

1. 食物的选择 食物应适合老年人的特点。原则是食物种类多样，营养丰富易于消化。注意四个搭配：荤素搭配，以素为主；粗细搭配，多吃粗粮；干稀搭配，混合使用；生熟搭配，适量生食。做到三高、一低、四少，即高蛋白质、高维生素、高纤维素、低脂肪、少盐、少油、少糖、少辛辣调味品。不吃烟熏、烧焦、腌制、发霉、过烫等食物。

2. 少量多餐 要避免暴饮暴食或过饥、过饱，定时、定量、按时进餐。少量是指每餐不要过饱，以免胃窦部过度扩张，过多的血液集中在胃肠道，使心、脑等重要器官发生缺血、缺氧。同时吃得过多，加重胃肠道负担，容易引起消化不良。多餐可补充少量之不足。每日进餐 4～5 次，并需定时，使胃酸有规律地分泌，促进食物的消化吸收。

（二）注意饮食卫生

老年人要避免病从口入。注意餐具和食品的卫生；不吃烟熏、烧焦、腌制、发霉等食物，以防癌症等疾病的发生；食物的温度要合适，老年人的消化道对于温度比较敏感，避免食物过冷、过热，最适宜的进食温度是 10～50 ℃。

（三）防噎、防呛

由于老年人吞咽能力的下降，容易发生哽噎或呛咳，尤其是卧床老年人。因此，进餐时体位非常重要，一般老年人尽量采取坐位或半坐位。偏瘫的老年人可采取侧卧位，最好是卧于健侧，进餐时应将头部抬高。进餐过程中嘱咐老年人不要说笑，集中注意力细嚼慢咽，以防误吸。进食过程中应有照顾者在旁观察，以防发生事故。老年人的唾液分泌也相对减少，口腔黏膜的润滑作用减弱，为便于吞咽，饭菜要做得软一些、烂一些、细一些。吃干食发噎者，应准备汤类或饮料，每口食物不要太多，对生活不能自理的老年人要耐心喂食，不可催促。

（四）促进食欲

要选择适合老年人食用的新鲜、美味、可口的食物；饭菜的品种、花样要多种多样，尽量使饭菜的颜色和形状能激发食欲；要经常更换主、副食花样，如感到食物味道太淡而没有胃口，烹调时可用醋、姜、蒜等调料来刺激食欲。

小 结 ➡

1. 人体所需的营养素有碳水化合物、蛋白质、脂肪、无机盐与微量元素、膳食纤维、维生素和水。人体基本营养素的需要量在生命周期中是不同的，特别是热量的摄取。

2. 影响老年人营养状况的因素有生理因素（如牙齿脱落、胃肠功能减退、疾病等）和环境因素（如经济收入、饮食兴趣、自理能力等）。

3. 老年人饮食护理应强调合理营养、平衡膳食（食物的选择上要注意四个搭配和三高、一低、四少），注意饮食卫生，要防噎、防呛，促进食欲。

第五节　老年人的排泄护理

排泄是机体将新陈代谢所产生的废物排出体外的过程。机体只有排出代谢产物,才能维持其正常的生理功能。但老年人随着年龄的增长,排泄功能降低,容易发生许多大小便排泄问题,如排尿困难、尿潴留、大小便失禁、便秘、腹泻等健康问题,对其身心健康可产生极大的影响。其中老年人常见的排泄问题是便秘、大小便失禁,这里主要叙述便秘、大小便失禁的护理。

一、便秘

便秘是指排便不畅,排便次数每周少于 3 次且粪便干结,便后无畅快感。老年人以慢性功能性便秘多见。其发生率随着年龄的增长而增高。据统计,65 岁以上老年人至少有20％经常发生便秘。便秘不仅给老年人带来痛苦,更严重的是对于患有高血压、冠心病、脑动脉硬化等疾病的老年人是致命性的危险因素。因此,积极预防和缓解老年人便秘,对老年人的生命健康具有重要意义。

【护理评估】

1. 健康史　询问老年人本次便秘发生的时间、大便性状、排便次数、有无伴随症状、是否采取处理措施、同时存在哪些疾病及用药情况。引起便秘的因素很多,根据病因的不同,便秘可分为功能性便秘和器质性便秘。常见的危险因素如下。

(1)生理因素:随着增龄,内脏感觉逐渐减退,常未能察觉每天结肠发出数次的蠕动信号,而错过排便的时间;膈肌、腹肌、盆底横纹肌和结肠平滑肌的收缩力均减弱,增加了排便的难度。

(2)饮食因素:食物过于精细、进食少、饮水量不足等。

(3)活动量少:活动量过少或久病卧床,使肠壁肌间神经丛兴奋性低下,肠壁张力减弱,肠内容物通过迟缓。

(4)药物因素:服用镇痛剂、麻醉药、抗胆碱药、抗高血压药、抗抑郁药、铁剂、铝抗酸剂等,这些均可导致结肠平滑肌功能失调,引起并加重便秘的发生。

(5)疾病因素:结肠、直肠阻塞性疾病,甲状腺功能减退症,脑血管疾病,脊髓疾病等。

(6)心理-社会因素:焦虑、抑郁、恐惧等情绪可使分布在肠壁的交感神经作用加强,抑制排便。环境的改变或个人排便需要他人帮助时,可能会压抑便意,形成便秘。

2. 身体状况　便秘的常见症状是食欲不振、口臭、腹胀等,长期便秘可产生抑郁、恐惧心理。老年人便秘在用力排便时,可导致冠状动脉、脑血流改变,引起心绞痛、急性心肌梗死、心律失常、动脉瘤或室壁瘤破裂、高血压、脑血管意外,甚至猝死。严重便秘者可出现粪便嵌塞,引起机械性肠麻痹、直肠出血,甚至肠穿孔或尿潴留、尿失禁。

3. 体格检查　直肠指检,有助于排除直肠、肛门疾病。

4. 辅助检查　钡餐检查观察胃肠运动功能;直肠镜、结肠镜检查观察直肠、结肠黏膜及腔内有无病变和狭窄。

【相关的护理问题】

1. 便秘　与活动减少、不合理饮食、药物不良反应等有关。

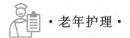

2. **焦虑**　与反复便秘、担心预后有关。

3. **知识缺乏**　缺乏便秘产生的原因、预防及缓解便秘方法的知识。

4. **潜在并发症**　粪便嵌塞、直肠出血、心绞痛、脑血管意外等。

【护理目标】

老年人能定时排便,大便次数正常,便后无不适感;老年人心理状态良好;老年人知道引起便秘的原因及便秘的危害性,并能去除这些危险因素,保持大便通畅。

【护理措施】

1. **心理护理**　耐心听取患者的倾诉,取得患者信任,强调便秘的可治性,增加患者信心,并使患者精神放松,避免因精神紧张而引发便秘。

2. **饮食护理**　增加膳食纤维和维生素含量多的食物,以刺激肠壁,加强蠕动,如粗粮、芹菜、韭菜、菠菜、香蕉、西瓜等。鼓励老年人多喝水,健康的老年人保证每天饮水量在2000～2500 mL,也可在清晨空腹饮一杯温开水或蜂蜜水。日常可适当增加含有一定脂肪的食物,如花生油、芝麻油等,以润滑肠道。忌食辛辣、生冷及煎炸刺激食物。

3. **运动护理**　体力允许的情况下,进行适当的体育活动,如散步、慢跑、打太极拳等。长期卧床或坐轮椅的老年人,避免久卧久坐,可扶助站立或做肢体活动,定时翻身。同时可进行腹部按摩、腹壁肌和肛提肌锻炼。具体方法如下。①腹部按摩:清晨和晚间排尿后取卧位或立位,双手示、中、无名指重叠,沿结肠走向,自右下腹→右上腹→左上腹→左下腹做顺时针环形按摩,每日2～3次,每次5～15圈,可促进肠蠕动。按摩轻重速度以自我感觉舒适为宜。②收腹、鼓腹运动:平卧时深吸气将腹部鼓起,呼气时缩腹,反复持续10 min左右。③提肛运动:立位、坐位或卧位时进行收缩肛门运动。

4. **排便护理**　通过定时排便养成良好的排便习惯。无论有无便意,均应养成每天晨起、早餐后或临睡前定时排便的习惯。勿忽视任何一次便意,不留宿便。保持良好的排便环境,保护老年人隐私,不能如厕者用屏风遮挡。照顾老年人排便时,只协助其无力完成的部分,不必在旁守候。排便时注意力集中,勿在厕所里看书读报、抽烟或思考问题。体质虚弱的老年人可给予辅助器,如便器椅等。顽固性便秘者可使用开塞露,每天最多使用2～3支,或口服缓泻剂,如麻仁滋脾丸、液状石蜡等,但勿长期服用泻药,防止产生药物依赖。对老年人持续性便秘,以上方法均无效时,可采用人工取便,即戴手套或指套,涂润滑油,将食指或中指轻轻插入肛门,由浅入深取出粪块。之后用温水清洗局部,必要时湿敷,帮助肛门回缩。

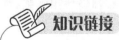知识链接

你知道便秘的危害吗?

便秘是很多疾病发生、加重的诱因,给老年人的健康带来了不可忽视的危害。①对心血管疾病的影响:便秘排便时过分用力,腹腔压力升高,迫使心脏收缩力加强,血压升高,诱发心血管疾病的发生或加重。②对消化系统的影响:加重胃肠功能紊乱、引起肛门直肠疾病、加重肝损害。③诱发结肠癌、急性痛风性关节炎、前列腺增生和加重原有症状。④其他:可引发皮肤病,如痤疮、色素沉着等;易引起记忆力下降、思维迟钝及免疫功能降低等。

二、大便失禁

大便失禁又称肛门失禁,是指肛门括约肌不受意识控制而不自主地排便。老年人发病率较高,据统计,65 岁以上者大便失禁的发病率为青年人的 5 倍。大便失禁不仅易引起多种并发症,给老年人造成极大痛苦,也给老年人心理造成负面影响,使其生活质量严重下降。因此,护理人员应积极采取有效措施预防和护理老年人大便失禁。

【护理评估】

1. 健康史 了解老年人的排便情况、日常饮食情况、以往的排便习惯和排便自控能力;询问老年人有无手术、产伤、外伤史及其病程和治疗经过;是否伴有排尿异常;观察老年人智力、精神状况及家人对此次患病的态度。常见的危险因素如下。

(1)生理因素:随着增龄,老年人直肠感觉减退,对其中的气体、液体和粪便刺激不敏感;盆底肌收缩力、直肠弹力、肛门括约肌张力都有所减退,致使少量的容量扩张就可抑制肛门括约肌,从而引起大便失禁。

(2)神经因素:中枢、外周神经系统病变,如脑血管意外、老年痴呆、脊髓病变、马尾损害、多发性神经炎等,使支配肛门、直肠的神经发生功能障碍。

(3)肛门、直肠因素:手术或外伤造成肛管直肠环和括约肌损伤,肛门直肠脱垂引起肛门松弛和直肠下部感觉减退。

2. 体格检查 ①肛门视诊:观察肛周有无粪便污染、溃疡、湿疹、皮肤瘢痕、黏膜突出、肛门扩张。②直肠指检:检查肛门括约肌收缩力、肛门直肠环张力,另须注意肛管直肠内是否有肿块、压痛等,手指退出后观察指套是否带有黏液及血液。

3. 辅助检查 ①直肠镜检:观察肛管皮肤及直肠黏膜有无糜烂、溃疡,直肠黏膜有无充血、水肿、肿瘤等。②肛管测压:检查肛管压力是否异常低下。③造影:检测耻骨直肠肌和盆底肌张力。④肛管超声检查:检测肌肉厚度,评价肛门内括约肌和外括约肌的完整性。

【相关的护理问题】

1. 排便失禁 与肛门括约肌张力减退或脑、脊髓等病变有关。

2. 有皮肤完整性受损的危险 与大便长期刺激肛周皮肤、辅助用具使用不当等有关。

3. 自我形象紊乱 与大便失禁出现异味引起的窘迫和不适有关。

4. 知识缺乏 缺乏大便失禁治疗、护理及预防等知识。

【护理目标】

老年人大便失禁的次数减少;老年人能主动配合治疗,愿意参加社交活动;老年人或照顾者了解大便失禁及其处理策略的相关知识;老年人局部皮肤保持完好无损。

【护理措施】

1. 心理护理 护理人员尊重老年人的人格,避免做出伤害老年人的行为。及时协助其做好清洁护理,消除老年人尴尬、自卑等情绪,帮助他们树立信心,鼓励他们回到社会。

2. 皮肤护理 床上铺一次性中单或一次性尿布,每次便后先用软纸擦拭以减少机械刺激,再用温水清洗肛门周围及臀部皮肤,保持会阴部及肛门周围皮肤清洁、干燥、无异味。必要时,肛门周围可涂氧化锌软膏、鞣酸软膏或扑粉等以避免皮肤破损感染。若发生肛门周围皮炎,可使用中药治疗,效果较好。注意观察骶尾部皮肤,定时按摩受压部位,预防压疮的发生。

3. 饮食护理 对存便能力降低的老年人,应限制富含纤维素的食物摄入,进食低脂、温热饮食以刺激胃结肠反射并且使大便质地正常化。同时加强营养的摄入,进食易消化、易吸收、少渣、少油的食物。避免进食产气食物,如牛奶、薯类等;避免食用气味较大的食物,如洋葱等。腹泻者,应使用止泻剂,如无禁忌,应鼓励多饮水,必要时口服补盐液或静脉输液,保持水及电解质平衡。

4. 排便护理 培养老年人定时排便的习惯,以使直肠和肛门保持空虚,利用胃-结肠反射的原理,鼓励老年人在餐后 30 min 排便;观察卧床老年人的排便规律,及时给予便器,使其按时自行排便;教会患者进行肛门括约肌及盆底部肌肉收缩锻炼。具体方法:患者取立位、坐位或卧位,试做排便动作,先缓慢收缩肌肉,然后再缓慢放松,每次 10 s 左右,连续 10 次,每次锻炼 20~30 min,每日数次,以患者感觉不疲乏为宜。

5. 其他 对肛门、直肠感觉降低所致的溢漏性大便失禁者可灌肠和使用栓剂;对末梢神经损伤所致的大便失禁者可针灸治疗。

三、尿失禁

尿失禁是指尿液不受意识控制,尿液不自主地流出。老年人尿失禁的发生率较高,60 岁以上男性尿失禁的发生率约为 18.9%,女性约为 37.7%,这与女性的妊娠、分娩、绝经期雌激素、尿道括约肌松弛等有关。尿失禁可造成皮肤糜烂、身体异味、反复尿路感染,这给老年人的生活带来了极大的不便,并严重损伤老年人的自尊,在很大程度上降低了老年人的生活质量。

【护理评估】

1. 健康史 询问尿失禁发生的频率,如是每天都发生还是每周数次,有无伴随症状,有无诱发尿失禁的原因如咳嗽、打喷嚏等,尿失禁时有无尿意等;询问既往分娩史,有无阴道、尿道和其他外伤史及其与尿失禁的关系。根据发生机制尿失禁可分为真性尿失禁(膀胱逼尿肌过度收缩)、压力性尿失禁(尿道括约肌功能失常)、充盈性尿失禁(膀胱过度充盈)和急迫性尿失禁(特点是先有强烈的尿意,后有尿失禁,这是膀胱过度活动的表现)。可能引起尿失禁的危险因素如下:①老年痴呆、脑卒中、脊髓损伤和其他中枢或外周神经系统疾病等;②心力衰竭、四肢水肿等;③生活能力受限;④厕所设计不合理;⑤排便不方便等。

2. 排尿日记 观察记录老年人规定时间内的排尿情况(一般记录 2~3 天),如每次排尿量、排尿时间、伴随症状等,这些客观资料是尿失禁诊断的基础。

3. 辅助检查 ①直肠指检:了解肛门括约肌张力、球海绵体肌反射、前列腺的大小和质地。②尿道压力测试:当老年人膀胱内充满尿液时,嘱其取站立位咳嗽或举起重物,以观察膀胱加压时是否出现漏尿情况,以诊断是否为压力性尿失禁。③女性外生殖器检查:了解有无阴道前后壁膨出、子宫下垂、萎缩性阴道炎等。④尿垫试验:在试验者内裤里放置一块已称重的卫生垫后让其运动,运动后再次称重,以了解漏尿的程度。⑤尿常规、尿培养:了解其有无泌尿系统感染。有多尿现象时应行血糖、血钙、血清蛋白等相关检查。

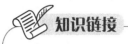 **知识链接**

排 尿 日 记

排尿日记又称排尿次数/尿量记录表,被广泛用于评估一些下尿路症状,如尿频、夜尿、尿失禁等。典型的排尿日记要求患者记录每昼夜的排尿次数、尿失禁的发生及排尿量等内容。排尿日记是非常有用、准确的,但很大程度上取决于患者记录日记的意愿程度,回忆性记录方式是不可取的。第一届国际尿失禁咨询委员会推荐使用记录1天内容的排尿日记的标准形式。1天的排尿日记:连续记录24 h排尿情况,包括每次排尿时间、尿量、饮水时间、饮水量、伴随症状和尿失禁时间等。

【相关的护理问题】

1. 压力性尿失禁　与老年退行性变引起尿道括约肌功能减退有关。

2. 社交障碍　与尿频、异味引起的窘迫和不适有关。

3. 知识缺乏　缺乏尿失禁有关治疗、护理及预防等知识。

4. 有皮肤完整性受损的危险　与尿液刺激局部皮肤、辅助用具使用不当等有关。

【护理目标】

患者主诉尿失禁的次数减少,或能独立控制排尿;能主动参与治疗活动,愿意参加社交活动;患者或照顾者了解尿失禁及其处理措施的相关知识;局部皮肤清洁、干燥、无破损。

【护理措施】

1. 饮食护理　向老年人说明尿液对排尿反射刺激的必要性,鼓励其多喝水。可饮用磁化水,避免饮用高硬度水,禁忌摄入咖啡、浓茶、可乐、酒类等有利尿作用的饮料。睡前应限制饮水以减少夜间尿量。

2. 皮肤护理　选择适当的尿失禁护理用物,如纸尿裤、尿垫、尿袋或一次性中单,每次便后及时清洗会阴部皮肤,勤换衣裤、床单、衬垫等,保持局部皮肤的清洁、干燥,必要时可涂适量油膏保护。定时观察皮肤情况和尿液的性状等,防止发生皮肤湿疹、压疮和泌尿系统感染。

3. 心理护理　尿失禁的老年人常出现自卑、忧郁、丧失自尊等心理,护理人员应理解、尊重老年人,保护其隐私,给予鼓励和安慰,同时与其家人沟通,争取家庭的支持和帮助,使其树立信心,积极配合治疗和护理。

4. 排尿护理　进行膀胱功能训练。具体方法:①间断排尿训练:建立规律排尿习惯,起初每隔1~2 h让患者排尿,以后逐渐延长排尿时间,以促进排尿功能的恢复。②盆底肌训练:指导患者取坐位或卧位,试做排尿(排便)动作,先缓慢收紧盆底肌,再缓慢放松,每次10 s左右,连续10遍,每日锻炼5~10次,以不感觉到疲乏为宜;首先收缩肛门,再收缩阴道、尿道,产生盆底肌上提的感觉;肛门、阴道、尿道收缩时,大腿和腹部肌肉保持放松。每次缩紧不少于3 s,然后放松。连续做15~30 min,每天3次。③提示排尿法:对于有认知障碍的老年人,可以根据排尿日记制订排尿计划,及时提醒,以锻炼其膀胱功能,督促老年人养成规律排尿的习惯。对不能控制尿失禁的老年人可采取外部引流。

5. 健康教育　指导老年人不要错过尿意,不憋尿。向患病老年人说明盆底肌训练需坚持较长时间(6个月以上)才可有效,鼓励其不要轻易放弃。保证摄入液体每日在2000~

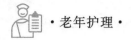

2500 mL,以防发生尿路感染,并可使其有足够的尿液刺激产生排尿反射。指导家人为老年人提供良好的如厕环境,例如,老年人卧室与卫生间应临近,夜间应有适宜的照明灯,条件不够者,应在卧室放入适宜的便器。

小　结

1. 便秘是指排便不畅,排便次数每周少于 3 次且粪便干结,便后无畅快感。老年人以慢性功能性便秘多见。常见的危险因素有生理因素、饮食因素、活动量少、药物因素、疾病因素、心理-社会因素。严重便秘者可出现粪便嵌塞、直肠出血,甚至肠穿孔。

2. 大便失禁又称肛门失禁,是指肛门括约肌不受意识控制而不自主地排便。常见的危险因素有生理因素、神经因素及肛门、直肠因素。

3. 尿失禁是指尿液不受意识控制,尿液不自主地流出。根据发生机制尿失禁可分为真性尿失禁(膀胱逼尿肌过度收缩)、压力性尿失禁(尿道括约肌功能失常)、充盈性尿失禁(膀胱过度充盈)和急迫性尿失禁。

■ 樊　琳 ■

第六节　老年人的休息与活动的护理

休息与活动是人类的基本需要,是维持人体健康的必要条件。休息和活动在老年人的生活方式中占有重要位置。老年人通过休息来恢复精力和体力,通过活动来促进血液循环,维持和促进健康,预防各种疾病的发生。

一、休息与睡眠

(一)休息

1. 休息的概念　休息是指一段时间内相对地减少活动,使人从生理和心理上得到放松,恢复精力和体力的过程。老年人群作为脆弱人群,需要相对较多的休息。但休息并不意味着仅仅是睡眠或者不活动,休息可以是活动后的静坐或卧床,也可以是闭目养神或精神上的放松。有时变换一种活动方式也是休息,如:长时间做弯腰劳动后可站立活动一下;看书看久了,需要调节一下视力,举目远眺或闭目养神。休息是更好活动的前提,合理的休息应穿插于整天的活动中。

2. 促进休息的护理措施

(1)保证有质量的休息:有效的休息需要满足三个基本条件,即充足的睡眠、心理的放松、生理的舒适。

(2)减少卧床时间:过久的卧床会导致运动系统的功能障碍,还会引起如压疮、静脉性血栓、坠积性肺炎等一系列并发症,因此,应尽可能调整老年人的休息方式,特别是长期卧床的老年人。

(3)预防意外事件的发生:老年人在改变体位时,要注意预防体位性低血压或跌倒等意外的发生。例如,早上醒来,不宜立即起床,应遵循三个"30 s",即先在床上躺 30 s,然后坐起 30 s,再双腿下垂 30 s。

(4) 提倡多样化合理的休息方式:休息的方式很多,指导老年人选择合理且个性化的休息方式,如变换体位、变换活动方式、散步、聊天、看书、看电视、上网等。看书、看电视、上网时间不宜过长,一般不超过 4 h,更不宜连续看。看电视、上网时眼睛距离屏幕不应过近,避免光线的刺激引起眼睛疲劳,角度不宜过偏、过高,亮度不宜过强或过暗。

(二) 睡眠

睡眠占人一生中 1/3 的时间。睡眠是休息的深度状态,也是休息和消除疲劳的重要方式。睡眠对于维持老年人的健康具有十分重要的意义。然而老年人睡眠节律紊乱,失眠发生率较高,大大降低了睡眠质量,因此,维护和促进老年人的睡眠非常重要。

1. 老年人的睡眠时间 老年人的睡眠时间一般比青壮年少。老年人睡眠时间的分配一般夜间为 5～6 h,早睡早起,中午为 1～1.5 h 最佳。过少的睡眠可直接影响机体的活动状况,导致烦躁、精神萎靡、食欲减退、疲乏无力,甚至疾病的发生;而过多的睡眠会加速身体各器官的功能退化,适应力降低,抵抗力降低,易发生各种疾病。

2. 促进睡眠的护理措施 影响老年人睡眠质量甚至导致失眠的因素有很多,如疾病的疼痛、呼吸困难、情绪变化、更换环境、夜尿频繁等。首先对老年人进行全面评估,找出影响其睡眠质量的原因,再进行对因处理。一般的护理措施如下。

(1) 生活规律,养成良好的睡眠习惯:老年人的睡眠存在个体差异,为了保证白天正常活动和社交,使其生活符合人体生物节律,应提倡早睡早起、午睡的习惯。对于已养成的不良睡眠习惯,不能强迫立即纠正,需要多解释并进行诱导,使其睡眠时段尽量正常化。向老年人宣传锻炼促进睡眠的重要性,指导其参加力所能及的日间活动,适度的疲劳有助于入睡。

(2) 睡前充分放松:①老年人晚饭宜清淡,不宜吃太饱,以免引起多梦。②睡前精神放松,避免过度兴奋。睡前可轻微地活动或散步半小时,或者自我按摩腰背部肌肉,聆听舒缓的音乐等,注意此时不宜做高强度活动。③热水泡脚:睡前用热水泡脚 10～20 min,可以清洁皮肤,并起到催眠的作用。值得注意的是,偏瘫及糖尿病的老年人存在肢端感觉障碍,泡脚时应注意水温的调控,并有专人看护,以免发生烫伤。④晚饭后不宜多饮水,睡前排尿,避免因夜尿次数增多而影响睡眠质量。

(3) 保持睡前的情绪稳定:情绪对老年人的睡眠影响很大。由于老年人思考问题比较专一,且较固执,遇到问题会反复考虑而影响睡眠。当不良情绪影响老年人睡眠时,护理人员应给予心理护理,及时指导、安慰,减轻其压力,稳定情绪。对有些可能造成情绪波动的问题和事情,不宜在睡前告诉老年人。另外,睡前不宜看紧张或兴奋的电视节目,如喜剧片或恐怖片。勿饮酒、浓茶或咖啡。

(4) 提供舒适的睡眠环境,正确选择卧具,讲究睡眠姿势:应创建一个安静、安全、舒适、整洁的睡眠环境。调节适宜的温度和湿度,一般温度为 22～24 ℃,湿度为 50%～60%;保持适当夜间照明,光线适宜;空气新鲜。老年人应选择软硬适中的床,如在木板床上铺以柔软并有适当厚度的褥子或床垫等,睡床应基本上能保持脊柱的生理正常状态。被子、床单、枕头均须整洁,使人感到舒适。枕头软硬适中,枕芯可为木棉、棉花、荞麦皮或谷壳等。枕头高度以侧卧时头部与躯干保持水平或稍低于从肩膀到同侧颈部的距离为准,一般为 8～15 cm。老年人睡姿以右侧卧位并身体稍弯曲较为适宜,这样有利于肌肉组织松弛,可消除疲劳,帮助胃中食物向十二指肠方向推进,避免心脏受压。右侧卧位过久可调换为仰卧位,舒展上肢和下肢,将躯干伸直;勿用手压胸部;不宜抱头枕肘;双下肢避免交叉或弯曲;全身肌肉尽量放松,保持血液循环通畅,呼吸自然平和。

(5)慎用镇静剂、安眠药:对于失眠的老年人,可在医生的指导下短期使用镇静剂、安眠药,可以帮助睡眠。但剂量宜小不宜大,次数宜少不宜多,疗程宜短不宜长;药物宜交替应用,不宜固定服用一种安眠药,不宜与酒类或兴奋药合用。

(6)睡眠异常的观察与护理:①睡眠型态的改变:护理人员在评估老年人的睡眠状况时,还需注意睡眠型态的变化,及早发现老年人出现其他问题的先兆。如:老年人突然早起或失眠,可能是情绪紊乱的表现;心脏或呼吸系统的疾病也可能导致睡眠紊乱;夜间躁动不安及意识混乱则可能是服用镇静剂产生的不良反应;夜尿次数增多可能预示着糖尿病、高血压、肾动脉硬化等疾病的发生。②睡眠呼吸暂停综合征:详见后文相关内容。

二、活 动

古人云:流水不腐,户枢不蠹。现代人强调"生命在于运动"。人体的活动与机体的新陈代谢、生理活动、生化反应等密切相关。活动能力是老年人日常生活的基础,直接影响其生活空间和心理空间的扩展,影响老年人的生活质量。

(一)活动的重要性

1. 神经系统 活动对神经系统的良好作用,主要在于它是一种积极性的方式。通过肌肉活动的刺激,协调大脑皮质兴奋和抑制过程,促进细胞的供氧能力,可维持老年人运动的协调性和灵活性。通过思维活动还可维持老年人的意识和智力,延缓大脑功能退化。

2. 心血管系统 活动可促进血液循环,使血流速度加快,心输出量增加,心肌收缩力增强,改善心肌缺氧状况,促进冠状动脉侧支循环、血管弹性增加。另外,运动可促进脂肪代谢,降低血脂,预防动脉硬化和高血压。因此,活动可预防和延缓老年人心血管疾病的发生和发展。

3. 呼吸系统 老年人肺活量减少,呼吸功能减退,易患肺部疾病。活动可提高胸廓活动度,增加肺活量,延缓呼吸肌的退行性变,改善呼吸功能,使更多的氧气进入机体与组织交换,保证脏器和组织的需氧量。

4. 消化系统 活动可促进胃肠蠕动,促进消化液分泌,有利于食物的消化和吸收。促进机体新陈代谢活动,改善肝、肾功能。另外,活动可以减少体内脂肪的堆积,保持合适的体重,同时促进糖和脂肪的新陈代谢。

5. 肌肉骨骼系统 活动可以延缓老年人因年龄增加而导致的骨质疏松,加固关节,增加关节灵活性,预防和减少老年性关节炎的发生。活动又可使肌肉纤维变粗,保持肌张力,防止肌肉的萎缩和退行性变,增加肌肉活动的耐力性和灵活性。

6. 其他 活动可以增强机体的免疫功能,提高抗病的能力。对于患糖尿病的老年人来说,活动是维持正常血糖的必要条件。另外,活动还可以调动积极的情绪,使老年人保持良好的身心状态。

总之,活动对机体各个系统都有促进作用,使机体保持稳定平衡状态,有利于智能和体能的锻炼,预防心身疾病的发生。

（二）影响老年人活动的因素

活动涉及的身体组织器官非常广泛,如肌肉骨骼系统、神经系统、心血管系统、呼吸系统等。正常运动时,一般会出现心率增加、系统性血管阻力增加、血压上升、心输出量轻微上升、肌肉张力增加等变化,而老年人由于其组织器官功能的衰退,运动则具有特殊性。

1. 心血管系统 ①最大耗氧量下降:老年人活动时的最大耗氧量会下降,并随年龄的增长而递减。②最快心率下降:研究发现,当老年人做最大限度的活动时,其最快心率要比成年人低,一般最快心率为170次/分。主要由于老年人的心室壁弹性降低,致使心室的再充填所需时间延长,因此影响整个心脏的活动。③心搏出量下降:当老年人增加其活动量时,血管扩张能力下降,回心血量减少,导致心搏出量下降。④心输出量下降:由于心输出量减少,最大心搏出量减少,当在最大活动量时,会导致心输出量无法上升到预期值。

2. 肌肉骨骼系统 肌肉细胞因为老化而减少,肌肉变硬,加上肌张力下降,失去弹性,骨骼支撑力下降,使得老年人活动时容易跌倒。老化对骨骼系统的张力、弹性、反应时间以及执行能力均有负面的影响,这是造成老年人活动量减少的原因之一。

3. 神经系统 老化会造成脑组织血流减少、大脑萎缩、运动纤维丧失、神经轴突和树突伴随着神经元的变性而减少,神经传导速度减慢,老年人可出现步态不稳、蹒跚步态,或出现"拖足"状态,手的摆动幅度减少,转身时不稳,容易发生跌倒,故老年人应注意活动的安全性。

4. 其他因素 老年人常患有多发性慢性病,使得老年人对活动的耐受力下降。如帕金森病对神经系统的侵犯,造成步态的迟缓及身体平衡感的丧失;骨质疏松会造成老年人的活动能力受限,而且容易跌倒造成骨折等损伤。此外,老年人还可能因为服用药物而产生疼痛、不良情绪等而不愿活动;随着社会的发展,现代化交通工具普及,出门以车代步,上楼使用电梯等相应减少了活动的机会。因此,老年人经常参加一些体育锻炼,适当地进行一些健身活动是很有必要的。

（三）老年人活动指导

1. 老年人活动能力的评估 护理人员协助老年人进行活动锻炼时,首先应对老年人的活动能力进行评估,主要包括以下几个方面。

（1）了解老年人的身体状况、现存的活动能力及活动耐受力。

（2）通过体格检查了解老年人各系统的功能,包括心血管系统、运动系统、神经系统,特别是老年人的协调情况和步态。

（3）了解老年人的活动史及活动前后情况,如活动程度、活动习惯等。

（4）询问老年人的用药情况,以作为老年人活动后计划的准备。

（5）每次给予新的活动时,应评估老年人对该项活动的耐受性,是否出现呼吸、心率异常等。

（6）评估老年人活动的环境是否便利、安全。

2. 老年人的活动种类和强度 老年人的活动种类和强度应根据个人的能力及身体状况来选择。老年人的活动种类可分为四种:日常生活活动、家务活动、职业活动、娱乐活动。对于老年人来说,日常生活活动和家务活动是生活的基本,职业活动是属于发展自己潜能的有益活动,娱乐活动则可以促进老年人的身心健康。老年人要选择合适的活动,而科学

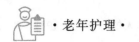

的锻炼对人体健康最为有益。

老年人比较适合做有氧运动,如散步、慢跑、游泳、跳舞、爬山、健身操、骑自行车、太极拳、气功、医疗体育等。有条件者还可以打乒乓球、门球、网球、保龄球、高尔夫球,也可以选择太极剑、木兰扇等传统体育项目。有学者认为,每天活动所消耗的能量如果在 4180 kJ (1000 kcal)以上,可以预防某些疾病,起到强身健体的作用。

老年人的活动量参考:可消耗 335 kJ(80 kcal)能量的活动有体操 20～30 min、沐浴 20～30 min、打扫卫生 20 min、投球 10 min、洗衣服 50 min、爬楼梯 5～10 min、跳绳 10～15 min、跑步 10～15 min、读书 6 h、写作 40～50 min、游泳 5 min。

3. 老年人活动的原则

(1)因人而异,正确选择:老年人应根据自己的年龄、体质、场地条件,选择适当的运动项目。活动的设计应符合老年人的兴趣并且是在其能力范围内。活动目标的制订则必须考虑到他们对自己的期望,这样制订出来的活动计划老年人才会觉得有价值而容易坚持。

(2)循序渐进:机体对运动有一个逐步适应的过程,所以运动量由小到大,动作由简单到复杂,不要急躁冒进,急于求成。应先选择不费力的活动开始,再逐渐增加运动的量、时间、频率,且每次给予新的活动内容时,都应该评估老年人对于此项活动的耐受性。

(3)持之以恒:通过锻炼增强体质、防治疾病,要有一个逐步积累的过程。且取得疗效以后,仍需坚持锻炼,才能保持和加强效果。

(4)运动时间:老年人运动的时间以每天 1～2 次,每次半小时左右,一天运动总时间不超过 2 h 为宜,一般每周坚持 3～5 天。运动时间可选择在早上起床后,注意不宜太早,应在日出后再进行。因为植物在阳光照射下进行光合作用,这时空气中含氧量较高,利于运动。另外,傍晚时人的体力、身体反应的敏感性和适应力都处于较佳状态,因此,傍晚锻炼也能达到较好的效果。如在饭前锻炼,至少休息 30 min 才能进食,饭后 2 h 内不宜运动。临睡前 2 h 左右应结束锻炼,避免过度兴奋而影响入睡。

(5)运动场地与气候:运动场地尽可能选择空气新鲜、安静清幽的公园、庭院、湖滨等地。空气污浊、噪声较大的场所及市镇街道不适宜作运动场地。注意气候变化,夏季户外运动要防止中暑,冬季则要防跌倒和感冒。

(6)运动强度的自我监护:老年人的运动强度应根据个人的能力和身体状况来选择。运动时的最高心率可反映机体的最大吸氧力,而吸氧力又是反映机体对运动量负荷耐受程度的一个指标,因而可通过测量心率来控制运动量。最简单的监测方法是将运动后心率作为衡量指标,即运动后最适宜的心率(次/分)=170-年龄。身体健壮者则可用:运动后最宜心率(次/分)=180-年龄。计算运动时心率应采取测 10 s 心率乘以 6 的方法。

观察活动强度是否适合的方法如下:①运动后的心率达到最适宜心率。②运动结束后在 3 min 内心率恢复到运动前水平,表明运动量较小,应加大运动量;在 3～5 min 恢复到运动前水平表明运动适宜;而在 10 min 以上才能恢复者,则表明活动强度太大,应适当减少运动量。

以上监测方法还要结合自我感觉进行综合判断,如运动时全身有热感或微微出汗,运动后感到轻松或稍有疲劳,食欲增进,睡眠良好,精神振作,表示强度适当,效果良好;如运动时身体不发热或不出汗,脉搏次数不增加或增加不多,则说明应增加活动强度;如果运动后感到很疲乏、头晕、胸闷、气促、心悸、食欲减退、睡眠不良,说明应减低运动强度;如果在运动中出现严重的胸闷、气喘、心绞痛或心率反而减慢、心律失常等应立即停止运动,并及时就医。

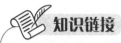 **知识链接**

康复治疗的几种移动方法

1. 平衡棒移动法　利用平衡棒行走是因外伤及因病失去行走机能时进行康复治疗的一种方法。主要在医院、配有康复治疗设施的室内进行。

2. 步行器、步行车行走法　利用步行器或步行车行走是平衡性较差时采用的移动方法之一。这种方法主要是在房间内进行。

3. 拐杖步行法　利用拐杖是步行不稳定情况下的移动方法之一。利用拐杖步行时,协助的关键是让偏瘫的一侧肢体保持稳定。因为偏瘫的一侧肢体长时间不接触地面的话会造成整个身体的不稳定。拐杖虽然在室内、室外都可以使用,但在不平整的地面上行走时要非常注意安全。另外,在进行长距离的移动时应备有轮椅。

4. 老年人活动注意事项

(1) 运动时服饰要合适:着装应舒适、轻便,最好是穿运动服,运动鞋的选择要大小合适,穿着舒适,鞋底要防滑并有弹性,鞋帮有合适硬度,有利于保护踝关节又便于活动。袜子也以透气、柔软的棉线袜为好。

(2) 注意气候变化:老年人对气候变化的适应调节能力较差。夏季高温炎热,应避免在烈日下运动,以防中暑。冬季严寒冰冻,户外活动时注意保暖,防跌倒和感冒,可适当增加室内锻炼。切勿在浓雾中锻炼。

(3) 准备活动和整理活动:老年人活动之前应该做准备活动,一般 15 min 左右,以减少肌肉系统损伤的概率,活动后进行整理活动,不可立即停止。

(4) 避免意外:老年人活动时应学会正确呼吸动作,避免憋气或急剧用力,防止发生脑血管意外。同时避免做急剧的低头、弯腰、头颈绕环动作及跳跃动作,以防发生意外。运动中若出现胸闷、心慌、气促或全身不适等情况,应及时请医生检查。

(5) 体力劳动不能完全代替运动锻炼:由于体力劳动只是部分肢体的重复活动,所以不能代替体育锻炼的全身性关节、肌群参与的协调运动。

小　结

1. 有效的休息需要满足三个基本条件,即充足的睡眠、心理的放松、生理的舒适。

2. 促进睡眠的护理措施:生活规律,养成良好的睡眠习惯;保持睡前的情绪稳定;睡前充分放松;提供舒适的睡眠环境;慎用镇静剂、安眠药;睡眠异常的观察与护理。

3. 老年人的活动种类可分为四种:日常生活活动、家务活动、职业活动及娱乐活动。老年人活动时要遵循六大原则,活动过程中要注意衣着、气候、准备活动和整理运动等。

樊　琳

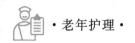

第七节 老年人的性生活与性生活卫生

性是爱与生命的源泉,有生命即有性。在马斯洛的需要层次理论中,性是如同空气、食物般的基本需要,而且人们还可通过性生活的满足而达到爱与被爱、尊重与被尊重等较高层次的需要。WHO关于性健康的定义如下:通过丰富和提高人格、人际关系和增进爱情的方式,达到性生活的肉体、情感、体质和社会诸方面的圆满和协调。但是,多数人在性生活过程中,会遇到某些问题甚至是困惑,老年人更是如此。

一、概述

(一)老年人的性需求

人进入老年期,各器官功能减退,生殖能力下降或丧失,但这并不意味着性欲的必然减退及获得性高潮能力的丧失。老年人有权利,也有潜力享受性生活。当然,享受并不等于放纵,放纵与放弃均不利于健康。现代大量研究证明,和谐、适度的性生活不仅会使老年人精神饱满、心情愉快,而且可以使机体维持一种年轻状态,有利于许多疾病的治疗。性生活分两种类型,一是性交型,二是性接触型。在老年性生活里,性交并不是获得性满足的主要途径,相对于年轻人,老年人的性生活则以性接触型为主,如彼此之间的爱抚、拥抱、接吻等。老年伴侣一起聊天、含情注视、手拉手、肩并肩、相互搀扶着散步等相对温和的情感表达方式皆可获得性满足。护理人员应对老年人的性需求有正确的观念和态度,并了解老年人性生活的潜在问题及影响因素,以协助老年人享受美好的性生活,提高其生活质量。

(二)老年人的性生活现状

适度的性生活可提高神经和心血管系统的功能,延缓衰老和减少心脑血管意外发生。因此,维持老年人正常的性生活不仅是生理需要,而且是老年人健康的一项重要指标。但是,由于传统文化和社会因素的影响,人们长期以来对老年人性问题一直存在诸多的曲解和偏见。认为性是年轻人的事,老年人仍有性需求或性生活就是"老风流""老不正经",老年人射精易伤身,导致身体虚弱等,这些观念无形中让老年人对性生活望而却步。甚至有些老年人对这些说法感到恐慌,认为自己的性能力已经或将会丧失,进而停止性生活。然而老年期失去的只是生殖能力,而性欲则是终生拥有的本能,长久的压抑造成目前老年人性犯罪日渐增多。因此,消除这些误区,正视老年人的性需求已成为社会问题,也是护理人员需要面对的问题。

二、影响老年人性生活的因素

(一)生理因素

老年人在外观上出现了明显的变化,如头发变白稀疏、皮肤有皱纹或出现斑点、驼背、缺牙等,女性还可出现乳房下垂、阴道松弛等情形,这些改变常影响老年人的性心理,从而影响老年人的性生活。更重要的是老年人由于老化,性激素分泌减少,性器官衰退,性反应变慢,均不同程度地影响老年人的性功能。但一般的老化,不会导致无法进行性行为或无法感受性生活的美好。

（二）心理因素

在中国传统的养生学里，有一种说法是性生活损耗"元阴元阳"，认为"酒是穿肠毒药，色是刮骨钢刀"，特别是对男性，"一滴精，十滴血"的观念由来已久。由于缺乏相关的知识，多数老年人不了解正常老化对性能力的影响，因而降低了性生活的兴趣，部分老年人根据自我想象而盲目地禁欲，不再与伴侣有身体上的亲密接触。

（三）某些疾病与药物的影响

老年人常被慢性疾病缠身，如冠心病、心肌梗死、慢性阻塞性肺疾病、糖尿病及泌尿生殖系统疾病等。冠心病、心肌梗死的患者或其配偶常认为性生活会加重病情，或导致复发甚至死亡；患有慢性阻塞性肺疾病的老年人可因呼吸困难而惧怕正常的性生活；女性糖尿病患者可由于阴道感染导致不适或疼痛，男性糖尿病患者常患有勃起功能障碍；前列腺增生的老年人常害怕逆向射精；关节炎患者则常苦于肢体活动上的不舒适或不便。另外，一些药物的副作用也常会影响性功能，较明显的药物包括抗精神病药、镇静催眠药、抗焦虑药、噻嗪类利尿剂等，能抑制人的性欲。过度饮酒也会影响性功能。

（四）社会文化及环境因素

有许多现实的环境与文化因素影响老年人的性生活。如养老机构中房间的设置往往忽略了老年人的性需求，即使是夫妻同住的房间也只是放置两张单人床，衣服常常没有性别样式的区别，或浴室、厕所没有男女分开使用的安排，这些都不利于性别角色的认同。中国传统的面子、羞耻等价值观都是老年人可能面临的问题。

（五）其他因素

性活动需建立在夫妻双方沟通良好的基础上，夫妻中如果有一方只沉溺于孩子、事业或其他，而忽略了另一方的性需求，很容易导致对方受到伤害甚至婚姻破裂。另外，目前我国的养老方式仍以家庭养老为主，多数老年人由其子女照顾，而子女们很少顾及老年人的性需求，有些老年夫妻由不同子女进行赡养而长期处于分居状态。有的家庭居住条件有限，老年夫妻往往要同孙辈同居一室，不能保证私人空间。寡居或鳏居老年人的性需求是目前老年人护理中的一大难题，相当数量的子女反对父亲或母亲再婚。

三、对老年人性生活的护理评估

由于性受到生理、心理、社会文化及环境等各方面的影响，因此评估及处理性问题时需注意个性差异。评估内容包含生理部分的身体评估及必要的各项检查、心理层次的评估及婚姻性生活的现状。值得注意的是，评估中很重要的一点是不能忽略配偶（性伴侣）的评估与参与。

（一）健康史

评估时首先收集老年人的一般资料、性认知、性知识、性态度、性别角色及自我概念。还要了解其婚姻状况、宗教信仰、疾病史及治疗情形，如药物的使用情况、性生活史及性生活现状，如有无早泄、射精困难、阴道分泌物减少、性交疼痛等。男性性功能评估内容应包含性欲、性频率、性满意次数、性行为成功次数、阴茎勃起情况、勃起后控制情形、勃起硬度及夜间勃起等。最后还要了解老年人对治疗或咨询的期望，以免其出现过高的期望或错误的期待。

性满足的获得或性问题的产生常常受生理及心理层面因素的影响,其中,配偶或性伴侣的评估对问题处理的成败有不可忽略的重要性,配偶的评估内容也应包含一般资料、性认知、性知识、性态度、性别角色及自我概念,在配偶的期望及配合度上也应做了解。

（二）身体评估

生理因素影响着老年人的性生活。因此,需要一些检查协助专业人员确认老年人的性问题。常见的检查有阴茎膨胀硬度测验、海绵体内药物注射测试、神经传导检查、阴茎动脉功能检查等。

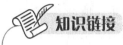 **知识链接**

男性性功能检查方法

1. 阴茎膨胀硬度测验　在阴茎上连接两个记录电极作整夜测试,利用电脑记录老年患者在夜间勃起次数及勃起硬度。

2. 海绵体内药物注射测试　使用前列腺或罂粟碱注射于阴茎海绵体,再观察阴茎的勃起情形。

3. 神经传导检查　多从局部神经反射检查机体感觉敏锐程度,以作为参考之用。

4. 阴茎动脉功能检查　用复合血流超声波,在注入药物前后观察动脉的口径以确定是否有动脉阻塞的病变。

四、老年人性生活的护理与卫生指导

（一）一般指导

1. 开展健康教育　可通过开展讲座、发放宣传单等形式对老年人及其配偶、照顾者进行有针对性的健康教育,帮助他们树立正确的性观念,正视老年人的性需求。

2. 鼓励伴侣间的沟通　鼓励和促进老年人与其配偶或伴侣之间的沟通,只有彼此间坦诚相对,互相理解和信任,治疗与护理才能取得良好的效果。

3. 提倡外观的修饰　指导老年人日常生活要注意适当的营养和休息,以保持良好的精神和体力。提醒老年人在外观上加以修饰,在服装、发型上也应注意性别角色的区分,能依个人的喜好或习惯做适当修饰,如女性使用香水、佩戴饰品等,男性使用古龙水、刮胡子等,这些更能表达属于自我的意义。

4. 营造合适的环境　除温度、湿度适宜外,基本的环境要求应具有隐私性及自我控制的条件,如门窗的隐私性、床的高度以及适用性等;在过程当中也不应被干扰,安排足够的时间,避免造成压力。

5. 其他　①量力而行,时机恰当。一次性生活需消耗相当于上二三层楼的体力,也就是说若平时上三四层楼而不出现心慌气促或心绞痛发作,便能耐受性生活;在时间选择上以休息后为佳。有研究表明男性激素在清晨时最高,故此时对男性而言是最佳的时间选择。②低脂饮食可保持较佳的性活动。③老年女性由于雌激素水平下降而导致阴道黏膜较干燥,可使用润滑剂来进行改善。④可适当延长性前爱抚的时间。⑤性交姿势不必拘泥,可选择相对省力的性交体位,如侧位、坐位,使双方不必负担对方的体重。⑥强调性生

活中不必每次都苛求射精。⑦适当采取非直接性交方式的性活动,如拥抱、爱抚、接吻、倾诉等性接触型性行为。

（二）性卫生指导

性卫生包括性生活频度的调适、性器官的清洁以及性生活安全等。其中性生活频度的调适是指多长时间一次性生活比较合适。老年人的性交次数取决于其健康状况、文化修养和习惯等,个体差异极大。因此,没有什么固定的界限,可以根据各人自身情况,顺其自然。一般以性生活的次日不感到疲劳且精神愉快比较好。性器官的清洁在性卫生中十分重要,要求男女双方在性生活前后都要清洗外阴,即使在平时也要养成清洗外生殖器的习惯,否则不洁的性生活可以引起男女双方的生殖系统感染。在享受美好的性生活时,应提醒老年人应做必要的安全措施,如性伴侣的选择及保险套的正确使用等。

（三）对患病老年人的指导

1. 对患心脏病老年人的指导 性生活前需要做一次全面的心肺功能等检查,以确定患者是否能承受性交的活动量。指导老年人采取合适的性生活方式以减轻心脏的负担,如选择省力、便于放松的体位,避免在劳累、饱餐或饮酒后进行,最好在经过休息后、体力充沛时进行,甚至可与医师的用药取得协调,在性生活前 15～30 min 服用硝酸甘油,以达到预期效果。值得注意的是壮阳药与有机硝酸盐药物（如硝酸甘油）禁忌同时服用。在性交过程中,如出现胸闷、胸痛和不适感,应停止性生活,必要时就医。

患有心绞痛的老年人有下列情况暂时不宜过性生活:①当天心绞痛刚刚发生过,或者近期内心绞痛频繁（每周超过 3 次）发作,或者 3 个月内发生过心肌梗死;②伴有严重的心律失常;③已经发生明显的心力衰竭;④饱食、饮酒或大量吸烟之后;⑤劳累、受寒或极度兴奋之后;⑥心情不好或情绪不稳定时。

2. 对呼吸功能不良患者的指导 此类患者应学会在性活动中应用呼吸技巧来提高氧的摄入和利用。平时可利用上、下楼梯练习,活动时吐气,静止时吸气。时间上,可选择在使用蒸气吸入治疗后,以此提高患者的安全感,而早晨睡醒时,则需注意口腔分泌物较多可妨碍呼吸功能。

3. 其他 对前列腺肥大的患者,应告之逆向射精是无害的;糖尿病患者可通过药物或润滑剂等的适当使用从而减轻性交时疼痛;关节炎患者可适当服用止痛剂或在事前 30 min 泡热水澡等方法来减轻不适。

小 结

1. 保持适度的性生活,有利于老年人延年益寿。

2. 影响老年人性生活的因素有生理因素、心理因素、某些疾病与药物的影响、社会文化及环境因素、其他因素等。

3. 老年人性生活的护理包括以下几个方面。①一般指导:开展健康教育、鼓励伴侣间的沟通、提倡外观的修饰、营造合适的环境等。②性卫生指导:性生活频度的调适、性器官的清洁以及性生活安全。③患有心脏病、呼吸功能不良等老年人的性生活指导。

樊 琳

模拟试题

A₁型题

1. 老年人居住环境适宜的室温是（　　）。

A. 16～20 ℃　B. 18～20 ℃　C. 18～24 ℃　D. 20～22 ℃　E. 22～24 ℃

2. 下列有关老年人沐浴注意事项描述不正确的是（　　）。

A. 地面设防滑垫　　　　　　　　B. 室温保持在 18～20 ℃

C. 单独沐浴时不要插门　　　　　D. 水温调节在 40 ℃左右

E. 宜于饭后 1 h 左右沐浴

3. 老年人沐浴时间适宜的是（　　）。

A. 5～10 min　　　　　　B. 10～15 min　　　　　C. 15～20 min

D. 20～25 min　　　　　E. 25～30 min

4. 影响老年人食欲的因素不包括（　　）。

A. 味蕾萎缩　　　　　B. 胃排空延迟　　　　　C. 甲状腺素分泌增加

D. 胃肠运动变慢　　　E. 胃肠道血管硬化

5. 能诱发龋齿的主要食物是（　　）。

A. 单糖　　　B. 蛋白质　　C. 膳食纤维　　D. 蔬菜　　E. 豆制品

6. 老年人每天蛋白质的摄入量应达到每公斤体重（　　）。

A. 0.6～0.8 g　　　　　　B. 0.8～1.0 g　　　　　C. 1.0～1.2 g

D. 1.2～1.5 g　　　　　　E. 1.5～2.0 g

7. 健康老年人每天食盐的摄入量应不超过（　　）。

A. 3 g　　　B. 4 g　　　C. 5 g　　　D. 6 g　　　E. 8 g

8. 老年人的饮食描述正确的是（　　）。

A. 老年人摄入的糖类以双糖为好

B. 蛋白质的摄取以植物蛋白质为主

C. 一般每日饮水 1500 mL 左右为宜

D. 食物生熟搭配，多吃生食

E. 烹调时要多加调味品，以刺激食欲

9. 有关老年人排泄的护理，说法正确的是（　　）。

A. 为减少尿失禁老年人尿失禁次数，应尽可能少饮水

B. 顽固性便秘老年人可长期使用缓泻剂

C. 有心脑血管疾病的老年人排便后可服用硝酸甘油，以减少意外发生

D. 护理人员照顾老年人排便时，可只协助其无力完成的部分，不必在旁守候

E. 便秘老年人可自行做逆时针环形腹部按摩，以促进肠蠕动

10. 在观察老年人的运动强度时，最简单、方便的监测指标是（　　）。

A. 呼吸　　　B. 心率　　　C. 血压　　　D. 心排血量　　E. 肾上腺素水平

11. 老年人活动遵循的原则不正确的是（　　）。

A. 活动要因人而异，正确选择　　　　B. 活动要循序渐进

C. 正确选择活动项目　　　　　　　　D. 每天活动 1～2 次，每次 30 min

E. 体力劳动完全能替代运动锻炼

12. 判断老年人活动强度过大的指标是其活动后心率恢复至活动前水平需要的时间是(　　)。

A. 3 min　　B. 5 min　　C. 10 min　　D. 15 min　　E. 20 min

第七章 老年人用药护理

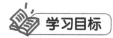 **学习目标**

  1. 掌握老年人的用药原则。

  2. 熟悉老年人常见的药物不良反应。

  3. 熟悉提高老年人服药依从性、药物治疗的健康指导措施和非处方药的家庭保管方法。

  4. 了解老年人药物代谢、药效学特点。

  5. 了解老年人用药评估的要点。

  在老年人中,药物治疗是慢性病治疗最主要、最节省费用的治疗方法。老年人常患多种慢性病,病史长又不易治愈,往往需长期、反复用药,联合用药或多种药物治疗现象十分普遍,并且为了增强疗效,常常倾向使用特异性高和强效的药物。但由于老年人肝、肾等脏器功能减退,药物的代谢和排泄减慢,容易发生药物的不良反应,甚至药物中毒。因此,老年人在用药期间需特别注意,确保用药安全、有效。

第一节　老年人用药特点

  老年人的药物动力学随增龄而变化,且逐渐明显,对药物代谢、疗效和不良反应都会产生明显的影响。

一、老年人药物代谢动力学改变

  药物代谢动力学(简称药代动力学)是指研究药物吸收、分布、代谢和排出的过程的科学。老化会影响这一过程。

(一)药物的吸收

  药物从给药部位进入血液循环的过程称吸收。口服是最常使用的给药途径。口服给药时,药物首先在胃内分解,多数以肠道吸收为主。老年人口服药物吸收中,通过主动转运吸收的药物,吸收减少,如某些 B 族维生素、维生素 C、铁剂和钙剂等;大部分被动扩散吸收的药物,吸收不变,如阿司匹林、对乙酰氨基酚、保泰松和复方磺胺甲噁唑等。

影响老年人胃肠道药物吸收的因素主要有以下几点。

1. 胃液的分泌减少 老年人胃黏膜萎缩，胃酸分泌减少甚至缺乏。因此，碱性药物（如阿托品）在酸性胃液中易解离，不易被吸收，故胃酸缺乏时可影响到碱性药物的吸收；弱酸性药物（如阿司匹林）在正常胃酸情况下，在胃内不易解离，则吸收良好。

2. 胃的排空速度减慢 老年人胃蠕动减慢，胃排空速度减慢，使药物在胃停留时间延长，因此，药物吸收延缓，达到有效血药浓度的时间延迟。

3. 肠道蠕动减弱 老年人胃肠道肌张力和运动性降低，药物与肠道表面接触时间延长，引起药物吸收增加，特别在使用抗胆碱能药、吗啡等药物时可使肠蠕动进一步减慢，而增加此类药物的吸收。有些老年人常出现肠功能紊乱，导致肠蠕动增快而使药物的吸收减少。

4. 胃肠道血流量及消化酶分泌减少 血流量减少可影响药物的吸收速率，胆汁和消化酶分泌减少也会影响药物的吸收。

5. 肝血流量减少 部分药物"首过消除"作用减弱，易引起药物的不良反应。

（二）药物的分布

药物从血液向组织器官转运的过程，称为分布。多数药物在体内的分布不均匀，多受多种因素影响。影响老年人药物分布的主要因素有以下两点。

1. 血浆蛋白减少 多数药物在血浆中与血浆蛋白（主要是白蛋白）结合。老年人血浆蛋白含量减少，使与血浆白蛋白结合率高的药物血中游离浓度增加，药效明显增强，甚至可出现不良反应。如华法林在用药时游离型药物的血药浓度增高，常规用量就有出血的危险。

2. 机体组成成分改变 老年人细胞含水量降低，脂肪组织增加，因此水溶性较强的药物（如对乙酰氨基酚、地高辛等）在体内组织的分布减少，血药浓度较高，副作用或毒性反应出现的机会增加；相反，脂溶性较大的药物（如地西泮、苯巴比妥等）在组织中分布较多，消除慢，半衰期延长，易蓄积中毒。

（三）药物的代谢

药物代谢又称生物转化，是指药物在机体内发生化学结构变化的过程。肝脏是药物代谢、解毒的主要场所。随着年龄的增长肝重量减轻，肝血流量和功能性细胞数量减少，以及肝脏合成蛋白质的能力和药物代谢酶活性降低，导致主要经肝脏代谢灭活的药物半衰期明显延长，血药浓度升高。如保泰松的半衰期青年人为 81 h，老年人则为 105 h。给予等剂量的异戊巴比妥，老年人的血药浓度约为青年人的 2 倍。因此，老年人在应用主要经肝代谢的药物时应减少剂量（为青年人的 1/2～1/3），用药间隔时间也应延长。

（四）药物的排泄

药物或其代谢产物经机体排泄或分泌器官排出体外的过程，称药物的排泄。肾脏是药物的主要排泄器官。老年人随着年龄的增长，肾血流量减少，肾功能逐渐减退而引起药物在体内蓄积，药物的半衰期延长，清除率降低。

二、老年人药物效应动力学特点

药物效应动力学（简称药效学）是研究药物对机体的作用及作用原理的科学。药物的

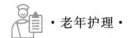

效应是药物作用的结果,是机体反应的表现。年老时药物效应的改变,不仅与药代动力学有很大关系,还应考虑年老对药效学的影响,即效应器官对药物的反应性也随年龄而改变。部分靶器官对药物的敏感性可增加,少部分靶器官对药物的敏感性降低。

老年人对各系统药物敏感性的改变表现如下。

1. 对中枢神经系统药物敏感性的改变 老年人由于大脑重量减轻,脑血流量减少,脑内酶活性减弱等,使老年人对中枢神经系统药物较年轻人敏感,特别在老年人缺氧、发热时更为敏感,不良反应发生率增高。如镇静催眠药、抗精神病药、抗抑郁药、镇痛药等,老年人容易出现精神运动障碍方面的不良反应。

2. 对心血管系统药物敏感性的改变 老年人随着年龄增长,心脏反应性降低,对洋地黄类强心苷的正性肌力作用的敏感性降低,而对其毒性反应的敏感性增高,极易发生中毒,因此老年人在使用洋地黄类药物的时候,一定要按照剂量服用,并密切监测用药后变化;老年人交感神经控制的血管感受器敏感性降低,心脏本身和植物神经系统反应发生障碍,因此老年人在使用诸如β受体阻断剂、亚硝酸类药物及肾上腺素能阻滞剂等药物时,容易发生体位性低血压。

3. 对抗凝血药物敏感性的改变 老年人因凝血功能减弱,对抗凝血药物敏感性增高,一般治疗剂量即可引起持久的凝血障碍,并可能出现自发性内出血。

4. 对内分泌药物敏感性的改变 老年人应用糖皮质激素类药物时,不良反应发生率明显增高,易出现消化性溃疡、出血、穿孔和骨质疏松症;老年人对口服降糖药及胰岛素的敏感性增高,易发生低血糖反应,因此用药时须减量。

三、老年人的用药原则

老年人随着年龄的增长,容易罹患多种慢性疾病,并需要长期多种药物治疗。由于老年人的组织器官发生了不同程度的衰变,导致了机体对药物的吸收、分布、代谢、排泄等过程发生了改变,同时,对药物的敏感性、耐受性也发生了显著的改变,极易引起药物的不良反应。因此,严格把握好老年人的用药原则,是保证老年人用药合理、有效和安全的前提。

(一)受益用药原则

对于诊断明确,必须用药的患者,选用的药物必须是疗效肯定的。有些临床症状如失眠、抑郁、肥胖等,可通过调整生活方式、人际关系等得到改善者,可不必使用药物治疗。可不用药物时,以不用为好;用药前必须了解患者的病史、用药史及现用药情况,明确用药指征,选择合理的药物。

(二)精简原则

临床研究显示,联合用药品种愈多,药物不良反应发生的可能性愈高。老年人容易同时患多种疾病,因此服用药物种类较多。因此,除急症或器质性病变外,老年人尽量少用药物,合用的药物以不超过4种为宜。作用机制相同或副作用相似的药物合用时,老年人更容易发生不良反应(表7-1)。例如镇静剂、抗抑郁药、血管扩张药、抗高血压药、利尿药均可引起老年人的体位性低血压,故尽量不要合用。

表 7-1　老年人常用药物的相互作用

主 要 药 物	合 用 药 物	结 果
阿司匹林	银杏制剂	高血钾、心律不齐
阿司匹林	降压药	降血压作用减弱
阿司匹林	口服降糖药	低血糖反应
洋地黄制剂	呋塞米	低血钾及低镁,增加心律失常的危险
洋地黄制剂	钙通道阻滞剂或 ACEI	房室传导阻滞
氨茶碱	普萘洛尔	诱发或加重哮喘
氯磺丙脲、甲苯磺丁脲	ACEI	降血糖作用增强
保钾利尿药	ACEI	高血钾、心律不齐
他汀类降脂药	贝特类降脂药	易引起肌病、横纹肌溶解、急性肾功能衰竭
氯丙嗪	普萘洛尔	严重低血压
苯巴比妥	氢化可的松、洋地黄制剂	合用药药效降低
口服抗凝药	保泰松、阿司匹林	出血倾向

（三）小剂量原则

由于老年人肝、肾功能减退,对药物的代谢和排泄能力降低,所以老年人用药剂量可为成年人的 1/2、2/3 或 3/4,且给药应从小剂量开始,逐渐增加至最合适的剂量。《中华人民共和国药典》规定 60 岁以上的老年人应使用成人剂量的 3/4。如用到成年人剂量时仍无疗效,则应该进行血药浓度检测,以分析疗效不佳的原因,根据情况调整给药途径、给药次数或换用其他药物。

（四）适度原则

老年人在用药期间,应密切观察。急性疾病的老年人,在病情好转后应及时停药,忌长期用药。如需长期用药时,应定期检测肝、肾功能,以便及时减量或停药。一旦出现不良反应,应立即停药。

（五）个体化原则

老年人对药物的反应存在着明显的个体差异,同一种药物,同一个剂量,在不同的老年人个体产生的药效和副作用也有所不同。因此,正确、合理地用药,必须做到临床用药方案的个体化。例如,对肝、肾功能较差的和肝、肾功能较好的老年人要因人而异地选择药物。循证医学认为:个体化用药是临床安全、有效用药的基础,遵循个体化用药,才能有效地避免和减少老年人用药不良反应的发生。

（六）合理原则

老年人合理用药包括用药时合理地选择给药方法以及药物剂型。老年人患急性病、慢性病急性发作等,可通过静脉途径给药;患慢性疾病时,一般主张口服给药,而较少适用静脉给药和肌内注射。因为老年人皮肤对药物的吸收能力较差,注射后在皮肤上容易形成硬结。

另外,老年人伴有吞药困难者,不宜使用片剂、胶囊,可根据情况选用液体剂型;老年人

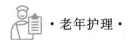

胃肠道功能不稳定,不宜服用缓释剂型药物,因为药物会因胃肠蠕动加速而释放不充分,反之则会使释放和吸收量增加而产生毒性。

(七)正确使用维生素及保健品

凡是药物都具有一定的毒副作用,维生素也不例外。如:维生素 C 摄入过量,可产生尿酸盐结晶,有导致泌尿系统结石的可能;维生素 A 摄入过量可导致骨骼脱钙、皮肤干燥等;维生素 D 摄入过量可引起皮肤瘙痒、恶心、呕吐、厌食等;维生素 E 摄入过量可引起胃肠功能紊乱、月经过多或闭经,甚至增加血栓形成的机会。因此要严格掌握老年人应用维生素的适应证,在使用维生素时,应缺什么补什么,一旦得到纠正就应减量或停药。另外,市场上保健药品种类繁多,质量参差不齐,作用和用途也不相同,在选用老年保健品时,要根据老年人的疾病和健康状态,在医生指导下合理使用,切勿乱用。

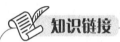

老年人用药注意事项

用药五先五后:①要先采用食疗,而后用药;②要先用中药,后用西药;③要先以外用,后用内服;④要先用内服,后用注射;⑤要先用成药,后用新药。

用药十二忌:一忌任意滥用;二忌种类过多;三忌用药过量(一般用成人剂量的 1/2~3/4 即可);四忌时间过长;五忌生搬硬套(不随便效仿他人用药);六忌乱用秘方、偏方、验方;七忌滥用补药;八忌朝秦暮楚(不要因虚假广告而随意换药);九忌长期用一种药;十忌滥用三大素,即抗生素、激素、维生素;十一忌依赖安眠药;十二忌滥用泻药。

第二节　老年人安全用药的护理

老年人由于衰老,记忆力减退,对药物治疗的目的、服药方法、服药的时间等不够清晰,往往影响老年人及时、有效而安全用药。因此,指导老年人正确使用药物是十分重要的护理工作之一。

一、老年人用药的评估

(一)评估老年人服药的能力

老年人服药的能力包括视力、听力、理解力、阅读能力、吞咽能力、开启药瓶的能力、准时准量用药的能力以及治疗效果、药物不良反应的判断能力等。通过对老年人服药能力的评估,提出适当的给药途径、辅助手段和观察方法。

(二)评估老年人的用药史

详细评估老年人的用药史,建立完整的用药记录(包括过去的和现在的用药情况),尤其是曾引起过敏和不良反应的药物,以及老年人对药物了解的情况。

(三)评估各系统老化程度,以判断药物使用的合理性

评估老年人重要脏器的老化程度及其功能情况,如胃肠道消化、吸收能力,心脏、肝脏

和肾脏等脏器的功能指标,并根据各指标,选择合适的药物剂型和给药方法。肝、肾功能明显减退者,应避免使用损害肝、肾功能的药物,以免引起积蓄而造成药物中毒。

（四）评估老年人的生活方式

评估老年人的作息时间、饮食时间、饮食种类以及有无酗酒、吸烟等不良嗜好,以了解服药方法及药物疗效是否一致。

（五）评估老年人的家庭支持

评估老年人用药期间家庭经济情况、家庭支持力度、费用承担情况,为患者选择合理的药物提供依据。

（六）评估老年人的心理-社会状况

了解老年人的文化程度、对当前治疗方案和护理计划的了解与认识程度、对药物的依赖性、是否反感等态度,以保证老年人能够克服用药期间不良的心理反应所造成的影响。

二、密切观察和注意药物的不良反应

老年人由于肝、肾等功能的减退,用药后药物的不良反应发生率较高。因此,医护人员应该密切观察老年人用药后的不良反应。

药物不良反应是指药物所引起的与治疗目的无关,对机体不利的或给患者带来痛苦的反应,包括药物的副作用、毒性作用、变态反应、继发反应等。老年人用药时,药物的不良反应发生率随着年龄的增加而增高,50~59岁患者用药不良反应发生率是8.1%,而80~89岁患者用药后不良反应发生率高达18.6%。老年人常见的不良反应多表现在以下几个方面。

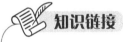 **知识链接**

药物不良反应的种类

常见的药物不良反应包括:副作用、毒性反应、继发反应、变态反应、后遗反应及三致反应。

副作用是指药物在治疗剂量下出现的与治疗目的无关的作用,通常有轻微的不适或痛苦,危害不大,停药后可恢复;毒性反应是指用药量过大或者时间过长引起的不良反应,如洋地黄过量导致的心律失常;继发反应是指药物作用之后的一种反应,如抗生素使用之后引起的菌群失调;变态反应是指药物引起的免疫反应;后遗反应是指停药后血浆药物浓度降低至阈浓度下残留的效应;三致效应是指致畸、致癌、致突变。

（一）精神症状

老年人长期应用抗高血压药物(胍乙啶、利血平等)容易引起老年人抑郁;中枢抗胆碱药(如安坦),即使小剂量也可导致老年人精神错乱;镇静安眠药(如地西泮)容易引起神经系统抑制,表现为嗜睡、四肢无力、神经模糊及口齿不清等;卡马西平可导致老年人小脑前庭功能受损,表现为头痛、头晕、耳鸣、恶心等;老年痴呆患者使用左旋多巴,会加重痴呆。

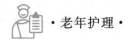

（二）体位性低血压

老年人由于血管运动中枢的调节功能减弱，压力感受器功能障碍，易因体位的突然改变而产生头晕，称为体位性低血压。在使用血管扩张药、降压药、利尿药、吩噻嗪类以及左旋多巴等药物时，更容易发生体位性低血压。

（三）耳毒性

老年人内耳毛细胞数目减少，易导致某些药物在内耳的集聚出现听觉功能下降，甚至永久性耳聋。如庆大霉素、链霉素、卡那霉素等氨基糖苷类药物具有耳毒性，因此，老年人在应用该类抗生素时应减量，最好避免使用这类药物。

（四）尿潴留

老年人若使用抗帕金森病药、三环类抗抑郁药（如阿米替林、米帕明等）以及抗胆碱药物（如阿托品）等，容易导致尿潴留。老年男性患者常有前列腺增生症，在使用强效利尿剂（如呋塞米）时，易加重尿潴留。

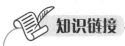 **知识链接**

氨基糖苷类抗生素

氨基糖苷类抗生素是一类由氨基糖分子与非糖部分以糖苷键相结合的碱性抗生素。其药物抗菌谱较广，对需氧革兰氏阴性杆菌包括铜绿假单胞菌抗菌活性强。临床上分为两大类：一类是天然品种，包括链霉素、卡那霉素、妥布霉素、新霉素和庆大霉素等；另一类是半合成品种，有阿米卡星、奈替米星、依替米星等。这类抗生素能使内耳中毒造成耳聋，因而又将这类抗生素称为耳毒性抗生素。

三、提高老年人服药依从性

老年患者治疗效果不满意，除与疾病本身、老年患病特点有关之外，还有一个不容忽视的问题，就是老年人在用药期间的服药依从性差。这是因为老年人随着年龄的增长，记忆力减退，容易忘记服药或者服错药，错误理解处方的用法，经济收入不高、家庭支持不够，担心药物产生的副作用等原因，均可导致老年人服药的依从性差，导致老年人药物治疗效果不好。

（一）加强给药护理

1. 住院老年人　护理人员应严格执行给药操作规程以及药物使用方法，按时将空腹服、饭前服、饭时服、饭后服、睡前服的药物分别送到患者床前，并照顾其服下，确定服药后再离开。

2. 出院带药的老年人　应尽量简化用药方案，尽量减少用药的种类、次数，缩短疗程。选用适合老年人服用的药物剂型，以通俗易懂的方式解释用药的方法及注意事项，并予以书面说明。必要时可通过改变药物包装，如用醒目的颜色、较大的字体标记药物的名称、服药的方法、时间及其相关的注意事项，便于老年人识别与记忆。社区护理人员应定期到老年人家中清点剩余药片的数目，并嘱咐老年人按要求服用药物，有助于提高老年人服药的依从性。同时,要求家属配合做好协助、督促工作,可通过电话追踪,确定老年人的服药情况。

3. 独居的老年人 独居老年人服药有困难的要加强社区护理干预,如提前将药物放于不同颜色的药袋中,并将药品放在醒目的位置,当到服药时间时打电话给予提醒,督促服药。

4. 吞咽障碍或者神志不清的老年人 可通过鼻饲管给药。给药过程中密切监测患者服药期间和用药后的反应;神志清楚但有吞咽障碍的老年人,可在保证药物疗效不被破坏的情况下将药物加工制作成液状物后再给予;精神异常或不配合治疗的老年人,护理人员需配合家属一起,指导和督促老年人服药,用药后检查口腔是否有残留药物。

5. 使用外用药物的老年人 护理人员应详细说明,并在盒子上外贴红色标签,注明外用药不可口服,将外用药与口服药分开放置,并告知家属。

（二）指导老年人按时服药

实施行为监控,将老年人的服药行为与日常生活习惯联系起来,保证老年人在合适的时间服药。例如使用闹铃或卡片的方式提醒老年人按时服药,并将药物放在固定的、老年人易取、易看到的地方。指导老年人写服药日记,或帮老年人制作简易服药表,以免多服或漏服药物。

（三）服药依从性教育

根据老年人的特点进行健康宣教,让老年人更多地了解疾病、药物的相关知识和不遵守医嘱的严重后果。帮助树立正确的健康观念,鼓励老年人积极参与疾病的治疗、护理方案的制订,形成良好的治疗意向。建立良好的护患关系,了解老年人服药后的感受,及时发现否定疾病、恐惧疾病、拒绝用药的情况,帮助其解决顾虑,督促用药。在治疗效果相等的情况下,尽量避免使用贵重的药物,减轻经济负担,使老年人主动配合用药,提高服药的依从性。

四、药物治疗的健康指导

（一）选药原则

1. 选药要有针对性 购买和使用药物时,指导老年人阅读"适应证",做到对症用药,切忌无病用药。如果病情复杂、严重,应到医院诊治,以免造成严重后果。

2. 选药要合理 在药物的作用机制及适应证相同的情况下,尽量选择对肝、肾等脏器功能影响较小,且药物不良反应少的药物。避免滥用补药、进口药以及保健品等。

3. 选药要注意查看外包装 老年人选药时,绝对不能购买无批准（注册）文号、无注册商标、无生产厂家的"三无"产品,不要买包装破损、有效期已过或封口已被打开的药品。

4. 选药要注意配伍禁忌 当老年人同时要服用多种药物时,应咨询专业的医护人员后方可用药,注意配伍禁忌。

（二）用药指导

1. 加强与老年人的沟通和交流 采用老年人能够理解和接受的方式,指导老年人严格执行安全用药的原则,告知所用药物的种类、名称、服用时间、不良反应、用药方式、有效期、用药禁忌证以及注意事项等。必要时可用醒目的颜色标示,将用药注意事项标于药袋

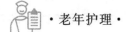

上,以保证老年人安全有效地用药。

2. 适时用药 食物可延缓胃排空,故可延缓口服药物的吸收,进而延缓药效的出现及作用强弱与持续时间。因此,要指导老年人严格按照要求服用药物,如:四环素在胃、十二指肠及空肠部位易吸收,食物能影响其吸收,饭后服用血药浓度要比空腹低,最好在饭前服用;助消化药宜在饭时服用;类固醇类药物治疗哮喘患者时,应在下午服用,因为哮喘多发生于半夜,对患者治疗有益;维生素 C、铁剂等服药期间禁用茶水送服。

3. 选择合理的给药途径 每种给药途径均有其特殊目的。给药途径的选择应根据老年人的具体情况,综合地加以考虑。老年人常见的给药途径如下。

(1)口服给药:口服给药简单、方便、价格较为便宜、安全且适用范围广,容易被老年人所接受,因此老年人常以此方法给药为主。但是口服给药吸收较慢且不规则,故不适用于急诊老年患者;此外,老年人因胃肠功能减退,一般不宜应用缓释剂型的药物以及对胃肠道刺激较大的药物;易被消化液破坏或在消化道中难以吸收而又需要发挥全身作用的药物亦不宜口服;片剂或者胶囊药物,老年人服用不便时,可以选用液体剂型,必要时注射给药。

(2)注射给药:注射给药是指将无菌药液注入体内的给药方法。该方法可使药物在短时间内达到病灶部位,血药浓度迅速升高,作用较快。注射给药常包括肌内注射、皮下注射和静脉注射,其他还包括腹腔注射、关节内注射、结膜下腔注射和硬膜外注射。老年人在给予注射量较大的或者刺激性较大的药物时常采用肌内注射,但老年人肌肉组织相对较少,注射时易损伤神经或其他组织,因此应认真选择注射部位以确保注射的安全性;皮下注射可使药物进入小血管随血流进入体循环以达到治疗目的,常用于易被胃肠道破坏的药物的治疗,如胰岛素皮下注射;静脉注射起效较前两者快,多用于急症和危重患者的急救给药,静脉给药时应评估老年人心脏的功能状况,在药物允许的范围内,尽量减慢给药的速度和减少液体的输入量。

(3)舌下给药:某些药物可经舌下小血管吸收,而不经肠壁和肝的首过效应而迅速直接进入体循环,达到治疗目的。舌下给药时,药物吸收后不首先进入门静脉,故无首过效应。如硝酸甘油类药物在缓解老年人心绞痛时的使用方法即通常采用舌下给药法。

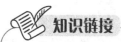

何谓"首过效应"?

首过效应又称第一关卡效应、首关效应,是指某些药物经胃肠道给药,在尚未吸收进入血循环之前,在肠黏膜和肝脏被代谢,而使进入血循环的原形药量减少的现象。某些药物口服后在通过肠黏膜及肝脏而经受灭活代谢后,进入体循环的药量减少、治疗效应下降。肠道外给药如注射、皮下或舌下给药可避免首过效应。

(4)直肠给药:直肠给药是指通过肛门将药物送入肠管,通过直肠黏膜的迅速吸收进入大循环,发挥药效以达到治疗目的的给药方法。常用的方法有:①保留灌肠法;②直肠点滴法;③栓剂塞入法。当老年患者丧失吞咽能力、限制饮食和外科手术后等不能通过口服给药法治疗时可用栓剂直肠给药。

(5)经皮给药:药物经皮肤吸收进入人体血液循环并达到有效血药浓度以达到疾病治疗或预防作用的一类制剂。这种经皮给药避免了口服给药可能发生的肝脏首过效应及胃肠灭活,提高了治疗效果,维持了恒定的血药浓度或药理效应,增强了治疗效果,减少了副作用,延长了作用时间,减少了用药次数。

(6)吸入给药:喷雾吸入是指药物通过气道直接入肺,并在肺内吸收进入血循环以达到治疗目的的一种给药方法。喷雾吸入进入血液的药量差异性大,故这种给药途径很少用于治疗除呼吸道以外的其他组织或器官疾病,仅少数药物可用此途径,如沙丁胺醇气雾剂用于治疗哮喘。

4. 向老年人解释药物常见的不良反应及注意事项 如服用止咳糖浆后禁止饮水;服用磺胺类药物以后,要多饮水;利福平服用后可使尿液呈砖红色;糖衣片不可碾碎服用;若老年人每次服用药物种类较多,要协助其分次吞服以免发生误咽或哽噎。另外,老年人用药时药品内服与外用应区分,用通俗易懂的语言给老年人解释;服用刺激性或异味较重的药物时,如果允许,可将药物溶于水,用吸管饮服,服药后多饮水;没有禁忌时,片剂可以研碎、胶囊剂可以去除胶囊后将粉末溶于水饮用;某些药品宜现用现配,使用前充分混合等;对水溶液类药物,如止咳糖浆,要准确交代服用的量,如几毫升等。

5. 家庭药品保管 目前,随着国家医药制度的改革,家庭用药已经越来越普及。家庭用药中最常选择的是非处方类药物。非处方类药物是指某些药物不需要医师的处方,患者及其家属可以直接购买使用的药物。家庭用药的普及增加了老年人用药的危险性,因此,合理掌握药品管理的注意事项非常重要。

(1)药品应放在干燥、避光和温度较低之处。应该密闭存放的要装入瓶中密封,不能用纸袋或纸盒存放,以免在久储过程中氧化或潮解。

(2)内服药与外用药应标示清楚,分别存放,以免急用时拿错、误服,发生危险。

(3)保存药品的地方应为小儿接触不到的地方,且成人的药品与小儿的药品要分开放置。

(4)所有药品都要保留标签和说明书,若药物无标签,则一定要注明药名、剂量、用法、注意事项及有效期等。

(5)存药不可过多、过滥、过久,避免造成浪费或不必要的麻烦。定时清理药品,一旦发现变色、变质、变形、过期的药品应停止使用。

小 结

1. 老年人安全用药的原则包括:合理原则、精简原则、小剂量原则、适度原则、合理原则、正确使用维生素和保健品原则。

2. 老年人用药时常见的药物不良反应有:精神症状、体位性低血压、耳毒性和尿潴留。

3. 引起老年人用药依从性差的原因包括:记忆力减退,容易忘记服药或者服错药;错误理解处方的用法;经济收入不足、家庭支持不够;担心药物产生的副作用等。

徐小娜

模拟试题

A₁型题

1. 有关老年人药物代谢的特点不正确的说法是(　　)。

A. 药物消除快　　　　　　　　　　B. 老年人胃内 pH 值升高

C. 胃肠蠕动速度减慢　　　　　　　D. 肾小球过滤率降低

E. 肝脏重量减轻、白蛋白合成减少

2. 一般老年人用药的剂量是(　　)。

A. 成人剂量　　　　　B. 成人剂量的 1/4　　　　C. 成人剂量的 3/4

D. 按体重计算　　　　E. 成人剂量的 1 倍

3. 老年人用药依从性差的原因不包括(　　)。

A. 经济条件　　　　　B. 害怕药物副作用　　　　C. 记忆力减退

D. 不理解处方的要求　　E. 肝、肾功能减退

4. 有首过效应的给药途径是(　　)。

A. 口服给药　　　　　B. 吸入给药　　　　　　　C. 静脉给药

D. 经皮给药　　　　　E. 肌内注射给药

第八章 老年人常见健康问题的护理

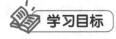

1. 掌握跌倒、压疮、骨折、皮肤瘙痒的护理措施。
2. 熟悉跌倒、压疮、骨折、皮肤瘙痒、听力障碍、视觉障碍、受虐待的护理评估。
3. 了解老年人常见健康问题的护理诊断及护理目标。

随着老年人年龄的增长,跌倒、压疮、骨折、皮肤瘙痒、听力障碍、视觉障碍、受虐待等常见健康问题的发生逐渐增多,这些健康问题直接影响老年人的生活质量,并可加重原有疾病病情,延长病程,甚至威胁生命。护理人员应充分重视,积极探讨有关健康问题的危险因素、预防和护理措施,对维护和促进老年人健康、提高老年人生活质量有着积极的作用。

第一节 跌 倒

跌倒是指在平地行走或从稍高处摔倒在地的现象,是老年人最常见也是最严重的健康问题之一,其发生率随着年龄的增长而增加。65～80岁、80岁以上的老年人,每年跌倒的发生率分别高达30％和50％。跌倒是老年人最常见的意外事故,也是老年人死亡的常见原因之一,跌倒在65岁以上的老年人的死因中排在第六位。老年人跌倒多发生在室内,尤以浴室、厨房和卧室内最多见,其发生率为44％。跌倒后可发生软组织损伤、骨折、关节脱位等,严重者可导致脑组织损伤、肢体瘫痪和意识障碍,对老年人的心理、社会健康带来极大的负面影响,尤其因跌倒而长期卧床的老年人往往容易引发压疮、肺炎、下肢静脉血栓形成等并发症,甚至因此死亡。

【护理评估】

(一)健康史

1. 相关因素 老年人跌倒是由内因和外因共同作用的结果。

1)外因 与老年人跌倒相关的外部因素如下。

(1)环境因素:包括老年人周围环境的危险、无序和老年人不能适应环境等。①地面因素:如地面有积水、过滑、凹凸不平有坡度,地板松动,地毯脱落、不平整,过道堆放障碍物,门口设有门槛等。②家具:家居多、摆放不当、位置不固定,床、椅的高度不合适或床垫过于松软,燃气用具高度不合适。③卫生设施:卫生间地面积水,四周光滑无扶手,坐便器过低,浴缸过高,浴缸内无防滑垫。④光线:楼道或楼梯、室内光线过暗或过明等。⑤居住环境的改变:如搬迁至陌生的环境。

(2)衣着因素:裤腿或裙子的下摆过大,鞋子的尺寸、大小不合适,鞋底不防滑,鞋带易脱落等。

(3)其他因素:轮椅或床制动不好,或者未及时制动,床档固定差,助步器不合适等。

2)内因 行走时保持稳定状态有赖于感觉器官、中枢神经系统及骨骼、肌肉功能的协调一致。随着机体结构和功能的老化及多种疾病的影响,使机体原有的稳定状态遭受破坏而发生跌倒。

(1)生理因素:随年龄增长,老年人视力下降、视物不清,听觉、触觉、前庭及本体觉等功能均有损害及减退,使传入中枢神经系统的信息减少,影响大脑分析、判断的准确性。另外,老年人的肌肉力量特别是股四头肌力量下降使发生跌倒的危险性增加。

(2)病理因素:下列疾病均可诱发跌倒。①心脑血管疾病,如椎基底动脉供血不足、高血压、体位性低血压等;②神经系统疾病,如老年痴呆、偏瘫、癫痫等;③骨关节疾病,如颈椎病、骨质疏松、类风湿关节炎、足畸形等;④感官系统疾病,如白内障、青光眼等。

(3)药物因素:老年人发生跌倒与某些药物的副作用有关。服用镇静催眠药、镇痛药、抗抑郁药、抗焦虑药、抗高血压药、抗心律失常药、利尿剂、氨基糖苷类抗生素和降血糖药等,对神志、精神、视觉、血压、步态和平衡功能均有不同程度的影响,导致跌倒的发生率增高。

2. 跌倒的情况 了解跌倒的方式(如绊倒、滑倒、晕倒等)、时间、地点,以及跌倒后所处的活动状态,有无跌倒先兆症状(如头晕、心悸、胸痛、呼吸困难等),有无目击者,跌倒后有无意识状态的改变,能否自己站起来等。

3. 既往史 了解老年人既往是否发生过跌倒及跌倒的次数和情况;是否存在与跌倒有关的疾病及其诊治情况。询问老年人常用的药物,尤其是最近一周的用药情况,有无惧怕跌倒的心理。

(二)身体状况

老年人跌倒后可并发多种损伤,如软组织损伤、骨折、关节脱位及内脏损伤等,可出现局部疼痛、肿胀及肢体功能障碍等。

体格检查要全面、细心。首先检查患者的生命体征和意识状态,判断生命体征是否正常,有无意识障碍及其改变的程度,随后对其头部、胸部、腹部、脊柱、四肢及神经系统进行详细的检查,并要重点检查着地部位和受伤部位。

(三)心理-社会状况

有跌倒史的老年人往往害怕再次跌倒,使其活动范围变小,活动量减少,或在活动时有意抓住物体来保护自己,反而增加了跌倒的危险性,对老年人的身心带来不利影响。

(四)辅助检查

1. 影像学检查 根据需要对头部、胸部进行 X 线检查、CT 或 MRI 检查,明确跌倒造成的损伤及引起跌倒的疾病。

2. 实验室检查 检查血糖、血压,以排除有无低血糖、低血压。

【相关的护理问题】

1. 有受伤的危险　与跌倒有关。

2. 恐惧　与害怕再次跌倒有关。

3. 疼痛　与跌倒后造成的损伤有关。

【护理目标】

老年人熟悉跌倒的危险因素,能有效预防跌倒并去除不安全因素;老年人对跌倒的恐惧感减轻或消除;老年人疼痛减轻或消失。

【护理措施】

跌倒的发生率高,受伤的危险性大,针对性预防可有效减少老年人跌倒。因此,积极治疗原发病,预防再跌倒,与跌倒后的治疗和护理同等重要。

（一）改善居家环境和社区环境

1. 地面　地面无积水、平整、防滑、避免打蜡。浴室、厨房铺设防滑地板,浴缸内铺防滑垫。

2. 通道　通道不宜狭窄,不宜堆放障碍物。

3. 照明　室内,尤其是浴室、卧室等处应保证充足的光线。开关安装在老年人易触及的地方。

4. 卫生间　卫生间最好安放有扶手、高度适宜的坐便器。

5. 床、椅　床的高度适宜,一般以从床垫面至地板高度为 $40\sim45$ cm 为宜,床垫的松软度要适宜。椅子应放在相对固定的位置,坐面的高度为老年人小腿长度加鞋底厚度。

6. 楼梯　有方便照明的开关,有扶手,台阶平整无破损,高度适宜。

（二）积极防治引起跌倒的疾病

如有效控制血压,防止低血糖和体位性低血压的发生,纠正心律失常等,以减少和避免跌倒的发生。

（三）预防视觉、听觉减退所致的跌倒

住房照明要充足,为老年人提供一个生活物品放置固定、有序的生活环境。老年人看电视、阅读时间不宜过长,避免用眼过度疲劳,外出活动最好安排在白天。指导有听觉障碍的老年人正确使用助听器,避免使用对听神经有损害的药物。老年人每半年至一年接受一次视力、听力检查。

（四）合理用药

老年人用药要有明确的指征,尽量避免使用可致跌倒的药物。若必须使用,应减少剂量和药物的种类,缩短疗程,并对患者或照顾者进行宣教和指导,熟悉用药的最佳时间、不良反应和应对处理措施。

（五）心理护理

指导老年人克服不服老、不愿意麻烦别人的心理,正确评估自己的健康状况和活动能力,对力所不能及的事情应主动求助于他人,以减少跌倒的发生。对有跌倒恐惧心理的老年人,既要帮助他们分析恐惧的缘由,克服恐惧心理,又要帮助他们了解如何预防跌倒。

（六）健康指导

1. 跌倒相关知识指导　向跌倒高危人群及其家属和照顾者宣讲跌倒的危险因素、不

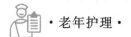

良后果和具体的防治措施。

2. 日常生活指导　①穿着:要合适,衣、裤不宜过宽或过长,尽量不穿拖鞋。②活动:行走时要先站稳再起步,转换体位时动作要缓慢,避免过度劳累,避免从事重体力活动和危险活动,外出要有人陪同等。③安全:对有意识障碍的老年人,睡眠时可加床栏;对有体位性低血压、反应迟钝者,睡前最好将便器置于床边。④运动锻炼:持之以恒、有规律地进行运动锻炼,能增强老年人的肌肉力量、柔韧性、协调性和平衡能力等,减少跌倒的发生;根据老年人的个人兴趣、年龄及活动能力选择合适的运动形式,如散步、慢跑、游泳、太极拳、运动操等。⑤合理使用辅助工具:行走不便的老年人可借助于手杖、助步器及轮椅来降低跌倒的危险,对平衡能力差的老年人还应加强看护。

3. 跌倒后的自我处置与救助　跌倒后躺在地上起不来,时间超过1 h,称为长躺。长躺对于老年人很危险。因此,应教会老年人跌倒后,在无人帮助的情况下安全起身。

4. 预防住院老年人跌倒的护理　为预防住院老年人发生跌倒,除上述措施外,还应注意以下几点。①了解老年人的一般情况,如大小便习惯、运动情况等,过去住院期间的状况,有无跌倒史及是否存在跌倒危险因素。②对有跌倒倾向的老年人,在其床尾和护理记录上做醒目的标记,建立跌倒预防记录单。③对特殊的老年患者,予以特别照顾。例如,糖尿病患者,其床位应设在靠近卫生间的位置,以方便老年人如厕。

【护理评价】

老年人和照顾者能说出跌倒的危险因素,积极参与防护,未再发生跌倒;跌倒后能恰当自救和及时求救。

小　结

1. 跌倒是指在平地行走或从稍高处摔倒在地的现象。跌倒是老年人最常见的意外事故。

2. 跌倒的方式包括绊倒、滑倒和晕倒等。

3. 预防跌倒的护理措施有改善居家环境和社区环境,积极防治引起跌倒的疾病,预防视觉、听觉减退所致的跌倒,合理用药,心理护理,健康指导等。

第二节　压　疮

压疮是身体局部组织长期受压,血液循环受到阻碍,不能适当供给皮肤和皮下组织所需的营养,以致局部组织失去正常功能而形成的溃烂和组织坏死,又称压力性溃疡,是老年患者常见的症状之一。压疮多发生于经常受压和无肌肉包裹或肌肉层较薄、缺乏脂肪组织保护的骨隆突处,以骶尾部最为多见,且与卧位有密切的关系。老年人一旦发生压疮,不但增加痛苦、加重病情、延长病程,而且可因继发感染引起败血症而危及生命。

【护理评估】

(一) 健康史

1. 常见原因　引起老年人压疮的常见原因如下。

(1) 物理力的联合作用:压疮发生的直接原因。造成压疮的主要力学因素是压力、摩擦力和剪切力,压力使毛细血管受到压迫,而摩擦力和剪切力则可造成组织撕裂伤,损伤血管。压疮通常是多种力联合作用的结果。

(2)理化因素刺激:老年人皮肤经常受到汗液、尿液、粪便、渗出液等的浸渍,角质层被破坏,皮肤抵抗力下降,易破溃和感染。

(3)机体营养不良:常见于极度消瘦、年老体弱、水肿、恶病质等老年患者。

2. 诱发压疮的危险因素

(1)活动受限:活动障碍、极度无力、无法自行翻身的老年人无法自行改变体位来缓解压力,造成局部组织长期受压。

(2)感受能力下降:某些疾病如意识障碍、脑出血、老年痴呆、糖尿病等患者,由于感觉功能降低,对皮肤摩擦、疼痛、异物等不敏感,皮肤破溃的可能性增加。

(3)应用矫形器械:石膏固定和牵引限制了老年患者身体或肢体的活动,加上固定过久或肢体有水肿,造成血液循环障碍,发生压疮。

(4)药物影响:镇静药、催眠药致老年人嗜睡、活动减少;镇静药使老年人的感受性降低;类固醇类抗炎药物干扰了组织对压力性损伤的炎症反应等。

(5)理化因素刺激:使皮肤保护能力下降,易发生破溃和感染。

(6)其他:营养不良、肥胖、水肿等患者容易发生压疮。

(二)身体状况

压疮依其发展过程和轻重程度不同,可分为以下三期。

1. 淤血红润期 本期为压疮的初期。受压部位出现暂时性的血液循环障碍,表现为红、肿、热、麻木或有触痛,解除压力 30 min 后,皮肤颜色仍不能恢复至正常,其损伤限于表皮,为可逆性改变,若能及时去除原因,即可阻止进一步发展。

2. 炎性浸润期 红肿部位若继续受压,血液循环得不到改善,局部淤血,红肿向外浸润、扩大,皮肤表面呈紫红色,皮下出现硬结节;皮肤因水肿而变薄,并有炎性渗出,形成大小不等的水疱,易破溃,有痛感。

3. 溃疡期 静脉回流严重受阻,导致局部血栓形成,组织缺血缺氧。轻者即浅度溃疡期,表皮水疱扩大、破溃,创面有黄色渗出液,感染后表面有脓液覆盖,浅层组织坏死,形成溃疡,疼痛加剧;重者即溃疡坏死期,坏死组织边缘呈黑色,脓性分泌物增多,有臭味,若感染得不到控制,继续向周围及深部组织扩展,可达肌层和骨骼,严重的可引起脓毒血症,危及患者性命。

(三)心理-社会状态

老年人由于疾病长期卧床,感到自卑、孤独、苦闷,并发压疮时,患者消极的情绪会加剧,觉得自己拖累了家人,加重了家庭的经济负担,甚至会出现自杀行为。

【相关的护理问题】

1. 皮肤完整性受损 与长期卧床、局部皮肤受压及营养不良有关。

2. 知识缺乏 缺乏压疮防治知识。

【护理目标】

无压疮发生或已发生的压疮得到控制,患者及家属获得预防压疮的知识和技能。

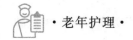

【护理措施】

压疮发生后,应在积极治疗原发疾病的同时,增加老年人的营养摄入(给予高蛋白、高维生素饮食),并加强受压部位的护理。

1. 淤血红润期的护理 去除病因,增加翻身次数,避免摩擦力和剪切力,也可通过红外线照射,促进血液循环。因局部皮肤已受损,故不提倡局部按摩,以免造成皮肤的进一步损伤。

2. 炎性浸润期的护理 保护皮肤,避免破溃,避免感染。小水疱减少摩擦,促其自行吸收;大水疱可用注射器在无菌操作下抽出疱内液体,涂消毒液后,用无菌敷料包扎;同时配合使用红外线照射,促进局部血液循环。

3. 溃疡期的护理 解除压迫,清洁创面,去腐生新,促进愈合。

(1)浅度溃疡期:清洁创面后用外科换药法处理,也可用透气保湿薄膜、敷料覆盖创面,使创面逐渐愈合,或用红外线照射创面。

(2)溃疡坏死期:清除坏死组织后,用无菌等渗盐水或呋喃西林溶液清洗创面,保持引流通畅;对溃疡较深引流不畅者,则用3%过氧化氢溶液清洗,抑制厌氧菌生长;也可对感染创面做细菌培养及药敏试验,根据结果选择药物;对大面积压疮或久治不愈者可考虑手术清除坏死组织,行皮瓣移植,促使伤口愈合。另外,高压氧疗、高频电疗、直流电药物离子导入等也是近年来治疗压疮的常用方法。

【护理评价】

患者无压疮发生或已经发生的压疮得到控制;患者及家属获得预防压疮的知识和技能。

小 结

1. 压疮是身体局部组织长期受压,血液循环受到阻碍,不能适当供给皮肤和皮下组织所需的营养,以致局部组织失去正常功能而形成的溃烂和组织坏死,又称压力性溃疡。

2. 物理力的联合作用是压疮发生的直接原因。压疮多发生于经常受压和无肌肉包裹或肌肉层较薄、缺乏脂肪组织保护的骨隆突处,以骶尾部最为多见。

3. 压疮依其发展过程和轻重程度不同分为三期,即淤血红润期、炎性浸润期和溃疡期。

第三节 骨 折

骨折是指骨的完整性或连续性中断,可发生在任何年龄和身体的任何部位。老年人骨折多见于骨骼的退行性病变、暴力、创伤和骨骼疾病。骨折是老年人常见的损伤。

【护理评估】

(一)健康史

老年人由于骨质疏松、肌肉及神经系统的兴奋性减低、耐力下降,偶尔的跌倒即可导致骨折。老年人的骨细胞与其他组织细胞同时老化,使骨的新陈代谢缓慢,骨的修复与再生能力逐渐减弱,骨折的愈合及功能恢复较慢,且易致畸形愈合,故易遗留后遗症。

1. 一般情况 了解老年患者的日常饮食结构,有无酗酒及运动爱好等。

2. 受伤情况 了解老年患者受伤的部位、时间及受伤时的体位和环境,外力作用的方式、方向与性质,伤后患者功能障碍及伤情发展情况、急救处理经过等。

3. 既往病史 既往病史有助于判断骨折的相关因素及愈合,如患者有无骨质疏松、骨肿瘤史或骨折和手术史,尤其老年人发生骨折与骨质疏松有密切关系。

4. 服药史 老年患者近期有无服用激素类药物及药物过敏史。

(二)身体状况

1. 全身表现 骨折常伴有其他合并损伤,如头部、胸部、腹部及泌尿系统的损伤等。评估患者意识、体温、脉搏、呼吸、血压等情况,观察患者有无脉搏加快、脉弱、皮肤湿冷、呼吸浅快、血压下降、尿少、意识障碍等低血容量性休克的症状。

2. 骨折部位

(1)了解有无出血、肿胀、触痛或被动伸指(趾)疼痛、畸形、内旋或外旋、肢体缩短等。

(2)了解患肢的活动或关节活动范围,有无异常活动、骨擦音、活动障碍等。

(3)了解皮肤完整性,皮肤有无挫伤、淤斑或皮下血肿等;了解开放性损伤的范围、程度和污染情况,破损处是否与骨折处相通。

(4)了解末梢感觉和循环情况,如骨折远端肢体的皮温、有无感觉异常、毛细血管再充盈时间、有无脉搏减弱或消失等。

(三)心理-社会状况

患者的心理状况取决于损伤的范围和程度,尤其是老年人由于发生骨折所形成的心理压力可影响患者与家庭成员的心理状况和相互关系,故应评估患者和家属的心理状况、家庭经济情况及社会支持系统。

(四)辅助检查

通过影像学检查,明确骨折的部位和程度,以助判断病情和预后。

【相关的护理问题】

1. 躯体移动障碍 与骨和软组织创伤、石膏固定不当有关。

2. 疼痛 与骨折、软组织损伤、肌痉挛和水肿有关。

3. 有感染的危险 与组织损伤、开放性骨折、牵引或应用外固定架有关。

4. 潜在并发症 肌萎缩、关节僵硬及深静脉血栓形成。

【护理目标】

患者能在他人的帮助下或借助助行器进行适当的活动,疼痛逐渐减轻直至消失,未发生骨或软组织感染。

【护理措施】

(一)促进神经和循环功能的恢复

1. 预防和纠正休克 根据医嘱输液、输血;及时处理出血,保持血压在正常范围内。

2. 保暖 注意室温和躯体保暖,以改善微循环。

3. 取合适体位,促进静脉回流 根据骨折的部位、程度、治疗方式和是否合并其他损伤等采取不同的体位。休克患者取平卧位;患肢肿胀时,遵医嘱用枕头或悬吊牵引抬高患肢,使之高于心脏水平,以促进静脉回流和减轻水肿。

4. 加强观察 观察患者的意识、体温、脉搏、血压、呼吸、尿量和末梢循环,如毛细血管再充盈时间、患肢骨折远端脉搏情况、皮温和色泽、有无肿胀及感觉和运动障碍。

（二）减轻疼痛

应根据疼痛原因,采取相应的措施。①药物镇痛:按医嘱给予镇痛药物并注意观察药物效果及不良反应。②物理方法止痛:可用局部冷敷、抬高患肢等方法减轻患肢水肿,起到减轻疼痛的作用。热疗和按摩可减轻肌痉挛引起的疼痛。

（三）预防感染

1. 监测患者有无感染症状和体征 定时测量患者的体温和脉搏。若体温升高、脉搏加快,常提示有感染发生。若骨折处疼痛减轻后又进行性加重或呈搏动性疼痛,皮肤红、肿、热,伤口有脓液渗出或有异味时,应及时报告医生。

2. 伤口护理 严格按照无菌技术清洁伤口和更换敷料,保持敷料干燥。

3. 合理应用抗菌药物 遵医嘱及时使用抗菌药物,注意观察疗效及药物不良反应。

4. 体位 无禁忌证者可经常变更卧姿,预防压疮和坠积性肺炎的发生。

（四）指导功能锻炼

早期功能锻炼可增加肢体活动性和预防并发症,有助于损伤部位功能的恢复。老年人常使用助行器,以提供支持和保持平衡。

【护理评价】

患者能在他人的帮助下或借助助行器进行适当的躯体活动;疼痛逐渐减轻或消失;未发生骨或软组织感染。

小 结

1. 骨折是指骨的完整性或连续性中断。老年人骨折多见于骨骼的退行性病变、暴力、创伤和骨骼疾病。

2. 老年人骨的修复与再生能力逐渐减弱,骨折的愈合及功能恢复较慢,且易致畸形愈合,故易遗留后遗症。

3. 骨折的护理措施有促进神经和循环功能的恢复、减轻疼痛、预防感染、指导功能锻炼。

第四节　皮肤瘙痒

老年皮肤瘙痒是临床上常见的皮肤病之一,分为全身性和局限性两种,多见于 60 岁以上的老年人。局限性皮肤瘙痒发生于身体的某一部位,常见的有肛门瘙痒、阴囊瘙痒、头部瘙痒、女性外阴瘙痒等。

【护理评估】

（一）健康史

随着年龄的增长,皮肤可出现一系列的老化表现,皮肤的老化改变严重影响了皮肤的生理功能。老年人皮脂腺萎缩,皮脂分泌减少,使皮肤表面干燥、粗糙、无光泽甚至脱屑。

汗腺萎缩,小汗腺中常有空泡形成,大汗腺中糖原含量减少且失去正常功能特征,导致皮肤干燥,使皮肤易受周围环境冷热变化的刺激,容易诱发皮肤瘙痒。皮肤瘙痒还与老年人的生活习惯有关,有的老年人爱用很烫的热水洗澡,而且洗澡次数过于频繁,再加上使用碱性大的肥皂或药皂,使本来干燥的皮肤愈发丢失水分。另外,皮肤瘙痒与某些疾病的发生有关,如糖尿病、肝病、肾病,同时也与外界因素的刺激有关,如寒冷、湿热、变应原、穿化纤衣物等。

（二）身体状况

全身性皮肤瘙痒典型的表现是大腿发痒,逐渐蔓延至小腿,乃至全身,以躯干最明显,常发生在寒冷的冬季。皮肤瘙痒不断搔抓可使皮肤增厚,皮肤增厚后反过来加重皮肤瘙痒,因此会形成越抓越痒、越痒越抓的恶性循环,直至导致局部出血。由于剧烈瘙痒不断搔抓,可以出现抓痕、血痂或条状抓伤,有时有湿疹样改变、苔藓样变或色素沉着。抓伤的皮肤容易感染而发生疖肿或毛囊炎。

（三）心理-社会状态

由于皮肤受损,严重影响老年人的外观及正常的生活,常表现为不愿与人交往,极少出门,甚至出现抑郁、悲观的消极心理。

（四）辅助检查

皮肤专科检查:主要是免疫生化检查,包括过敏试验、致敏试验等,有助于明确诊断。

【相关的护理问题】

1. 皮肤完整性受损 与瘙痒引起的皮损有关。

2. 社交障碍 与皮损引起的外观改变有关。

【护理目标】

患者皮肤瘙痒症状缓解,皮损程度减轻;患者与外界的交流、接触增多。

【护理措施】

（一）一般护理

1. 居室环境 居室空气干燥会引起皮肤水分的蒸发,加重皮肤瘙痒,尤其在冬季。一般情况下,室内温度以 24~25 ℃为宜。为了避免室内空气干燥,应当设法提高室内湿度,在室内放置几盆清水,可以有一定的加湿作用。

2. 衣物穿着 内衣最好选择天然织物,如纯棉、蚕丝、棉麻、丝麻等制品,以减少对皮肤的刺激。新买的内衣洗涤之后再穿,以免残留有害物质对皮肤刺激引发瘙痒。

3. 饮食护理 以低脂、高维生素、清淡食物为主,多吃新鲜的水果和蔬菜,也可吃一些芝麻、黄豆、花生、杏仁等。少饮浓茶、咖啡,少吃牛肉、羊肉、葱、姜、蒜等辛辣刺激性食物和海鲜。

（二）皮肤护理

洗澡水过热、碱性肥皂、用力搓洗都会加重皮肤瘙痒。因此,老年人在冬季应减少洗澡的次数,每周一次。水温不宜太高,洗浴时间不可太久。洗浴时尽量少用浴液和肥皂,洗浴后可全身涂抹保湿锁水的浴后乳液。平时根据自己皮肤的干燥程度,每天在容易瘙痒的部位涂抹含有止痒成分的润肤剂以保持皮肤的润泽度,局部瘙痒剧烈者可用高锰酸钾溶液清洗,症状严重者需及时就医。

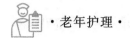

（三）心理护理

耐心、详细地向患者和家属解释皮肤瘙痒的原因和防治知识。对悲观、抑郁的老年人，应多关心，多开导，使他们了解到这是机体在退化过程中容易出现的问题，积极处理可以减轻瘙痒的症状。

（四）健康指导

（1）生活规律，早睡早起，适当锻炼。精神放松，避免恼怒和忧虑。及时增减衣服，避免冷、热刺激。

（2）科学洗澡，适量适度。

（3）戒烟、酒、咖啡、浓茶，避免辛辣刺激性食物，饮食中适当增加不饱和脂肪酸。

（4）勤换内衣，内衣以棉质为宜，应宽松舒适，避免摩擦。

（5）皮肤瘙痒者及时治疗，避免症状加重。

【护理评价】

患者皮肤瘙痒症状减轻或消失；患者与外界接触、交流增多。

小　结

1. 老年人全身性皮肤瘙痒的典型表现是大腿发痒，逐渐蔓延至小腿，乃至全身，以躯干最明显，常发生在寒冷的冬季。

2. 皮肤护理：老年人在冬季应减少洗澡的次数，每周一次。水温不宜太高，洗浴时间不可太久；洗浴时尽量少用浴液和肥皂，洗浴后可全身涂抹保湿锁水的浴后乳液；每天在容易瘙痒的部位涂抹含有止痒成分的润肤剂以保持皮肤的润泽度。

第五节　听力障碍

随着年龄的增长，感觉功能逐渐老化，其中听觉变化较大。听觉系统衰老引起的听觉功能障碍，称为老年性聋，表现为老年人特有的双耳缓进性感音神经性聋。随着我国人口老龄化的发展，老年性聋的发病率也在增加，严重影响了老年人的日常生活。因此，认识老年性聋，有针对性地为老年人提供帮助，有利于提高老年人的生活质量。

【护理评估】

（一）健康史

衰老是引起老年性聋的主要因素，而个体所处的环境因素和社会因素与老年性聋的发生也密切相关。

1. 疾病影响　高血压、冠心病、高脂血症、糖尿病等慢性病均可促使听觉感受器和（或）蜗后听神经系统受损，加速老年性聋的发生与发展。

2. 药物影响　链霉素、庆大霉素、卡那霉素、多黏菌素、万古霉素、奎宁、阿司匹林等药物，对听神经均有毒性作用。

3. 噪声接触情况　询问有无噪声接触史。长期接触高分贝的噪声可引起血流改变或缺血，使听觉器官供血不足而致聋。

4. 其他　了解老年人有无烟、酒嗜好，有无耳硬化病、中耳炎等病史。

（二）身体状况

患者多在中年以后出现原因不明的双侧对称性进行性听力下降，以高频听力下降为主。对低声的语言不易听清，对高音又感到刺耳不能耐受，称为重振现象，多伴有高频性耳鸣。体格检查应注意观察耳道有无充血、肿胀、栓塞及鼓膜是否完好，检查听力以明确传音性耳聋或感音性耳聋。

（三）心理-社会状况

由于听力进行性下降，老年人社交能力降低，容易出现孤独、焦虑、抑郁、反应迟钝等心理活动改变。

（四）辅助检查

通过纯音听力检测得到的听力图可以了解患者的听力损伤情况，测得的数值可为佩戴助听器提供参考。

【相关的护理问题】

1. 感知改变：听觉减退 与血供减少、听神经退行性改变有关。

2. 语言沟通障碍 与听力下降有关。

3. 有受伤的危险 与听力下降有关。

【护理目标】

老年人能说出影响听力的相关因素及危害性，积极配合治疗，听力下降的速度延缓；老年人语言沟通能力得到改善；老年人学会了各种防护措施，未发生任何伤害。

【护理措施】

（一）一般护理

1. 合理膳食 饮食要清淡，减少脂类食物特别是动物脂肪的摄入，少食过甜、过咸食物，多吃新鲜蔬菜和水果。

2. 戒烟、戒酒 烟、酒对听神经均有毒害作用，尤其是烟草中的尼古丁进入血液，使小血管痉挛，血流缓慢，黏度增加，内耳供血不足。

3. 局部按摩 教会老年人用手掌和手指按压耳朵，手指环揉耳屏，每日 3～4 次，以增加耳膜活动，促进局部血液循环。

（二）创建良好的交谈环境和方式

与有听力障碍的老年人交谈时，环境要安静，发音要清楚，语速要慢，不要高声喊叫。对老年人不理解的语言要耐心解释，合理运用非语言沟通技巧如触摸，以表示对老年人的热情和关爱。

（三）心理护理

充分理解老年人因听力减退而产生的不良情绪和行为，加强与老年人的沟通，帮助老年人接受听力减退的现实，寻找积极的生活方式，促进心理健康。

（四）健康指导

老年性聋主要是因听觉器官不可逆的退行性变化所致，但对各种外因采取积极的预防措施可延缓老年性聋的发生与发展。

1. 疾病知识指导 积极治疗高血压、冠心病、动脉硬化、高脂血症、糖尿病等常见的老年性疾病。避免使用氨基糖苷类抗生素、奎宁等耳毒性药物。噪声可使听觉疲劳,导致内耳的微毛细血管处于痉挛状态,内耳供血减少,听力下降。因此,应指导老年人避免长时间接触噪声,看电视、戴耳机听音乐时不宜将音量放得过大,避开鞭炮声、强烈的锣鼓声等。

2. 生活指导 多吃新鲜蔬菜和水果,戒烟酒。适当运动,运动能够促进全身血液循环,改善内耳的血液供应。平时多参加力所能及的锻炼,如散步、慢跑、打太极拳等。

3. 助听器使用指导 助听器是一种提高声音强度的装置,有助于某些听力减退的患者充分利用残余听力。应指导老年人合理选择和正确使用助听器。

(1)佩戴助听器的适应证:选择助听器前,须经专业医生全面检查,根据听力损害程度,选择合适助听器。一般情况下,具有中度至重度感音神经性聋、精神及身体状况较好、语言分辨率较高的老年人适合佩戴助听器。

(2)佩戴时间及调整:佩戴助听器要有一个适应过程,需 3～5 个月。开始音量尽量小,使用 2～3 个月后重新调整音量和各种控制装置。初始阶段每天戴 1～2 h,几天后逐渐延长佩戴时间,待完全适应后再整天佩戴。

(3)对话训练:开始时,先在安静环境中训练听自己的声音,适应后练习听电视或收音机播音员的讲话,逐步收听其他节目,适应后训练与他人对话。开始要在安静环境下一对一讲话,适应后进入较多人的环境中练习,最后练习在嘈杂环境下与较多人说话。

【护理评价】

老年人能避免听力减退的因素,积极配合治疗相关慢性疾病,症状得到控制,正确使用助听器,能进行有效的沟通。

小 结

1. 听觉系统衰老引起的听觉功能障碍,称为老年性聋,表现为老年人特有的双耳缓进性感音神经性聋。

2. 衰老是引起老年性聋的主要因素,而个体所处的环境因素和社会因素与老年性聋的发生也密切相关,如疾病、药物、噪声接触等。

3. 老年性聋的特点为原因不明的双侧对称性进行性听力下降,以高频听力下降为主。对低声的语言不易听清,对高音又感到刺耳不能耐受,称为重振现象。

4. 指导老年人合理选择和正确使用助听器:佩戴助听器的适应证、佩戴时间及调整、对话训练。

第六节 视 觉 障 碍

随着年龄的增大,视觉系统逐渐老化,而视觉功能出现减退。老年人因晶状体逐渐失去弹性、调节能力减退而出现老视,主要表现为视力尤其是近视力下降。老年性白内障、青光眼和老年性黄斑变性等均为影响老年人视力的常见疾病。糖尿病、心血管疾病等可影响眼的血液供应,加重或促使视觉功能的进一步下降。

【护理评估】

(一)健康史

1. 视觉功能的变化 询问老年人有无视力改变或视力减弱、头痛或眼睛疲倦,发作的程度、部位、时间及特点;是否有视物的精细感下降、暗适应能力下降和视野缩小。

2. 疾病情况 了解有无全身性疾病如糖尿病、高血压等,有无眼科疾病如老年性白内障、青光眼、老年性黄斑变性等病史,经常使用眼镜的老年人最近一次眼睛检查及验光后重新配镜的时间。

(二)身体状况

老视主要表现为视近物困难,在光线不足的情况下更为明显,对颜色的辨别能力较差;老年性白内障呈无痛性、渐进性视力下降;青光眼患者出现眼压增高,视野缺损,视力下降。

(三)心理-社会状况

由于视觉功能的改变,影响老年人的日常生活,佩戴眼镜的老年人去镜后视物不清,易出现焦虑。视力减退使老年人自信心降低,甚至产生消极、悲观情绪。

(四)辅助检查

1. 视力和视野检查 了解老年人的屈光状态和有无视野缺损情况。

2. 眼底镜检查 分辨各种眼疾,如白内障、视神经萎缩、青光眼、老年性黄斑变性、视网膜中央静脉阻塞等。

3. 其他 眼压、色觉和眼球运动等检查。

【相关的护理问题】

1. 感知改变:视觉减退 与视觉器官退化、白内障、青光眼、糖尿病性视网膜病变、老年性黄斑变性有关。

2. 有受伤的危险 与视力减退有关。

3. 社交障碍 与视力减退有关。

【护理目标】

老年人能够描述视觉改变的表现,并采取有效措施延缓视力减退、减少视力减退对日常生活的影响;老年人学会各种防护措施,未发生任何损伤;老年人能克服视力减退带来的不便,参加力所能及的社会活动。

【护理措施】

(一)一般护理

1. 环境 为老年人创造一个安全、有序的生活环境。老年人生活环境中的物品放置要相对固定,使用的物品应简单、特征性强。居室温度、湿度适宜,阳光要充足,但应避免强光直接照射。

2. 饮食 给予清淡、低脂饮食。多食含维生素丰富的水果、蔬菜及酵母、豌豆、麦芽、花生、牛奶、鱼类等食品。每日的饮水量(包括食物中所含的水)达到 2500 mL,对于患青光眼的老年人,为防止眼压升高,每次饮水量应为 200 mL,间隔时间应为 1~2 h。

3. 休息和活动 保证充足的睡眠,适当活动,劳逸结合。外出活动安排在白天进行。

(二)保护视力

老年人在暗淡的照明或刺眼的强光下都会感到视物困难,故尽量不要长时间在昏暗环境中阅读和工作。在室外阳光下活动时,须戴有檐帽或使用遮阳伞,或戴有色眼镜。看书报、电视的时间不宜过长,阅读材料应印刷清晰、字体较大,最好选用淡黄色纸张的书来阅

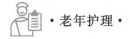

读,避免反光。

（三）手术护理

白内障、闭角型青光眼患者均应采用手术治疗,做好术前准备和术后护理。术后不要用力挤眼,避免重体力活动,保持大便通畅。术后佩戴金属或塑料保护眼罩,以免误伤手术眼。

（四）心理护理

帮助老年人消除焦虑心理,减轻对其恐惧感,避免情绪过度激动,保持良好的精神状态,以提高机体抗病能力。

（五）健康指导

1. 积极治疗相关疾病　包括与视觉功能改变有关的全身性慢性疾病和眼科疾病。

2. 滴眼剂使用指导　使用滴眼剂前应检查有无浑浊、沉淀,是否过期。正确的滴眼剂使用方法如下:洗净双手,用示指和拇指分开眼睑,眼睛向上看,将滴眼剂滴在下穹窿内,闭眼,再用示指和拇指提起上眼睑,使滴眼剂均匀地分布在整个结膜腔内。滴药时注意滴管不可触及角膜。

3. 配镜指导　配镜前先要验光,确定有无近视、远视和散光,再确定配镜度数。老视程度随年龄增大而增加,应指导老年人及时配镜,帮助其选择合适的镜架和镜片。戴眼镜工作或看书一般应在1 h左右取下眼镜,在窗前远眺,消除眼的疲劳,避免老视加重。戴镜后若出现头痛、头晕、视物不清,可能与戴镜时间过长或度数不当有关,应及时予以处理。

4. 定期眼科检查　对近期自觉视力减退或眼球胀痛伴头痛的老年人,应立即做眼科检查。对患糖尿病、心血管疾病的老年人,应每半年检查一次。对于无糖尿病、心血管疾病病史和家族史,且近期无自觉视力减退的年龄大于65岁的老年人,应每年检查一次。以明确视力下降程度,帮助老年人制订生活计划。

【护理评价】

老年人能积极配合治疗与视觉功能减退有关的各种慢性疾病和眼科疾病,定期接受眼科检查,正确验光配镜,视力得到改善。

小　结

1. 老视是指老年人因晶状体逐渐失去弹性、调节能力减退引起的视力尤其是近视力下降。

2. 老年性白内障、青光眼和老年性黄斑变性等均为影响老年人视力的常见疾病。

3. 护理措施有一般护理、保护视力、手术护理、心理护理和健康指导等。配镜前先要验光,确定有无近视、远视和散光,再确定配镜度数。

第七节　受　虐　待

随着生理的自然衰老和社会角色的变化,老年人成为社会中的弱势群体。我国进入经济体制转轨时期,核心家庭日益增多,使家庭养老模式受到冲击,社会上出现了重小轻老、淡漠老年人、远离老年人的现象,老年人最容易受虐待和被忽视。

老年人受虐待是指老年人受到家属或其他人精神或肉体上的摧残折磨,身心健康明显受损的现象。虐待行为给老年人的身心健康造成了长期的影响,有可能导致如下情况:①身体受到伤害甚至造成终身伤残;②药物及酒精依赖;③免疫功能下降;④慢性进食紊乱和营养不良;⑤自伤或自我疏忽;⑥患抑郁症;⑦焦虑和恐惧;⑧自杀倾向;⑨死亡。虐待可能发生在任何一位老年人身上,而且常常是自己的亲人施虐,施虐者可能是丈夫、妻子、子女、家人、护理人员或朋友。

【护理评估】

（一）健康史

1. 受虐待的危险因素　①老年人高龄,身体虚弱,自理缺陷,患慢性病,认知障碍,经济或生活、情感依赖于照顾者等;②家属及照顾者的压力、酒精依赖、药物成瘾和受暴力伤害史等。

2. 常见的虐待行为

（1）生理虐待:使用暴力而造成老年人身体受伤、残障,包括使用或不使用工具的殴打、袭击、推撞、猛摇、捆、踢、捏、烧伤等。

（2）精神虐待:最常见,通过威胁、恐吓、侮辱、孤立等语言或非语言的虐待行为,造成老年人精神上和感情上的创伤、痛苦、恐惧的行为。精神虐待具有隐蔽性的特点,容易被人们忽视,有着肉体损伤无以比拟的杀伤力,西方心理学家将其称为看不见的灾难。

（3）经济虐待:未经认可或授权而使用和占有老年人的金钱、财产的行为,或不承担对老年人的经济赡养责任的行为。

（4）忽视:蓄意或非蓄意地对老年人拒绝或未能履行任何应尽义务的行为,主要表现为不给老年人提供适当的食物、舒适的住所、良好的保健、必要的辅助用品;不准其与外人交往,拒绝老年人的求助等。根据照顾者的动机,可将忽视分为主动忽视和被动忽视。

（5）性虐待:对老年人实施性骚扰、性侵犯或强迫性的性行为。其主要表现形式有向老年人暴露性器官、强奸、异物插入、猥亵老年人、迫使老年人观看淫秽录像等。对已丧失表示意向能力的老年人进行性接触也是性虐待。

（6）自我疏忽:老年人以自我为对象,故意采取某些行为损害自己的健康或使自己处于不安全的境地。自我疏忽是对绝望、压力、失望或焦虑的反应,可能产生自杀倾向。

（二）身体状况

老年人受虐可表现为皮肤损伤（如抓痕、鞭痕、青肿等）、营养不良和脱水表现、卫生状况差、粪尿污染或全身不清洁情况等。

（三）心理-社会状况

受虐待老年人常出现焦虑、抑郁、羞愧、恐惧、愤怒、无助感、有罪感等心理反应。

（四）辅助检查

摄 X 线片确定有无骨折,血生化检查判断有无营养不良和水、电解质紊乱。

【相关的护理问题】

1. 有受伤的危险　与施暴者采用暴力手段有关。

2. 个人应对无效　与老年人体弱、无力寻求帮助、受伤害时无法照顾自己有关。

3. 照顾者角色困难　与老年人自理缺陷需要长期照顾、照顾者压力大有关。

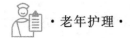

【护理目标】

老年人未受到暴力伤害;老年人能积极有效应对,积极寻求社会支持;照顾者学会缓解压力,不再对老年人施虐。

【护理措施】

(一) 预防受虐

不要与酗酒、药物成瘾、有暴力行为、严重精神病等有施虐危险的人员同住,处理好自己的钱财等。积极参与社会或社区组织的各项活动,广交朋友,并经常邀请亲朋好友来家聊天或做客,建立长期友好关系,以便受虐待时能及时寻求帮助。

(二) 增强老年人维护自我权益的意识

帮助老年人提高自信心,认识并实现自身价值。受虐待或怀疑受虐待时要告诉自己所信任的人,如家庭成员、朋友、同事或邻居。如果受了伤,在看医生时告诉医生、护士受伤的真实情况。如果担心自己的金钱或财产被掠夺,可向律师、街道居委会、村委会、老干部处求救,可提前立好遗嘱,并定期检查。不随意签署未经信任者查阅过的文件。

(三) 呼吁全社会关注老年人受虐待问题

1. 正确认识受虐待问题 积极开展公共教育活动,宣传相关法律,使全社会成员重视虐待老年人问题的严重性和危害性。

2. 向老年人提供帮助 相关机构和政府应为受虐待的老年人提供法律咨询、经济支持、医疗保健和经过培训的照顾者。对酒精或药物成瘾者提供治疗,以减少施虐的危险性。

3. 教育家属和照顾者尊重、关心老年人 照顾老年人是每个人应尽的义务。作为子女要勇于承担对老年人经济上、生活上和精神上的赡养。照顾者因长期照顾老年人,且得不到适当的支持,容易导致身心疲惫,有可能成为施虐者,护士不要一味谴责照顾者,而应以同情和关怀的态度,指导其积极调整心态、消除其身心应激的措施,减轻因照顾老年人而导致的身心压力。同时要帮助老年人积极进行康复训练,提高生活自理能力,减少对照顾者的依赖性。

(四) 及时上报,护理干预

虐待是一个敏感的问题,护士在判断时宜持谨慎态度。一旦怀疑老年人受虐待,要认真了解情况,收集可能作为受虐待的证据,做好详细记录,及时向有关机构汇报。为保护隐私,上报需征得老年人的同意,且老年人有权拒绝帮助。当老年人有判断能力时,应让其亲自选择、参与、决定干预措施。对每一个受虐待的老年人都应做好随访工作。

【护理评价】

老年人及其家属能积极预防受虐待的发生,老年人未受到虐待;老年人能主动寻求社会帮助;照顾者的压力减轻。

小 结

1. 老年人受虐待是指老年人受到家属或其他人精神或肉体上的摧残折磨,身心健康明显受损的现象。

2. 受虐待的危险因素如下:①老年人高龄,身体虚弱,自理缺陷,患慢性病,认知障碍,经济或生活、情感依赖于照顾者等;②家属及照顾者的压力、酒精依赖、药物成瘾和受暴力伤害史等。

3. 常见的虐待行为有生理虐待、精神虐待、经济虐待、忽视、性虐待、自我疏忽,其中精神虐待最常见。

■ 路 艳 ■

模拟试题

A₁型题

1. 关于跌倒的预防措施以下哪项是正确的?( )
   A. 居室地面光滑 　　　　　　　　　B. 转换体位时速度要快
   C. 过量饮酒 　　　　　　　　　　　D. 能不吃药就不吃药
   E. 平衡功能差的老年人使用助步器

2. 发生压疮的最主要原因是( )。
   A. 局部组织受压过久 　　　　　　　B. 病原微生物侵入皮肤
   C. 机体营养不良 　　　　　　　　　D. 用夹板时衬垫不平
   E. 皮肤受潮湿、摩擦刺激

3. 压疮淤血红润期的典型表现是( )。
   A. 受压皮肤呈紫红色 　　　　　　　B. 局部皮肤出现红、肿、热、痛
   C. 局部皮下产生硬结 　　　　　　　D. 皮肤上出现水疱
   E. 皮肤破损,有渗出液

4. 发生压疮的患者若病情许可,应给予的膳食是( )。
   A. 高蛋白质、高脂肪饮食 　　　　　B. 高碳水化合物、高维生素饮食
   C. 高蛋白质、高维生素饮食 　　　　D. 高碳水化合物、高脂肪饮食
   E. 高脂肪、高维生素饮食

5. 关于老年人骨折的护理措施,下列哪项除外?( )
   A. 注意保暖 　　　　　　　　　　　B. 避免伤口感染
   C. 减轻疼痛 　　　　　　　　　　　D. 观察患肢骨折远端脉搏情况
   E. 肿胀的患肢应抬高,与心脏同一水平

6. 老年人出现皮肤瘙痒的原因不包括( )。
   A. 皮脂分泌减少 　　　　　　　　　B. 汗腺萎缩
   C. 洗澡次数过于频繁 　　　　　　　D. 洗澡时未使用肥皂或药皂
   E. 与糖尿病、肝病等有关

7. 可引起听力障碍的药物是( )。
   A. 链霉素 　　　　　B. 红霉素 　　　　　C. 青霉素
   D. 氧氟沙星 　　　　E. 氯霉素

8. 老年人视觉障碍最常见的原因是( )。
   A. 老视 　　　　　　B. 老年性白内障 　　　C. 青光眼
   D. 老年性黄斑变性 　E. 糖尿病

9. 老年人最常见的受虐待行为是（　　　）。

A. 生理虐待 　　　　　　B. 精神虐待 　　　　　　C. 经济虐待

D. 忽视与自我疏忽 　　　E. 性虐待

A₂型题

10. 患者，女，67岁，既往有高血压病史。服用降压药物后半小时在厕所排尿时跌倒，无意识障碍和肢体活动障碍。怀疑其跌倒是由以下哪个因素造成？（　　　）

A. 脑供血不足 　　　　　B. 脑血管疾病 　　　　　C. 血糖升高

D. 体位性低血压 　　　　E. 厕所地面光滑

11. 患者，男，75岁。近2年来，双耳听力明显下降，欲佩戴助听器，护士应指导（　　　）。

A. 自行购买助听器 　　　　　　　B. 初始阶段佩戴时间尽量延长

C. 开始音量尽量小 　　　　　　　D. 适应过程为2～3个月

E. 先在嘈杂环境中练习对话

第九章　老年人常见疾病的护理

学习目标

1. 掌握老年人常见疾病的概念与老年人患病的主要特点。
2. 熟悉老年人常见疾病的护理评估。
3. 掌握老年人常见疾病的护理措施。
4. 了解老年人常见疾病的护理诊断和护理目标。

老年病是指老年人发病率明显增高的疾病。由于衰老本身就是多种疾病的危险因素，故与年龄增长相关的疾病随着人口的老龄化逐年增多。据我国老年流行病学的研究结果显示，我国老年人前四位常见病依次为高血压、冠心病、脑血管病和恶性肿瘤；老年人死亡的主要原因依次为恶性肿瘤、心血管病、脑血管病及呼吸系统疾病。

老年人由于生理功能、代谢及形态结构均发生不同程度的变化，使老年人对体内外异常刺激的反应性、适应性、防御性及代偿能力均出现不同程度的减弱。因此，患病时往往与成年人表现不同。其主要特点如下：①临床表现不典型：由于老年人中枢神经系统的退行性改变，感受性下降，常常当疾病发展到严重的程度，也无明显临床症状，或仅表现为生活规律的变化，容易延误诊断与治疗。②多种疾病并存：老年人由于全身各系统生理功能不同程度地下降，防御功能及代偿功能降低，易同时患有多种疾病。有调查显示，65 岁以上老年人平均患 7 种疾病，最多者可达 25 种。③易发生并发症：常见的并发症有水和电解质紊乱、运动障碍、大小便失禁、压疮等。④起病隐匿、病程长、恢复慢，有时突然恶化。⑤老年人患病易发生意识障碍：老年期脑萎缩、神经系统功能减退，脑动脉硬化所致脑供血不足等，造成老年人患病时常以意识障碍为首发。

老年病的防治是老年保健的重要措施之一。本章重点介绍睡眠呼吸暂停综合征、老年性骨质疏松、老年退行性骨关节病、老年高血压、老年冠心病、老年期抑郁症、帕金森病及老年期痴呆等老年期常见疾病。

第一节　睡眠呼吸暂停综合征

睡眠呼吸暂停综合征(sleep apnea syndrome，SAS)又称睡眠呼吸暂停低通气综合征，

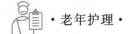

是一种由多种病因引起的常见呼吸功能障碍性疾病。它是影响老年人健康的重要问题之一,可造成严重的反复发作的睡眠时低氧血症和高碳酸血症,导致各系统器官功能改变。

呼吸暂停是指睡眠过程中口鼻呼吸气流完全停止 10 s 以上;低通气是指睡眠过程中呼吸气流强度(幅度)较基础水平降低 50% 以上,并伴有血氧饱和度较基础水平下降≥4%;低通气指数是指每小时睡眠时间内呼吸暂停加低通气的次数。

SAS 是指每晚 7 h 睡眠过程中呼吸暂停反复发作 30 次以上或者睡眠呼吸暂停低通气指数(AHI)≥5 次/h,并伴有缺氧、鼾声、白天嗜睡等症状的一种疾病。

SAS 好发于肥胖、老年人,常合并高血压、心肌梗死、脑卒中等,出现了这些严重的并发症时死亡率很高。因此,该病也被称为睡梦中的隐形杀手。据有关研究统计,在打鼾者中 20% 左右出现睡眠中的呼吸暂停,应该引起老年人的高度警惕。

【护理评估】

(一) 健康史

(1) 评估患者是否有心血管系统的症状,如心律失常、高血压等。

(2) 了解患者出现打鼾、憋气的时间、程度,患者白天有无嗜睡等。

(3) 评估患者鼻部是否有呼吸道阻塞性病变,如鼻中隔偏曲、鼻息肉、腺样体肥大、扁桃体肥大、鼻咽部肿瘤等。

(4) 评估是否有外伤、肿瘤、梗死等病史。

(5) 危险因素:SAS 的发病是一个渐进的过程,常常是几种病因共同起作用的结果,特别在体重增加、老年期、上呼吸道感染、心脏病、仰卧位睡眠、饮酒及服用安眠药等诱因下病情会明显加重。

① 年龄、性别:随着年龄增长发生率增加,其中男性明显多于女性,女性绝经后发生率有所增加。

② 肥胖:体重超过标准体重的 20%,容易发生 SAS。肥胖者舌体肥厚且软腭、悬雍垂和咽壁有过多的脂肪沉积易致气道堵塞,且肺的有效容积明显减少从而产生肥胖性肺换气不足。

③ 上呼吸道或颌面的异常:腭垂肥大粗长、鼻腔阻塞、舌根后坠、下颌后缩等。

④ 行为因素:大量饮酒、吸烟、经常服用镇静催眠类药物。

⑤ 疾病影响:甲状腺功能低下、肢端肥大症、垂体功能减退等。

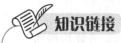 知识链接

体 重 指 数

2009 年 4 月卫生部发布了由卫生部疾病预防控制局审定的《保持健康体重知识要点》(以下简称《知识要点》)。这是新中国成立以来国家第一次向社会及媒体发布如何保持健康体重的权威信息。《知识要点》提出,健康体重是根据体重指数计算出来的。18 岁以上的成年人,体重指数在 18.5~23.9 属于正常,低于 18.5 属体重不足,24~27.9 属于超重,大于或等于 28 为肥胖。体重指数是世界公认的评定肥胖程度的分级方法。

计算公式:体重指数=体重(kg)/身高(m)^2。

（二）分型

1. 阻塞型睡眠呼吸暂停综合征（obstructive sleep apnea syndrome，OSAS） 在睡眠中因上气道阻塞引起呼吸暂停，表现为口、鼻气流消失，但胸腹呼吸动作依然存在，称为OSAS。临床上最常见，占40％～90％。OSAS主要见于肥胖者，可合并甲状腺功能低下、肢端肥大症，或扁桃体、增殖腺肥大及小颌等引起上气道狭窄的先天性和获得性异常。

2. 中枢型睡眠呼吸暂停综合征（central sleep apnea syndrome，CSAS） 口、鼻气流与胸腹呼吸运动同时停止，称为CSAS。CSAS主要由于呼吸中枢功能障碍或支配呼吸肌的神经和呼吸肌出现病变，虽然气道可能无堵塞，但呼吸肌不能正常工作导致呼吸停止，约占15％。

3. 混合型睡眠呼吸暂停综合征（mixed sleep apnea syndrome，MSAS） 上述两者并存，即一次性呼吸暂停过程中，开始出现中枢型呼吸暂停，继而出现阻塞型呼吸暂停，称为MSAS。

（三）特点

与中青年患者相比，老年人的SAS有以下特点。

1. 重症者较少，但危害性较大 老年SAS患者中，重度者较少，因而积极要求治疗者相对减少，但老年人的睡眠呼吸暂停对健康危害较大，因为老年人多合并全身性疾病，呼吸暂停引起的缺氧可以导致高血压、心脏缺血、心律失常，容易夜间死亡。

2. 临床表现以失眠多见 老年人的SAS以失眠为主要表现的较多，易误服安眠药治疗而加重病情。研究发现，65岁以上的老年人，失眠者较多，常服用安眠药物，易加重已经存在的睡眠呼吸暂停。长期睡眠呼吸暂停导致的明显缺氧、睡眠结构紊乱，可加剧记忆力减退及老年痴呆。

3. 智力、记忆力减退明显 老年人智力有所减退，本身就爱忘事，严重时可患老年痴呆，所以容易将SAS引起的一些神经、精神症状归于"老了，不中用了"，长期睡眠呼吸暂停导致的明显缺氧、睡眠紊乱在老年人的智力、记忆力减退中起了一定作用，已有研究表明，经过治疗，去除睡眠呼吸暂停后，他们的记忆力、反应灵活性均有所提高。

（四）身体状况

SAS患者的症状、体征主要来自上呼吸道狭窄、阻塞和由此造成的血氧饱和度下降。

1. OSAS 70％的患者属肥胖体型，主要临床表现如下。

（1）打鼾、憋气：打鼾是OSAS的特征性表现，患者鼾声很大，鼾声如雷，响度超过60 dB，严重影响他人睡眠。鼾声不规则，时而间断。打鼾与呼吸暂停间歇、交替出现，憋气后醒来。憋气与睡眠姿势有一定关系，早期病例憋气常在仰卧位发生，侧卧位减轻或消失。有些患者憋醒后常感头痛、心慌、胸闷或心前区不适。

（2）日间嗜睡：由于夜间睡眠质量不好，患者睡后仍不解乏，因而白天常嗜睡和困倦，特别是在安静的环境中患者可立即入睡，而无法控制，严重的患者在开会、工作、进食、与人交谈和看电视时也经常打瞌睡，甚至骑自行车时可因打瞌睡而摔倒受伤。

（3）睡眠中呼吸暂停发生异常行为和症状：部分患者睡眠呼吸暂停时间较长后，常惊醒，甚至突然坐起，大汗淋漓，有濒死感。在睡眠中常发生类似拍击样、震颤样四肢运动及梦游症、夜间遗尿症等。

（4）性格变化：急躁、压抑、精神错乱、幻觉、极度敏感、焦虑、沮丧、智力和记忆力减退以及性功能障碍等，严重者可伴发心血管系统和其他重要生命器官的疾病表现。

2. CSAS 患者多属正常体型，失眠、嗜睡少见。睡眠时经常觉醒，轻度、间歇性打鼾，伴抑郁，有轻微的性功能障碍。

3. 并发症

（1）呼吸衰竭，肺心病。

（2）意外事故，如驾车时打瞌睡致车祸。

（3）心血管症状：患者常表现为心律失常、高血压，严重者出现右心衰竭。

（五）辅助检查

1. 多导睡眠图仪（PSG）监测 PSG 监测是确诊本病的金标准。它不仅可判断其严重程度，还可全面定量评估患者的睡眠结构，睡眠中呼吸紊乱，血氧饱和度情况，以及心电、血压的变化。PSG 若借助食道压检测，还可与 CSAS 和 MSAS 相鉴别（图 9-1）。

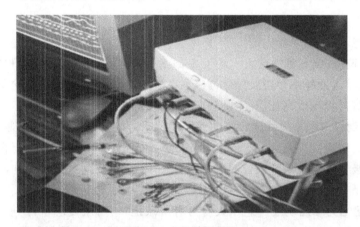

图 9-1 多导睡眠图仪

2. 上气道 CT 断层扫描、磁共振（MRI） 主要用于判断下颌形态、阻塞的部位等。

3. 内镜检查 如纤维喉镜或纤维支气管镜检查有助于明确病变部位及性质。

【相关的护理问题】

1. 睡眠型态紊乱 与反复出现呼吸暂停及觉醒有关。

2. 知识缺乏 缺乏 SAS 病因及防治等知识。

3. 潜在并发症 脑卒中、心肌梗死、呼吸衰竭、猝死等。

【护理目标】

患者打鼾情况减轻或消失；呼吸暂停次数减少，睡眠质量提高；能说出 SAS 的原因及预防措施。

【护理措施】

（一）一般护理

1. 避免促发或加重疾病的诱因 调整生活方式，加强锻炼，积极控制体重；养成良好的睡眠习惯，睡前避免饱食、饮酒、服用镇静剂，避免仰卧位睡眠姿势。

2. 加强睡眠过程监督，保持良好睡眠姿势 仰卧位时，舌根部向后坠缩，易引起呼吸困难。因此，睡眠姿势以侧卧位为主，多取右侧卧位。

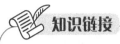

睡眠姿势与睡眠

　　睡眠姿势分为仰卧位、俯卧位、左侧卧位、右侧卧位四种。①仰卧位:会影响肌肉放松,还会不自觉地将手放在胸前,易致噩梦,且熟睡后舌根易下坠致呼吸不畅。②俯卧位:使胸部受压,影响心脏功能;同时长时间将头扭向一侧,易致颈肌疲劳或损伤,出现落枕。③左侧卧位:肌肉得到充分放松,但耳朵贴在枕头上,容易听到心的搏动声,影响睡眠。④右侧卧位:双腿微曲,脊柱略向前弯,全身自然放松。右手屈肘放枕前,左手自然放大腿上。这种姿势有利于心脏排血并减轻负担,有利于肝脏供血,促进新陈代谢。当然睡眠姿势是相对的,适宜的睡眠姿势应以自然、舒适、放松、不影响睡眠为原则。

（二）协助治疗

1. 控制原发病因　　通过手术治疗,减轻和消除气道阻塞,防止气道软组织塌陷。如:鼻息肉或鼻甲切除、扁桃体切除、舌体肥大可行舌成形术等;肺心病、糖尿病、心血管疾病者应积极治疗原发病。

2. 氧疗及药物治疗　　吸氧可减少呼吸暂停的次数,提高动脉氧饱和度,有利于减轻白天嗜睡、疲乏无力、胸闷等表现。鼻塞者可用麻黄素、滴鼻净等滴鼻。使用呼吸刺激剂:安宫黄体酮20～40 mg/次,3 次/天;乙酰唑胺250 mg/次,2～4 次/天。

3. 无创呼吸机治疗　　经鼻持续气道正压通气(CPAP),是治疗中、重度 SAS 常用的方法,也是目前治疗 OSAS 最有效的非手术治疗方法(图 9-2)。

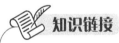

何为持续气道正压通气?

　　无创呼吸机有一个小型的空气压缩机装置,它通过一根软管与鼻面罩相连。患者入睡前,将面罩戴好并将机器打开,后者能送出一个柔和而稳定的正压气流,通过鼻腔进入咽部,气流的压力可以防止吸气时软组织的被动塌陷,并刺激颏舌肌的机械感受器,使气道张力增加,从而保持气道通畅。气流大小用 cmH_2O 来表示,其标准是经过睡眠呼吸监测后由医生决定的。持续气道正压通气可在家中长期进行,但一般患者难以长期坚持。在国外,特别是美国,大部分患者通过持续气道正压通气治疗,可以达到满意的治疗效果,而在国内,绝大部分医院由于认知问题,大部分患者的治疗方法还是手术。

4. 口腔矫治器治疗　　睡眠时放置口腔矫治器于口中可以抬高软腭(图 9-3),牵引舌主动或被动向前,以及下颌前移,达到扩大口咽及下咽部、改善呼吸的目的,可防止打鼾并治疗轻度的 SAS,也可以作为持续气道正压通气治疗后的辅助治疗。

（三）健康指导

　　在日常生活中要注意做到如下几点:勤锻炼,增强体质,过度肥胖的患者要适量控制饮

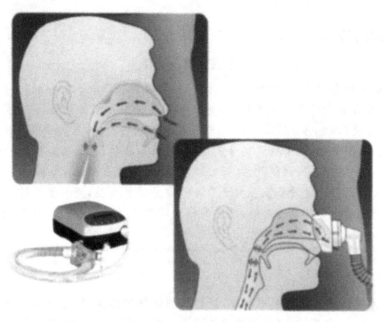

(a) 持续气道正压通气对于OSAS是最常用和有效的治疗方法

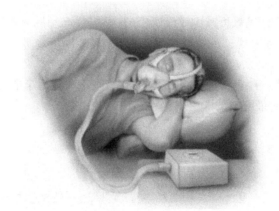

(b) 佩戴呼吸机睡觉

图 9-2 持续气道正压通气

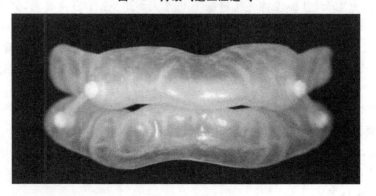

图 9-3 口腔矫治器

食,减轻体重;保持良好的睡姿,宜侧卧,防止舌根后坠阻塞气道;症状明显的要及时到医院就诊,以免贻误治疗,引起严重的后果。

【护理评价】

老年人睡眠良好,原发病得到积极控制。

小 结

1. 老年病是指老年人发病率明显增高的疾病。患病时的特点如下:临床表现不典型,多种疾病并存,易发生并发症,起病隐匿、病程长、恢复慢,有时突然恶化,老年人患病易发生意识障碍。

2. SAS 是指每晚 7 h 睡眠过程中呼吸暂停反复发作 30 次以上或者睡眠呼吸暂停低通气指数(AHI)≥5 次/h,并伴有缺氧、鼾声、白天嗜睡等症状的一种疾病。可分为 OSAS、CSAS、MSAS,临床上以 OSAS 最常见。

3. 首优的护理诊断为睡眠型态紊乱。护理措施如下:避免促发或加重疾病的诱因、加强睡眠过程监督并保持良好睡眠姿势、控制原发病因、氧疗及药物治疗、无创呼吸机治疗、口腔矫治器治疗、健康指导等。

4. 经鼻持续气道正压通气(CPAP)是治疗中、重度 SAS 的常用方法,也是目前治疗 OSAS 最有效的非手术治疗方法。

▨ 喻志英 ▨

第二节 老年性骨质疏松

骨质疏松是以骨含量下降,骨组织细微结构被破坏,导致骨脆性增加和骨折危险性增加为临床特征的一种全身性代谢性骨骼疾病。女性由于峰值骨量(人体骨量高峰值)较低,绝经后雌激素水平降低,骨质疏松发病率是男性的 3 倍。有资料显示 60 岁以上妇女 50% 以上患有骨质疏松,老年妇女骨质疏松发生率为同龄男性的 6~7 倍。随着年龄的增加,骨质疏松引起骨折的发生率也逐渐增高。

【护理评估】

(一)健康史

评估患者的月经史、营养状况、锻炼方式和骨质疏松的家族史;评估药物使用情况及是否患有可致骨质疏松的疾病、骨质疏松的主要危险因素(表 9-1)。一般认为,危险因素出现的越多,骨折的危险性就越大。评估这些危险因素可帮助判断哪些人需要进一步做骨密度检查,以尽早诊断和干预。

表 9-1 骨质疏松的主要危险因素

年 龄 增 加	不运动、静坐的生活方式
女性	钙摄入量低
白人或亚洲人种	吸烟

续表

遗传家族史	酗酒
以前有脆性骨折	绝经
低体重	绝经前闭经
小而脆弱的骨结构	长期使用糖皮质激素等药物

1. 临床类型

（1）原发性骨质疏松：最常见的临床类型，主要发生于绝经后女性和老年人。原发性骨质疏松可分为两型：Ⅰ型为绝经后骨质疏松，雌激素水平低下和雌激素介导的成骨细胞活性低下是其主要原因；Ⅱ型为老年性骨质疏松，与年龄相关，男性与女性均可发生，骨形成和骨吸收均下降，甲状旁腺激素水平常上升，骨吸收快于骨形成，导致骨丢失。由于不是与绝经相关的快速骨丢失，所以男性常在85岁以后发生骨质疏松型骨折。

（2）继发性骨质疏松：继发于某些疾病，如性腺功能减退症、甲状腺功能亢进症、甲状旁腺功能亢进症、肾上腺功能亢进症、1型糖尿病等，或使用某些药物所致，如糖皮质激素、抗惊厥药、长期肝素治疗等。

（3）特发性骨质疏松：与遗传有关，女性多于男性，妊娠期、哺乳期所发生的骨质疏松也属于此类。

2. 病因与发病机制

老年性骨质疏松的原因目前还不十分清楚，一般认为是多因素相互影响的结果。

（1）骨吸收增加，骨丢失增多：与以下因素有关。①雌激素、雄激素缺乏会增强破骨细胞功能；②细胞因子表达紊乱，护骨素减少，导致骨吸收增加；③高龄和肾功能减退等原因会使钙吸收减少，活性维生素D缺乏，甲状旁腺素（PTH）代偿性分泌增多，骨丢失增多。

（2）骨形成减少：①成骨细胞的功能与活性缺陷是老年性骨质疏松的重要发病原因；②性成熟障碍导致峰值骨量降低，也影响骨重建功能。

（3）骨质量下降：主要与遗传因素有关。骨质量下降会导致骨骼脆性和骨折风险增加。图9-4、图9-5所示为正常骨骼及发生骨质疏松的骨骼。

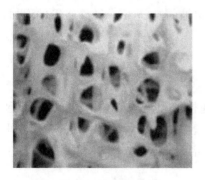

图9-4 正常骨骼

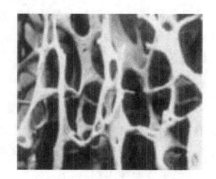

图9-5 发生骨质疏松的骨骼

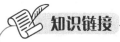 **知识链接**

你知道什么是脆性骨折吗?

脆性骨折又称骨质疏松相关性骨折,是指无外伤或轻微外伤情况下引起的骨折。所谓轻微外伤,一般指在平地或身体重心高度跌倒所引起的损伤。流行病学研究显示,45 岁以上骨折患者中,75%的骨折与骨质疏松有关。

脆性骨折主要发生于胸椎、腰椎、髋部及前臂。其中,髋部骨折后果最为严重,一年内有 20%的患者因并发症死亡,30%有永久残疾,40%的人不能独立行走,80%的人至少有一项日常活动不能独立完成。

(二)身体状况

1. 骨痛、肌无力 骨痛、肌无力是本病最常见、最主要的症状,以腰背痛为多见,多为酸痛,其次是膝关节、肩背部、手指和前臂。多由安静状态起身活动时出现,久坐、久站之后变换姿势时疼痛,弯腰、运动、咳嗽、大便用力时加重,夜间和清晨醒来时加重,日间减轻,负重能力减弱,活动后常导致肌劳损和肌痉挛,疼痛加重。

2. 身长缩短、驼背 身长缩短、驼背是继腰背痛后出现的重要体征之一,与脊柱椎体前部为松质骨组成,且负重量大,容易压缩变形有关,尤其第 11、12 胸椎及第 3 腰椎负荷较大,更容易变形。椎体压缩使身长变短,一般锥体每缩短 2 mm,身长缩短 3～6 cm。随着年龄增长骨质疏松加重,驼背程度也加重(图 9-6),甚至导致膝关节挛缩显著。

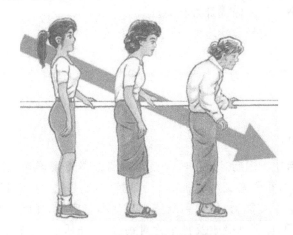

图 9-6 骨质疏松体型演变过程

3. 骨折 骨折是骨质疏松最常见和最严重的并发症,常因轻微活动或创伤诱发,如打喷嚏、弯腰、负重、挤压或跌倒等。老年人骨质疏松并发骨折可达 6%。骨折发生部位较固定,在老年前期以桡骨骨折多见,进入老年期以后以腰椎和股骨颈骨折多见。脊柱压缩性骨折可致脊柱后弯、胸廓畸形,使肺活量、最大换气量显著减少,心血管功能出现障碍,引起胸闷、气短、呼吸困难等症状。老年人多在摔倒或挤压后发生,且一次骨折后,再次反复发生骨折的概率明显增加。

4. 呼吸系统障碍 驼背程度加重,还会导致胸廓畸形,影响肺活量,患者往往出现胸

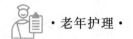

闷、气短、呼吸困难,甚至并发呼吸道感染。

（三）辅助检查

1. 骨密度测量　骨密度测量是诊断骨质疏松最有价值的检查。常用方法包括单光子吸收测定法、双能 X 线吸收测定法、定量 CT 检查、超声波检查等。

2. X 线检查　目前 X 线检查仍是较易普及的检查骨质疏松的方法,但该方法只能定性,不能定量,且不够灵敏,一般在骨量丢失 30% 以上时,X 线检查才能有阳性表现。

3. 骨生化检查　测定血、尿的矿物质及某些生化指标(如血清骨源性碱性磷酸酶、尿钙/尿肌酐值等),有助于判断骨代谢、骨更新率的快慢,对骨质疏松的鉴别诊断有重要意义。

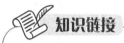

哪些人群需要做骨密度测量?

建议以下人群做骨密度测量:①60 岁以下的绝经后女性,除绝经外尚有一个或多个骨质疏松的危险因素;②60 岁及 60 岁以上的所有女性,不管是否有其他危险因素;③脆性骨折的绝经后女性;④需要骨质疏松治疗的女性,当骨密度测量能影响治疗决定时;⑤曾长期服用激素进行治疗的女性。

【相关的护理问题】

1. 慢性疼痛　与骨质疏松有关。

2. 躯体移动障碍　与疼痛或骨折有关。

3. 有受伤的危险　与骨脆性增加,易于骨折有关。

【护理目标】

患者疼痛减轻或消失;活动能力得到改善,能定期参加适宜的运动;能保持躯体平衡,避免跌倒等意外发生。

【护理措施】

（一）一般护理

1. 指导休息与活动　运动时肌肉收缩是增加骨质的重要因素,负重运动对维持和发展骨质量和骨密度具有重要意义。①加强体育锻炼:多走平路,勿持过重物体;加强负重锻炼,提高机体耐受力和平衡能力,增加和维持骨质量和骨密度,降低摔倒和骨折风险;多从事户外活动,多晒太阳,促进钙吸收及肾小管对钙、磷的重吸收,生成更多可利用的维生素 D,防止骨质疏松。②进行功能锻炼:若因骨痛需暂时卧床,应睡硬板床,以减轻疼痛;酌情在床上进行四肢和背腹部肌肉的主动或被动运动,防止骨质疏松进一步加重;疼痛改善后尽早争取起床锻炼。

2. 饮食护理　给予高蛋白、高热量、高纤维素、高维生素饮食,提倡低钠、高钾、高钙、高非饱和脂肪酸饮食,戒烟酒,忌辛辣、过咸、过甜等刺激性食品。吸烟、酗酒、喝浓茶和咖啡等是骨质疏松发病的危险因素。只有摄取丰富的钙才能满足骨中钙的正常代谢,一般正常成人每日食物中钙盐不少于 850 mg,骨质疏松患者不少于 1000～2000 mg。食物中的钙磷比值要高于 2∶1,才有利于骨质疏松的预防和治疗。常见含钙量丰富的食物有牛奶、排骨、虾皮、海带、发菜、木耳、核桃仁、芝麻、豆制品等。女性宜多食富含异黄酮的食物,如豆腐等,对保存骨量也有一定的作用。

(二)观察病情

观察患者骨痛部位、程度、性质,观察患者站立姿势、步态平衡情况,观察患者生活习惯,是否进行户外活动及活动量、活动方式等,观察患者有无并发症等。

(三)用药护理

合适的治疗可减轻症状,改善预后,降低骨折发生率。常用的药物有雌激素、降钙素、二磷酸盐、钙剂和维生素 D 等。

(1)服用钙剂时注意增加饮水量,同时服用维生素 D。

(2)服用二磷酸盐时,指导患者空腹服用,同时饮清水 200～300 mL,至少半小时内不能进食或喝饮料,也不能平卧,取立位或坐位,以减轻对食管的刺激。

(3)必须在医生指导下使用雌激素。

(4)补充钙剂和维生素 D 时,要定期监测血中钙、磷含量变化,防止发生高钙血症和高磷血症。

(5)避免使用致骨质疏松的药物,如苯妥英钠、苯巴比妥、扑米酮、丙戊酸、氯硝西泮、乙琥胺等。

(四)对症护理

1. 疼痛护理 疼痛严重时卧床休息,可使用硬板床,取仰卧位或侧卧位。卧床休息 1 周左右。酌情使用骨科辅助用品,如背架、紧身衣等。酌情可对疼痛部位进行热敷、理疗等,促进血液循环,减轻疼痛。

2. 防止跌倒 保持地面平整,减少坡坎,不铺地毯,在卫生间、走道、马桶旁设有扶手,家具摆置适当,床和椅的高度不宜过低,防止地面积水,增加照明,穿合适的鞋和裤等,以减少跌倒的发生。

3. 预防并发症 ①鼓励患者多做深呼吸和扩胸运动,注意保暖,避免寒冷刺激,防止肺部感染;②多饮水,勤排尿,保持会阴清洁,防止泌尿系统感染;③对卧床患者加强皮肤护理,防止压疮;④对有股骨颈或股骨粗隆骨折的患者,置患肢于外展中立位,防止外旋和内收。

(五)心理护理

对患者进行解释和安慰,帮助患者正确认识和对待疾病,解除疾病所带来的精神痛苦和顾虑,减轻思想负担,树立信心,主动配合治疗。

(六)健康指导

1. 疾病知识宣传 介绍骨质疏松的病因、危险因素、危害性及预防措施。目前骨质疏松的治疗还没有特效的方法,发病之后很难使骨组织细微结构完全修复。因此,最好的方法是加强三级预防措施。①一级预防:儿童、青少年注意合理膳食营养,多食用含钙、磷高的食品,坚持体育锻炼。②二级预防:中年期,尤其妇女绝经后要定期检查骨密度,及早采取预防对策。③三级预防:对老年性骨质疏松患者,应积极进行抑制骨吸收、促进骨形成的药物治疗,同时加强防摔、防碰等措施。

2. 生活指导　指导患者防治骨质疏松的三要素:补充钙质、户外运动、预防跌倒。①休息与活动:告诉患者如何坚持户外运动,多晒太阳,如何注意劳逸结合,如何注意运动安全,防止跌倒、防止骨折。②饮食:养成良好的饮食习惯,多食含钙、高蛋白、高热量、高维生素食物,避免浓茶、咖啡等饮料,戒烟酒。

3. 配合治疗　遵医嘱用药,勿自行减量或停药,让患者了解所用药物的作用及不良反应。

4. 定期复查　密切监测骨质变化情况,及时调整治疗方案。

【护理评价】

老年人疼痛减轻或消失,能够合理进食和保持户外活动,无骨折发生。

小结

1. 骨质疏松是以骨含量下降,骨组织细微结构被破坏,导致骨脆性增加和骨折危险性增加为临床特征的一种全身性代谢性骨骼疾病。原发性骨质疏松是最常见的临床类型,主要发生于绝经后女性和老年人。

2. 骨质疏松的危险因素有老龄、女性、不运动、静坐的生活方式、营养不良及吸烟、酗酒、绝经等。骨痛、肌无力是本病最常见、最主要的症状,以腰背痛为多见。骨折是骨质疏松最常见和最严重的并发症。

3. 骨密度测量是诊断骨质疏松最有价值的检查。

4. 防治骨质疏松的三要素:补充钙质、户外运动、预防跌倒。

■ 杨玉琴　黄小丽 ■

第三节　老年退行性骨关节病

老年退行性骨关节病又称退行性关节病、骨性关节炎、增生性关节炎、老年性骨关节炎等,是骨关节病中最普遍的一种。人们对其最基本的认识就是认为它是一种人体的关节结构出了问题。它的出现往往容易被人忽视,只是在出现关节疼痛或活动困难时才会被注意到。

骨性关节炎是由于关节软骨发生退行性变,引起关节软骨完整性破坏及关节边缘软骨下骨板病变,继而导致关节症状和体征的一组慢性退行性关节疾病。它好发于负重较重的关节,如髋关节、膝关节、颈椎、下腰椎及手指。高龄男性髋关节受累多于女性,手骨性关节炎则以女性多见。本病随年龄的增大发病率也随之升高,50岁以上多见,60岁以上的人群中,患有本病的占80%以上。骨性关节炎是老年人致残的主要原因之一,给老年人晚年的生活质量带来很大的影响。

【护理评估】

(一)健康史

1. 既往史　询问有无家族遗传史,有无吸烟等,是否长期从事反复使用关节的职业,有无先天畸形、关节创伤、关节面的后天性不平衡及其他疾病等。

2. 发病诱因 询问本次发病是否与气候有关,以及发病后的治疗、用药情况。

(二)身体状况

1. 关节疼痛 关节疼痛是本病的典型症状。开始表现为关节酸痛,程度较轻,多出现于活动或劳累后,休息后可减轻或缓解。随着病情的发展,疼痛程度加重,关节活动可因疼痛而受限,部分患者休息时也可出现疼痛。其中膝关节病变在上、下楼梯时疼痛明显,久坐或下蹲后突然起身可导致关节剧痛;髋关节病变疼痛自腹股沟传导至膝关节前内侧、臀部及股骨大转子处,也可向大腿后外侧放射。

2. 关节僵硬 关节活动不灵活,特别在久坐或清晨起床后关节有僵硬感,不能立即活动,一般活动后症状明显缓解。这种僵硬和类风湿性关节炎不同,时间较短暂,一般不超过30 min。但到疾病晚期,关节不能活动是永久性的。

3. 关节内卡压现象 当关节内有小的游离骨片时,可引起关节内卡压现象。表现为关节疼痛,活动时有响声和不能屈伸。膝关节卡压易使老年人摔倒。

4. 关节肿胀 以膝关节肿胀多见,由局部骨性肥大或渗出性滑膜炎引起,表浅的关节肿胀明显,深在的部位肿胀多不明显。

5. 关节畸形 骨性关节炎的晚期,由于关节结构的破坏、关节囊挛缩、肌肉痉挛等因素可造成关节畸形。膝关节可有内翻或外翻畸形、半脱位等。手关节畸形可因指间关节背面内、外侧骨样肿大结节引起,部分患者可有手指屈曲或侧偏畸形,第一腕掌关节可因骨质增生出现"方形手"(图 9-7)。

(三)辅助检查

本病无特异性的实验室指标,放射学检查具有特征性改变。

1. X 线检查 典型表现为受累关节间隙狭窄(图 9-8),软骨下骨质硬化及囊性变,关节边缘骨赘形成,关节内有游离骨片。严重者关节面萎缩、变形或半脱位。

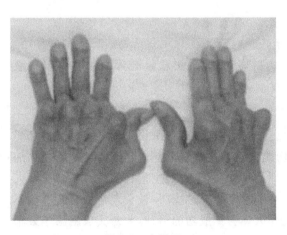

图 9-7 方形手

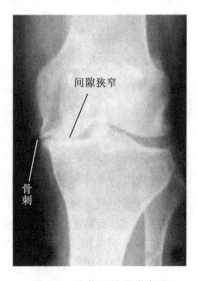

图 9-8 关节 X 线异常表现

2. CT 检查 用于椎间盘病的检查,效果明显优于 X 线检查。

3. MRI 检查 能发现早期的软骨病变及半月板、韧带等关节结构的异常。

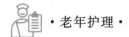

【相关的护理问题】

1. 慢性疼痛 与关节退行性变引起的关节软骨破坏及软骨病变有关。

2. 躯体移动障碍 与关节疼痛、畸形或脊髓压迫所引起的关节或肢体活动困难有关。

3. 活动无耐力 与躯体活动受限及关节肿痛有关。

4. 自理缺陷 与疾病引起的活动障碍有关。

【护理目标】

患者疼痛减轻或消失;关节功能有所改善,躯体活动范围增加;活动量逐步增加,活动时无不适;能独立或在帮助下完成日常的生活活动。

【护理措施】

（一）一般护理

1. 合理休息与活动 患骨性关节炎的老年人宜动静结合,急性发作期限制关节的活动。一般情况下应以不负重活动为主,建议健侧下肢立地负重,患肢屈伸关节活动,或坐位时进行关节屈伸锻炼,尽量不要做下蹲等会加重关节负荷的活动。

2. 控制体重或减肥 肥胖是本病发生的重要原因,故中老年人应控制体重,防止肥胖。尽量选择运动量适宜、能增加关节活动的运动项目,如游泳、做操、打太极拳等。

3. 饮食护理 尽量减少高脂、高糖食品的摄入,从而达到减脂的目的。同时应注意补钙,且以食补为基础。

4. 保暖 注意关节保暖,这对于预防骨性关节炎也很重要,关节受凉常诱发本病的发生。

（二）疼痛的护理

疾病的急性发作期或慢性活动期,关节疼痛明显时应卧床休息,但不宜长期卧床;避免关节负重引起疼痛,鼓励患者使用手杖、支架等辅助工具,减轻关节负荷;局部理疗,如采用超短波、微波治疗,也可做热敷、温水浴等,可解除痉挛,缓解疼痛;必要时遵医嘱给予止痛药物。

（三）用药护理

常用的非甾体药物有阿司匹林、吲哚美辛、布洛芬等,注意观察药物的疗效和副作用,肝、肾功能减退者慎用或禁用。用药期间应加强临床观察,注意监测 X 线片和关节积液情况。

（四）心理护理

反复或持续的关节疼痛,给老年人的日常生活及心理健康带来很大的危害,同时,疼痛使老年人不愿意过多走动,社会交往减少;功能障碍和关节变形使老年人的无能为力感加重,产生自卑心理;疾病的迁延不愈使老年人对治疗失去信心,产生消极悲观情绪。护理人员应耐心解释疾病发生的原因,协助老年人使用健全的应对技巧,教会老年人自我控制不良情绪的方法。同时要主动提供一些能使老年人体会到成功的活动,并对其成就给予鼓励和奖赏,增强其自信心。

（五）健康指导

（1）指导老年人合理地进行各关节的功能锻炼,动作幅度不宜过大,不加重关节的负担和劳损,应多用大关节而少用小关节。

(2)积极治疗原发疾病和创伤。

(3)长期从事膝部负重职业者,定期做体格检查,注意日常适度的自我保护。

(4)告知患者此病如果采取可行的措施,坚持功能锻炼,大多预后良好,从而增强老年人战胜疾病的信心。

【护理评价】

患者的疼痛减轻或消失,关节的功能状态得到改善,日常生活基本能够自理。

小 结

1. 老年退行性骨关节病又称退行性关节病、骨性关节炎、增生性关节炎、老年性骨关节炎等,是骨关节病中最普遍的一种。

2. 临床表现主要有关节疼痛、关节僵硬、关节内卡压现象、关节肿胀甚至关节畸形。

3. 主要护理诊断为慢性疼痛、躯体移动障碍。主要护理措施为最大限度地恢复患者的关节功能,减轻疼痛,通过健康宣教让患者及其家属了解与疾病相关的知识。

喻志英

第四节 老年高血压

老年高血压是指年龄大于 60 岁的老年人,在未使用抗高血压药物的情况下,血压持续或非同日三次以上收缩压(SBP)≥140 mmHg(18.7 kPa)和(或)舒张压(DBP)≥90 mmHg(12.0 kPa)。临床上分为原发性高血压和继发性高血压两大类,60 岁以上患者多数为原发性高血压。

高血压是导致老年人脑卒中、冠心病、充血性心力衰竭、主动脉瘤和肾功能衰竭发病率和死亡率升高的主要危险因素之一,严重影响老年人的健康与长寿。高血压是老年人最常见的疾病之一,随着年龄的增长,患病率逐年增加。60 岁以上的老年人患病率为 40.4%,65 岁以上的老年人患病率为 49%～57%,而 80 岁以上的老年人患病率达 65%。

【护理评估】

(一)健康史

1. 老年人易患高血压的原因 老年高血压多数为单纯收缩期高血压,常见原因有下列几种。

(1)老年人喜食含钠高的食品,因为老年人味觉功能减退。

(2)老年人腹部脂肪堆积和向心性肥胖容易发生高血压。

(3)老年人存在胰岛素抵抗和继发性高胰岛素血症。

(4)老年人的交感神经活动性高,血中肾上腺素水平较高,但不易排出。

(5)老年人血管弹性降低,血管内膜增厚,常伴有动脉粥样硬化,此为老年人收缩期高血压的主要原因。

(6)老年人肾脏排钠能力降低。

2. 临床特点 老年高血压以收缩期高血压为多;血压易受季节、气候、情绪、体力负荷、体位等变化而波动。

(1) 患病率高,且以单纯收缩期高血压多见:老年高血压半数以上是单纯收缩期高血压。随着年龄增长,患病率逐渐升高。而靶器官的受损程度及心血管并发症的发生均与此有关。

(2) 血压波动大:其原因是老年人压力感受器调节血压的敏感性减退,易于受季节、气候情绪及体力负荷的变化而波动明显。老年高血压患者不仅在长时间内波动较明显,在24 h内的波动也大于年轻人。

(3) 易出现体位性低血压:老年高血压患者常于卧位起立时出现头晕、眼花,甚至晕倒,这是由于体位性低血压所致。其发生是因为老年人的主动脉弓和颈动脉窦的反应性随增龄而降低,而使体位变化或服药后应有的代偿性心率增快和反射性血管收缩能力减弱而造成。体位变动时血压下降≥30/15 mmHg,同时还可出现黑矇、头晕、晕倒等低血压导致的脑供血不足表现,发生率高达 11%~50%。

(4) 与其他慢性疾病并存:老年高血压多合并一些慢性疾病,如糖尿病、高脂血症、慢性肾病等。这些疾病相互影响,使老年高血压的治疗变得复杂,致残、致死率高,其死亡率为 17.6%。

(5) 并发症多且严重:老年高血压症状不明显,容易被忽视而得不到及时诊断和合理治疗。长期高血压可导致靶器官的损害,引起各种并发症,如冠心病、心力衰竭、脑卒中、肾小动脉硬化、肾功能衰竭等,尤以脑血管并发症多见。死亡原因以脑出血占首位,单纯收缩期高血压者更常见。病程越长,血压控制不稳,靶器官受损的机会越多,故心、脑、肾并发症多。

(6) 恶性高血压罕见:老年人的高血压以良性高血压居多,恶性高血压极少。表现为起病缓慢,进展慢,症状多不典型或无明显自觉症状,常在体检中或并发脑血管病时才被发现。

(7) 可出现假性高血压:有的老年人由于肱动脉高度硬化,造成血压计袖带内空气达相当高度仍不能阻断动脉血流,致使袖带间接测压的读数比动脉插管直接测压的读数高出10~100 mmHg。这种收缩压增高是一种假象,故称假性高血压。假性高血压的诊断如下:①将袖带充气使其压力超过患者 SBP 20 mmHg 以上,若此时仍能明显触及桡动脉搏动,即出现 Osler 试验阳性。②直接动脉内测压,其值明显小于袖带测压读数。如不注意把假性高血压识别出来,盲目使用降压药,可导致血压过低以致昏厥及脑梗死等。

(二) 身体状况

1. 以单纯收缩压升高多见 半数以上是单纯收缩期高血压。

2. 血压波动大 老年人的 SBP、DBP 和脉压的波动均明显增大。尤其是 SBP,1 天内波动达 40 mmHg,但血压的昼夜率不会发生特殊变化。一年内波动可达 110 mmHg。

3. 症状少而并发症多 早期无明显症状或仅出现轻微头晕、头痛、记忆力减退、乏力、心悸等症状。血压越高,持续时间越久,危害越严重。长期重症高血压可加重动脉硬化,引起冠心病和肾功能损害。而脑出血是老年重症高血压最常见的严重并发症。

(三) 辅助检查

1. 常规检查 血常规、血清钾、空腹血糖、血尿酸、血脂、心电图、心脏彩超、血管超声等检查,有助于了解相关危险因素及靶器官受损情况。

2. 动态血压监测 一般监测的时间为 24 h,测压时间间隔为 15~30 min,白天和夜间的测压时间间隔宜相同。可较为客观和敏感地反映患者的实际血压水平,且可了解血压的变异性和昼夜变化节律性,估计靶器官损害与预后,比偶测血压更为准确。

3. 眼底检查 可发现眼底的血管病变和视网膜病变。

【相关的护理问题】

1. 慢性疼痛:头痛 与血压升高有关。

2. 有受伤的危险 与高血压时眩晕、视力模糊或意识障碍,降压药引起低血压反应有关。

3. 个人应对无效 与缺乏健康行为指导有关。

4. 潜在并发症 心力衰竭、高血压危象、脑血管意外等。

【护理目标】

患者能说出所用降压药的用法、用量及副作用,在医护指导下血压维持正常水平,能配合饮食、运动治疗及护理。

【护理措施】

(一)一般护理

1. 饮食护理 对肥胖者应适当控制饮食、减轻体重,膳食上应控制热量的摄入,限制钠盐,减少膳食脂肪。提倡四少一多,即少油、少糖、少盐、少热量、多运动。戒酒和浓茶,以喝少量清淡绿茶为宜。

2. 适当运动 过度活动、紧张的工作和学习,特别是持续长时间的脑力劳动,均可使血压升高,导致病情加重。因此,应科学地安排生活,做到起居有时,适当活动,劳逸结合,防止因文娱活动、家务劳动、体育锻炼或外出旅游等过度疲劳而加重病情。根据老年人身体耐受情况,指导其做适当的运动,运动量及运动方式的选择以运动后自我感觉良好、体重保持理想为标准。如慢跑、做健身操、骑自行车等,一般每周 3~5 次,每次 30~40 min。每天保证充足的睡眠。同时坚持每晚睡前用热水泡脚 20~30 min,洗后按摩涌泉、足三里等穴,这样可起到强身降压的作用。

(二)观察病情

老年人血压波动较大,所以应多测量血压,同时注意观察有无靶器官损伤的征象。

(三)用药护理

1. 老年高血压治疗原则 ①降压不是唯一的目标;②减轻靶器官损伤,特别是脑、心、肾器官,提高心排血量,保护脑及肾功能;③维持 24 h 内血压平稳;④保持正常的血压昼夜变化;⑤因人而异,个体化用药;⑥缓慢降压,严密观察副反应;⑦用药最好单一;⑧力求最小剂量用药,如无效时,适当增加剂量;⑨去除影响血压的外在及内在因素。

2. 用药注意事项

(1)老年高血压患者使用降压药时应从小剂量开始,一般为常用量的 1/2 或 1/3,必要时逐渐增加。这样既能避免药物在体内蓄积,又能避免过快降压而导致低血压。同样,在治疗取得效果需要减药时,也应从小剂量开始逐步减药,若骤然减药很可能引起血压反跳而出现头痛、头晕及交感神经兴奋等停药综合征。重者甚至导致高血压脑病、脑卒中、心肌

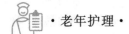

梗死、冠心病、心绞痛的发生。忌乱用药及用过猛降压药物和不按时、按量服药,睡前不宜用降压药。

（2）老年人加压反射迟钝,易出现体位性低血压。因此,服药期间应经常监测立位血压,慎用易引起体位性低血压的药物,如α受体阻滞剂等。注意用药后血压变化的观察,嘱患者起床前动作缓慢,防止体位性低血压。

（3）根据高血压的特点选择合适的降压药。如老年高血压患者肾脏排泄水、钠的功能降低,则利尿剂及钙拮抗剂有较好的效果,血管紧张素转换酶抑制剂（ACEI）及β受体阻滞剂对一般老年高血压患者则为次选药物。肾功能正常者,宜选用噻嗪类利尿剂,避免用作用强的袢利尿剂（速尿等）,因速尿易造成脱水、电解质紊乱和高尿酸血症等。合并心绞痛或快速心律失常的老年高血压患者,可考虑首选选择性β受体阻滞剂,如氨酰心安、美多心安等。

（4）老年人容易出现抑郁症,应慎用能通过血脑屏障的利血平、甲基多巴、可乐宁等降压药。

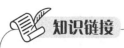 知识链接

老年高血压患者生活五忌

①忌过度饱餐:过度饱餐,易造成消化不良,同时因过饱,膈肌位置上移,影响心肺活动。消化食物需要大量血液集中到胃肠道,心脑供血相对减少,容易诱发中风。②忌长时间看电视:看电视不宜过久,因电视辐射可致血压升高,尤其是情节紧张的电视节目,可使老年人情绪激动,易诱发脑血管意外。③忌过度兴奋:要保持情绪稳定,避免过度兴奋、紧张。因为情绪波动,交感神经过度兴奋,可引起全身血管收缩,心跳加快,血压升高,甚至可能引起脑出血。④忌改变生活习惯:节日、亲友来访等情况下,尽量不要打乱原有的生活规律。不宜频繁和长时间接待客人。美国学者研究发现,患高血压的人,说话 30 min,90% 血压会升高。⑤忌随意突然停药:如果突然停药,有可能出现"降压停药综合征",表现为血压大幅度反跳升高,出现头晕、恶心、失眠、出汗等症状,甚至发生脑血管意外等病变。

（四）心理护理

老年高血压患者的情绪波动会进一步加重病情,故应鼓励老年人使用正向的调适方法,如通过与家人、朋友建立良好的关系以得到情绪支持,从而获得愉悦的感受。

（五）健康指导

1. 疾病知识指导 向患者及其家属宣教有关高血压的知识,说明高血压对健康的危害性,以及坚持长期规则治疗和保健护理的重要性。

2. 定期测量血压 保持血压接近正常水平,防止对脏器的进一步损害。

3. 改变不良生活方式 适当参与运动,注意劳逸结合。减少钠盐、动物脂肪的摄入,忌烟限酒,保证充分睡眠,保持乐观情绪。

4. 定期随访 高血压持续升高或出现头晕、头痛、恶心等症状时,应及时就医。

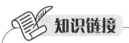

知识链接

高血压的三级预防措施

一级预防：对已有高血压危险因素存在但尚未发生高血压者，预防发生高血压措施如下。①限盐，WHO建议每人每日6 g，适当补钾；②减肥，保持理想体重，超重者应限食、增加体力活动，以减体轻重；③少喝酒或戒酒；④戒烟；⑤避免精神紧张和过度劳累。

二级预防：对已发生高血压的患者，防止其并发症的发生。其方法包括：①做好一级预防；②正规、系统治疗高血压；③防止并发症、调节血黏度等和口服阿司匹林、巴米尔等。

三级预防：当高血压患者出现并发症后，如心功能不全应控制病情发展、降低病死率，待病情平稳后进行康复治疗。

【护理评价】

患者能说出所用降压药的用法、用量及副作用，并能在医护指导下将血压维持在正常水平；患者能配合饮食、运动治疗及护理。

小 结

1. 老年高血压是指年龄大于60岁的老年人，在未使用抗高血压药物的情况下，血压持续或非同日三次以上收缩压≥140 mmHg(18.7 kPa)和（或）舒张压≥90 mmHg(12.0 kPa)。

2. 临床特点为患病率高、以单纯收缩期高血压多见、血压波动大、易发生体位性低血压、并发症多且严重、与其他慢性疾病并存、恶性高血压罕见、可出现假性高血压。

3. 护理重点为合理饮食、适当运动、配合治疗和健康指导。

■ 喻志英 ■

第五节 老年冠心病

冠状动脉粥样硬化性心脏病简称冠心病，是指冠状动脉粥样硬化使血管腔狭窄或阻塞，和（或）因冠状动脉功能性改变（痉挛）导致心脏缺血、缺氧或坏死而引起的临床综合征。

冠心病是老年人的常见病，发病率随年龄而增高，多见于40岁以后，60岁达发病高峰，年龄增长是冠心病独立的发病危险因素，50岁以前，男性患病率高于女性，女性在绝经后患病率上升。老年妇女冠心病增多一般与雌激素分泌变化有关。除年龄因素外，老年冠心病的发生还与高血压、糖尿病等有关。WHO将冠心病分为无症状性心肌缺血、心绞痛、心肌梗死、缺血性心肌病、猝死五种临床类型。心绞痛是老年冠心病最常见的类型，而老年急性心肌梗死（AMI）的发病率也较一般成人高，并且高龄AMI的病死率也较高，故本节重点介绍老年心绞痛和老年AMI的护理。

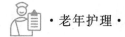

【护理评估】

（一）健康史

1. 既往史 了解老年人有无高血压、糖尿病、高脂血症等慢性病史；了解有无吸烟、酗酒、高脂饮食等不良生活方式。

2. 老年心绞痛的发病诱因 包括劳累、激动、饱餐、受寒或急性循环衰竭等。

3. 老年 AMI 发病因素 与中青年不同,缺乏体育锻炼及社交活动是老年 AMI 的主要危险因素。老年 AMI 发作的诱因少于中青年,可在休息或睡眠时发生。

（二）身体状况

由于冠状动脉病变的部位、范围、狭窄程度及供血不足的发展速度不同,冠心病的表现也各不相同。一般表现为:①病史长、病变累及血管多,常有陈旧性心肌梗死,可伴有不同程度的心功能不全;②常伴有高血压、糖尿病、阻塞性肺气肿等慢性疾病;③多存在器官功能退行性病变,如心脏瓣膜退行性变,心、肾、肝功能减退等;④在原有严重冠状动脉病变的基础上,体内任何微小变化均可导致心肌供氧失衡,也可促使急性冠状动脉综合征的发生。

1. 老年心绞痛 表现多不典型,以不稳定型心绞痛居多。疼痛部位可以是牙齿与上腹部之间的任何部位。由于老年人痛觉减退,其疼痛程度往往较轻,而疼痛以外的症状,如气促、疲倦、喉部发紧、左上肢酸胀、胃灼热等表现较多。

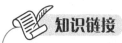 **知识链接**

心绞痛严重程度的分级

根据心绞痛严重程度,加拿大心血管病学会将其分为 4 级。Ⅰ级:一般体力活动不受限,仅在长时间活动时发生心绞痛。Ⅱ级:一般体力活动轻度受限,快步、饭后、寒冷或刮风中、精神应激、醒后数小时内步行或登楼、步行 2 个街区以上、登楼 1 层以上和爬山,均引起心绞痛。Ⅲ级:一般体力活动明显受限,步行 1～2 个街区、登楼 1 层即引起心绞痛。Ⅳ级:一切体力活动都引起不适,安静时也可发生心绞痛。

2. 老年 AMI

(1)胸痛不典型:老年 AMI 胸痛表现不典型,尤其是伴有糖尿病的高龄老年人可无胸痛,有的老年人表现为牙、肩、腹等部位的疼痛或出现胸闷、恶心、休克、意识障碍等表现。

(2)并发症多:老年 AMI 患者各种并发症的发生率均高于中青年,其中室壁瘤的发生率是中青年的 2 倍;70 岁以上的 AMI 患者心脏破裂的发生率是中青年的 3 倍;水、电解质失衡发生率为 56.7%(中青年为 31.3%),院内感染发生率为 20.4%(中青年为 5.7%)。

(3)其他特点:老年 AMI 患者非 Q 波性心肌梗死(NQMI)较多,再梗及梗死后心绞痛发生率高,易发生心肌梗死扩展。

（三）辅助检查

1. 心电图检查 心肌坏死特征表现为病理性 Q 波。老年 AMI 患者的心电图可仅有 ST-T 改变,而无病理性 Q 波。

2. 心肌酶检查 老年 AMI 患者的心肌酶可显示不同于中青年的特点:肌酸激酶(CK)、天门冬酸氨基转移酶(AST)及乳酸脱氢酶(LDH)峰值延迟出现,CK 和 AST 峰值持续时间长,CK 峰值低。

3. 冠状动脉造影 冠状动脉造影是诊断冠心病的金标准,可以明确血管狭窄的部位及程度。一般在经皮穿刺冠状动脉介入治疗(PCI)时进行。

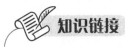

知识链接

经皮穿刺冠状动脉介入治疗(PCI)

AMI 发病 12 h 以内或发病超过 12 h,但仍有胸痛及心电图 ST 段抬高者,以及 AMI 并发心源性休克的患者应首选直接 PCI;适合再灌注治疗但对溶栓禁忌者也应行 PCI。AMI 急性期只对梗死相关动脉进行 PCI,非梗死相关动脉病变待恢复期行择期 PCI。

【相关的护理问题】

(一)老年心绞痛

1. 急性疼痛:胸痛 与冠状动脉供血不足有关。

2. 焦虑 与心前区疼痛及对预后的忧虑有关。

3. 潜在并发症 急性心肌梗死。

(二)老年 AMI

1. 急性疼痛:胸痛 与心肌缺血有关。

2. 心输出量减少 与心肌收缩力下降或收缩不协调,乳头肌功能失调或断裂有关。

3. 活动无耐力 与心输出量减少引起全身供氧量不足及卧床时间过久有关。

4. 恐惧 与胸痛产生濒死感、担忧预后、监护室环境及抢救性创伤有关。

5. 潜在并发症 心律失常、休克、猝死等。

【护理目标】

患者胸痛缓解或消失;生活自理能力改善,生活质量提高;情绪稳定;患者及家属了解疾病的有关知识,主动避免诱发因素,积极配合治疗;不发生并发症或发生后得到及时控制。

【护理措施】

(一)老年心绞痛患者的护理

1. 发作期护理

(1)疼痛发作时立即停止活动,取坐位或半卧位休息,立即舌下含服硝酸甘油或硝酸异山梨酯,缓解疼痛;老年人心绞痛频繁发作时要卧床休息。

(2)严密监测病情变化,观察胸痛的特点及伴随症状,随时监测生命体征、心电图的变化。

(3)记录服药后疼痛缓解的时间,同时注意观察用药反应,必要时吸氧。

(4)稳定患者情绪,指导患者放松,缓解焦虑和恐惧。

2. 缓解期护理

(1)遵医嘱用药,可单独或联合应用硝酸酯制剂、β受体阻滞剂、钙拮抗剂、阿司匹林等。

（2）选择低脂、低胆固醇、蛋白质含量丰富、高维生素食物，严禁暴饮暴食，戒烟酒。

（3）保持乐观情绪，避免过度劳累和情绪激动，劳逸结合，适当运动。

（4）生活有规律，按时作息，保证充足睡眠。

3. 健康指导

（1）让患者了解心绞痛的发作规律，去除诱因，如劳累、寒冷刺激、饱餐、用力排便、排尿、情绪激动等。说明情绪对疾病的影响，切忌情感压抑，克服不良情绪。

（2）有心绞痛发作史的老年人应随身携带保健药盒（内有硝酸甘油、亚硝酸异戊酯、硝苯地平、地西泮）。硝酸甘油应半年更换 1 次，以保证药效。

（3）夜间发作时可让患者坐起或两足下垂以缓解症状。

（4）提倡冠心病患者喝硬水（镁、钙等含量高的水），对保护心脏有利。多食用蔬菜、水果，以保持每日粗纤维不少于 10 g 为好，对降低胆固醇、保持大便通畅有利。避免暴饮暴食，并戒烟、限酒。

（二）老年 AMI 患者护理

1. 休息 病室保持安静、舒适，限制探视，保证患者充足的休息和睡眠。根据病情取半卧位或平卧位。第 1～3 天绝对卧床休息，一切日常生活均由他人协助进行，减轻患者心脏负荷，降低心肌耗氧量，限制或缩小心肌梗死范围。病情稳定后逐渐增加活动量，活动可促进心脏侧支循环的建立和心功能的恢复。无并发症者发病后 2～3 天协助翻身，活动肢体，以防止发生肺炎、便秘与深静脉血栓。

2. 饮食护理 给予清淡、低钠、低脂、低胆固醇、富含维生素和纤维素、易消化的半流质饮食，以少食多餐为宜。

3. 预防便秘 保持大便通畅，避免用力排便，清晨空腹适量饮水或起床前顺时针按摩腹部，同时做缩肛动作 10～20 次。

4. 重症患者监护 偏瘫、失语的老年人注意观察意识、瞳孔的变化，在观察中要准确记录出汗与尿量的变化，注意心律与心率的变化，脉率 60 次/分以下或 100 次/分以上或脉搏强弱不等时，应及时处理。老年人夜间病情变化多且快，应加强巡视。

5. 心理护理 急性期注意安慰患者，介绍本病的知识和监护室的环境，消除其紧张、恐惧心理。解释不良情绪会增加心脏负荷和心肌耗氧量，指导患者放松方法，分散其注意力，必要时遵医嘱给予镇静剂。耐心回答患者提出的问题，帮助其树立战胜疾病的信心。进行各项抢救操作时应沉着、冷静、正确、熟练操作，给患者以安全感。稳定患者家属情绪，告知家属不要在患者面前流露绝望情绪。

【护理评价】

患者心绞痛的发作次数减少，运动耐受力提高；患者保护和维持心脏功能的意识增强，并发症的发生减少，生活质量有所提高。

小 结

1. 冠心病是指冠状动脉粥样硬化使血管腔狭窄或阻塞，和（或）因冠状动脉功能性改变（痉挛）导致心脏缺血、缺氧或坏死而引起的临床综合征。

2. WHO 将冠心病分为无症状性心肌缺血、心绞痛、心肌梗死、缺血性心肌病、猝死五种临床类型。心绞痛是老年冠心病最常见的类型。

3．老年 AMI 胸痛多不典型，并发症多，死亡率高。

4．AMI 的护理原则：绝对卧床休息、吸氧、心电监护、配合治疗（溶栓、PCI）、保持情绪稳定、合理饮食、保持大便通畅等。

喻志英

第六节　老年期抑郁症

抑郁症是一种以持久（至少 2 周）的心境低落状态为特征的精神障碍，常伴有焦虑、躯体不适感和睡眠障碍等表现。老年期抑郁症是指首次发病于老年期（≥60 岁）的抑郁症，是老年期最常见的精神疾病之一。

随着人均寿命的延长和老年性疾病发病率逐渐增高，老年期抑郁症的患病率也相应增高。据世界卫生组织（WHO）统计，抑郁症老人占老年人口的 7%～10%，患有躯体疾病的老年人，其发生率可达 50%。被孤立者、孤独者、失业者或刚遭遇哀伤事件的人，都是老年期抑郁症的高危人群。此外，20% 的中风或心脏病患者，也会陷入抑郁状态，女性患病的比例是男性的两倍。老年期抑郁症的后果极其严重，甚至有可能危及生命。由于长期的抑郁，容易引发心肌梗死、高血压和癌症等躯体疾病。抑郁症也是自杀最常见的原因之一。

【护理评估】

（一）健康史

评估老年人躯体健康状况，有无发生某种心理、社会的应激事件，应对压力的能力与行为方式，有无长期服用可致抑郁表现的药物，如利血平、α-甲基多巴、普萘洛尔、类固醇和抗肿瘤药物等；评估老年人的情绪状态、兴趣爱好，有无健忘、失眠、食欲减退或不愿参与活动，这些表现出现或持续的时间和程度。如果老年人经常情绪低落、终日唉声叹气、心烦意乱、全身无力、吃不下、睡不着等，则要考虑老年人是否患有抑郁症。

抑郁症的病因与发病机制还不明确，也无明显的体征和实验室指标异常，概括地说是生物、心理、社会（文化）等多因素相互作用的结果。

1．**生物因素**　老化会造成中枢神经系统的活动改变，有一些神经递质如 5-羟色胺和去甲肾上腺素的浓度下降，对老年期抑郁症起着重要的作用。另外，老年人因老化易患疾病，也使他们忧心忡忡，担心成为社会和家庭的负担，产生消极心理。

2．**心理-社会因素**　离退休、配偶的丧失等各种重大生活事件的发生，引起强烈或（和）持久的不愉快的情感体验，导致抑郁症的产生。负性生活事件及其产生的心理压力是常见的重要诱因，起到一个"扳机"的作用。

3．**遗传因素**　本病有一定的家族遗传倾向。大样本人群遗传流行病学调查显示，与患者血缘关系越近，患病概率越高；一级亲属患病的概率远高于其他亲属。

（二）身体状况

临床主要表现为情感低落，思维缓慢，语言、动作减少与迟缓，躯体症状等。

1．**情感低落**　常表现为愁眉不展，心烦意乱；对日常活动丧失兴趣或无愉快感；对前途悲观失望,自我评价过低,自责或有内疚感。严重者表现为极端焦虑、恐惧,终日担心自己和家庭遭遇不幸、大祸临头,以致捶胸顿足,坐卧不安,惶惶不可终日,夜间不眠,甚至出现想死的念头或自杀、自伤行为,具有这种表现者称为激越性抑郁症。情感低落与所处的环境不相称,且有昼重夜轻的特点。老年患者对忧伤的情绪往往不能很好地表达,常说"没有意思、心里难受"或表现出对外界事物无动于衷,常否认和掩饰心境不佳,甚至强颜欢笑。

2. 思维缓慢　思维迟缓、联想困难,自觉思考能力下降,对刺激反应迟钝,注意力集中困难,记忆力减退。

3. 语言、动作减少与迟缓　精力明显减退,有无原因的持续疲劳感,软弱无力,精神运动迟钝或激越,语言少、声音低,经常独坐一处不与他人交往,爱好和生活乐趣丧失,疲乏,走路时行动缓慢,严重时可以达到不吃不喝、不言不动的抑郁性木僵的程度。

4. 躯体症状　老年期抑郁症早期往往表现为各种躯体不适症状,而情绪障碍往往被家人忽略,直至发现老年人有自杀企图时方引起注意。体格检查一般无阳性体征。主要表现为头痛、恶心、心悸、胸闷、出汗、尿频、皮肤冷热或麻木感,还可有失眠、早醒或睡眠过多、食欲降低、体重明显减轻等。

（三）辅助检查

常用的抑郁量表有汉密顿抑郁量表、流行病学调查用抑郁自评量表、老年人抑郁量表。

（四）诊断标准

以心境低落(持续 2 周以上)为主,并至少有下列其中 4 项:①兴趣丧失、无愉快感;②精力减退或有疲乏感;③精神运动性迟滞或激越;④自我评价过低、自责,或有内疚感;⑤联想困难或自觉思考能力下降;⑥反复出现想死的念头或有自杀、自伤行为;⑦睡眠障碍,如失眠、早醒,或睡眠过多;⑧食欲降低或体重明显减轻;⑨性欲减退。

【相关的护理问题】

1. 有自杀的危险　与严重抑郁情绪有关。

2. 思维过程紊乱　与认知功能障碍有关。

3. 个人应对无效　与精力减退、无助、缺少他人支持等有关。

4. 睡眠型态紊乱　与抑郁、躯体不适有关。

5. 营养失调:低于机体需要量　与抑郁导致食欲减退、厌食有关。

【护理目标】

抑郁症状减轻或消失,不发生自杀、自伤行为;患者表现为积极的生活态度,主动配合治疗与护理;生活有规律,能保证充足的睡眠与营养。

【护理措施】

（一）一般护理

1. 环境　安置患者住在护理人员易观察的大房间,设施安全,光线明亮,治疗休养环境空气流通、整洁舒适。墙壁以明快色彩为主,并且挂壁画及摆放适量的鲜花,以利于调动患者积极良好的情绪,焕发对生活的热爱。

2. 饮食护理　食物中所含的维生素和氨基酸对于人的精神健康具有重要影响。鼓励患者多食用高蛋白、高维生素的食物,如鱼、鸡蛋、牛奶、豆制品、水果、新鲜蔬菜等。

3. 合理休息与活动　好睡少动是抑郁症老人的普遍倾向,故应温和而坚定地限制他们卧床的时间,鼓励多起床活动。帮助老年人养成良好的生活习惯,按时作息,早睡早起,白天多参加一些户外体育锻炼和娱乐活动,有助于消除轻微抑郁症。从活动中可以获得对生活的乐观情绪,给人一种轻松和自己做主的感觉,有利于克服老年人的孤独感。

（二）安全护理

1. 评估自杀原因和可能的自杀方式 严格执行护理巡视制度,成立监护小组,给予企图自杀者重新生活下去的动力。

2. 加强对病房设施的安全检查 严格做好药品及危险物品的保管工作,杜绝不安全因素,发药时,应仔细检查患者口腔,严防患者藏药或蓄积后一次性吞服。

3. 预防患者采取伤害自己的行为 与患者建立良好的人际关系,密切观察自杀的先兆,如自言自语、焦虑不安、失眠、沉默少语或心情豁然开朗、在出事地点徘徊、忧郁烦躁、拒食、卧床不起等。发药时,应仔细检查口腔,严防藏药或蓄积后一次性吞服。不应让患者单独活动,可选择看一些电视风光片、音乐片和喜剧片,给予心理上的支持,使他们振作起来。

（三）协助治疗

抑郁症的治疗方法主要有药物治疗、心理治疗、电休克治疗以及光照治疗等。目前,药物治疗是最重要和应用最普遍的治疗方法。

1. 药物治疗 常用的药物有以下几种。①三环类抗抑郁剂:如去甲替林、阿米替林、丙米嗪和多虑平。主要的不良反应有口干、视物模糊、瞳孔扩大、便秘、排尿困难和体位性低血压。这类副作用一般不影响治疗,且在治疗过程中能逐渐适应。但因常在疗程早期,治疗效应尚未呈现时已经出现,部分患者因此而不愿服药,中断治疗。②单胺氧化酶抑制剂:如吗氯贝胺。本类药物通过抑制单胺氧化酶,减少儿茶酚胺的代谢灭活,促使突触部位的儿茶酚胺含量增多,产生抗抑郁作用,并有降压作用。这类药物除抑制单胺氧化酶,对肝脏的药物代谢酶也有抑制作用,这类药物的副作用较多,可产生中枢兴奋,诱使精神病发作,有肝脏毒性,引起体位性低血压。③选择性 5-羟色胺重吸收抑制剂(SSRI):包括氟西汀、帕罗西汀、舍曲林等,副作用少,更适用于老年人。不良反应有呕吐、腹泻、失眠、镇静、头痛、躁动不安等。

由于老年人的药物代谢率和排泄率降低,在用药上应考虑老年人的生理特点及伴发的躯体疾病,严格掌握其适应证和禁忌证。注意观察药效和不良反应,要经常进行血药浓度监测。

2. 心理治疗 心理治疗和抗抑郁药的联合应用,可以提高治疗效果。个体心理治疗有助于患者恢复其社会功能,适应日常生活压力,巩固药效;通过人际关系治疗,患者可以获得支持和指导,从而较好地适应生活环境的改变;认识治疗有助于改变患者的失望和负性思维。对轻型抑郁,心理治疗和药物治疗的疗效差不多。

3. 电休克治疗 电休克治疗常用于重症抑郁的治疗,尤其伴有自杀企图、精神症状或拒绝进食的患者。抗抑郁药需要服用数周才能发挥作用,电休克治疗效果明显,起效快,因而可以及时挽救患者的生命。通常一个疗程为 5~10 次,隔天 1 次。

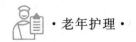

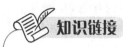

抑郁症治疗方法之一——光照治疗

有医学研究者让患者坐在距离60 W的白炽灯光源约45 cm处,每间隔30 s用眼睛很快地瞥一下光源,不能凝视,以免光线刺激眼睛。每次照射45 min,早、晚各1次。研究证明光照治疗对抑郁症有一定疗效。人脑中的松果体分泌一种褪黑激素,光照多时,这种激素分泌减少,相反,则分泌增多。这种激素是抑制腺体发育和抑制精神兴奋的,使忧郁情绪产生。各季节的种种理化因素(如光、空气、温度、湿度等)中,光照是最主要的因素。

(四)心理护理

医护人员和家属要经常陪伴老年人,多和老年人聊天,使其不感到孤单,转移其注意力。鼓励老年人倾诉和发泄深藏内心的痛苦、不满和不悦,并表示同情、理解,给予安慰。帮助老年人认清自身的认知、思考或行为习惯偏差,承认自己存在一定心理障碍,自察情绪、情感和思维变化并做记录,提出行动改进方案并付诸实际行动。鼓励老年人多关注外界,融入集体生活,多听具有治疗性质的温和而欢乐的音乐。不要在老年人面前谈论他人的自杀事件,设法帮助解决一些具体的困难,如经济拮据、生活孤单、行动不便等。

(五)健康指导

1. 疾病知识的宣教 向患者及其家属介绍抑郁症的相关知识,说明老年期抑郁症易复发及预防复发的常识。要坚持用药,巩固治疗效果。定期门诊复查。

2. 生活指导 指导患者选择营养丰富、色泽鲜亮的食物,以增进食欲,保证足够的营养摄入。鼓励老年人参加力所能及的劳动,引导其参加书法、绘画、戏曲、钓鱼、下棋等有益于身心的活动,唤起他们的生活乐趣,让他们在活动中得到充实。

3. 营造良好的生活氛围 除为患者提供安静、舒适的生活环境外,应提倡"尊老爱老",多陪伴老年人,使老年人生活在一个和睦的家庭和社会环境中,激发老年人对生活的热爱。

4. 有效预防自杀,确保安全 抑郁症患者自杀率高,自杀方式隐蔽,不易被发现。应将老年人安置于安全、易观察的房间。严格执行安全检查制度,做到认真仔细,不留死角。保管好剪刀、火柴、绳子、玻璃等危险物品,以防作为自杀工具。随时观察患者的一些异常举动及情绪的变化,医护人员及其家属要多与老年人接触与交谈,掌握更多的信息,预防一些不必要的事故发生。

【护理评价】

老年人抑郁症状有所减轻或消失,未发生自杀或自伤行为。患者表现出积极的应对态度,生活规律,保证充足的睡眠与营养。

小 结

1. 抑郁症是一种以持久(至少2周)的心境低落状态为特征的精神障碍,常伴有焦虑、躯体不适感和睡眠障碍等表现。老年期抑郁症是指首次发病于老年期(≥60岁)的抑郁症。

2. 临床主要表现为情感低落,思维缓慢,语言、动作减少与迟缓,躯体症状等,核心症状为情感低落。

3. 抑郁症的治疗方法主要有药物治疗、心理治疗、电休克治疗以及光照治疗等。目前,药物治疗是最重要和应用最普遍的治疗方法。

4. 健康指导内容包括疾病知识的宣教,生活指导,营造良好的生活氛围及有效预防自杀,确保安全。

黄小丽 杨玉琴

第七节 帕金森病

帕金森病(Parkinson disease,PD)又称震颤麻痹,是由于黑质多巴胺(DA)能神经元变性缺失引起的以锥体外系症状为特征的老年性神经系统退行性疾病。主要表现为静止性震颤、肌强直、运动迟缓、姿势和步态异常。多见于中老年人,男性略多于女性。

【护理评估】

(一)健康史

本病病因迄今未明,发病机制复杂,可能与下列因素有关。

1. 年龄老化 帕金森病主要发生于中老年人,40 岁以前发病少见,提示老龄与发病有关。研究发现,自 30 岁以后,随着年龄的增长,黑质多巴胺能神经元、酪氨酸氧化酶和多巴脱羧酶、纹状体多巴胺递质水平逐渐减少。然而,患此病的老年人仅占少数,说明生理性多巴胺能神经元退变不足以致病,年龄老化只是本病发病的促发因素。

2. 环境因素 流行病学调查结果显示,帕金森病的患病率存在地区差异,认为长期接触某些除草剂、杀虫剂或某些工业化学物质,可导致多巴胺能神经元死亡。

3. 遗传因素 本病发病有家族聚集倾向,约有 10% 患者有家族史。呈不完全外显的常染色体显性遗传或隐性遗传。

(二)身体状况

1. 临床特征 本病多在 50 岁以后发病,起病隐匿,进展缓慢,进行性加重。

(1)静止性震颤:常为 PD 首发症状,安静或休息时出现或明显,随意运动时减轻或停止,紧张或情绪激动时加重,睡眠时消失。常自一侧上肢远端(手指)开始,数年后波及同侧下肢、对侧上肢及下肢。当伴有旋转的成分参与时,可出现拇指、示指"搓丸样"动作。严重者头部、下颌、口唇、舌等也可出现震颤。令患者活动一侧肢体如握拳或松拳,可引起另一侧肢体出现震颤,该试验有助于发现早期轻微震颤。

(2)肌强直:PD 的主要症状之一,也从一侧开始,逐渐发展到对侧和全身。它是由于屈肌、伸肌肌张力均增高所致。如果在被动运动关节时始终保持增高的阻力,称为"铅管样强直";若同时伴有震颤,肢体被动运动时可感到有节律的断续停顿,似转动齿轮,称为"齿轮样强直"。

(3)运动迟缓:表现为随意动作减少,包括始动困难和运动迟缓。因肌张力增高、姿势反射障碍出现一系列特征性运动障碍症状,如:起床、翻身、步行和变换方向时运动迟缓;面部表情肌活动减少,常双眼注视,瞬目减少,呈"面具脸";难以完成精细动作,如扣纽扣、系鞋带等困难,书写时字越写越小,称"写字过小征"。

(4) 姿势和步态异常:四肢、躯干和颈部肌强直呈特殊屈曲体姿,头部前倾,躯干俯屈,上肢肘关节屈曲,腕关节伸直,前臂内收,指间关节伸直,拇指对掌,下肢髋关节与膝关节均略呈弯曲。早期下肢拖曳,逐渐变为小步态,起步困难,起步后前冲,越走越快,难以及时停步或转弯,称之为"慌张步态"。

2. 伴随表现 常伴有自主神经功能紊乱,表现为流涎、多汗、体位性低血压、尿频、顽固性便秘等,严重者吞咽困难。晚期部分患者可有抑郁、幻觉、痴呆表现。

3. 并发症 随病情发展可发生肺部感染、骨折、压疮;吞咽障碍易引起营养不良,水、电解质紊乱甚至窒息等。

(三) 辅助检查

1. 脑脊液、尿液检查 多巴胺代谢产物高香草酸水平降低。

2. 功能影像学检测 正电子发射断层扫描(PET)或单光子发射计算机断层扫描(SPECT)进行脑功能显像检测,在疾病早期可显示纹状体 DA 转运载体(DAT)功能显著降低、DA 递质合成减少,DA 受体活性早期超敏,后期低敏。对帕金森病早期诊断、鉴别诊断及检测病情进展有一定价值。

3. 颅脑 CT、MRI 检查 除脑沟增宽、脑室扩大外,无特征性改变。

【相关的护理问题】

1. 自理缺陷 与震颤、肌强直、运动减少有关。

2. 营养失调:低于机体需要量 与吞咽障碍、震颤导致能量消耗过多有关。

3. 有受伤的危险 与震颤、步态异常有关。

4. 有窒息的危险 与吞咽障碍有关。

【护理目标】

患者震颤、肌强直症状有所减轻,日常生活自理或部分自理;能摄入足够的营养素,营养状态得到改善;无意外伤害发生;能避免引起窒息的危险因素,无窒息发生。

【护理措施】

(一) 一般护理

1. 饮食护理

(1) 给予高热量、高维生素、低脂、适量优质蛋白质饮食。以植物油为主,少进食动物脂肪。服用多巴胺治疗者宜限制蛋白质摄入量,因蛋白质消化过程中产生大量中性氨基酸,与左旋多巴竞争入脑,降低左旋多巴疗效。蛋白质摄入量限制在每日每千克体重 0.8 g以下,全日总量为 40~50 g。食物宜清淡、少盐,禁烟酒及刺激性食品,如咖啡、辣椒、芥末、咖喱等。多吃新鲜蔬菜和水果,以提供多种维生素及防治大便秘结。槟榔为拟胆碱能食物,可降低抗胆碱能药物的疗效,应避免食用。患者出汗多,应补充足够水分。

(2) 进食或饮水时保持坐位或半卧位。提供细软、易消化的半流质或软食,以便咀嚼和吞咽。少量多餐。对于进食困难、饮水呛咳者要及时给予鼻饲。

2. 日常生活指导与帮助 生活能力尚好时应鼓励老年人做自己力所能及的事情,若运动功能明显障碍,走路时可持拐杖助行,以防止跌倒。老年人如厕下蹲及起立困难时,可置高凳坐位排便。穿脱衣服、扣纽扣、系腰带或鞋带困难者,均需给予帮助。

(二)观察病情

观察震颤、肌强直、运动状况,以及起坐、姿势步态、语速、精细动作完成情况;注意观察吞咽困难程度及每日进食量、体重的变化,有无肺炎、压疮等并发症。

(三)用药护理

指导患者正确服药,仔细观察症状改善情况,以确定疗效。若出现严重不良反应应及时报告医生,以便及时处理、调整治疗方案。PD无法治愈,目前仍以药物治疗为主,辅以理疗、康复训练等,以改善症状,维持日常生活能力。

1. 药物治疗 药物治疗为首选及主要的治疗手段。药物治疗的基本原理是恢复和调整多巴胺-乙酰胆碱平衡。目的是减轻症状、延缓进展、提高生存质量,但不能改变病程。应坚持"剂量滴定""细水长流、不求全效"的用药原则。常用的药物如下。

(1)复方左旋多巴制剂:可提高黑质-纹状体内的多巴胺水平,是目前治疗PD最有效的药物(金标准),主要有美多巴、心宁美及息宁控释片,一般于餐前1 h或餐后2 h服药。常见的副作用有恶心、呕吐、低血压、失眠及幻觉、妄想等精神症状,精神病患者禁用。

(2)抗胆碱能药物:对震颤、肌强直有一定作用。常用的有苯海索(安坦)、苯扎托品等,有口干、便秘、尿潴留、瞳孔扩大、视力模糊等不良反应,青光眼及前列腺肥大者禁用。

(3)多巴胺能受体激动剂:能直接启动纹状体,产生与多巴胺相同的作用,改善震颤症状良好。常用溴隐亭、培高利特、协良行等,可单用或与复方左旋多巴制剂合用。可出现恶心、呕吐、头晕、幻觉、体位性低血压、嗜睡等,精神病患者禁用。

(4)单胺氧化酶抑制剂:能减少多巴胺降解,增加脑内多巴胺含量,常用丙炔苯丙胺(司来吉米),可出现恶心、心律失常、精神症状等,胃溃疡患者慎用。

2. 外科治疗 苍白球或丘脑底核损毁或切除术对运动迟缓和震颤有效,也可采用脑深部电刺激,可改善症状。适用于对药物治疗无效或不能耐受药物、年龄较轻者。术后仍需服药。

(四)康复训练

疾病早期尽量参与各种形式的活动,如散步、打太极拳等,主动进行肢体功能锻炼,四肢各关节做最大范围的屈伸、旋转等活动,以防肢体挛缩、关节僵直。鼓励患者进行面肌训练,如鼓腮、蹙额皱眉、吹哨子、伸舌、示齿等训练,以改善面部表情和吞咽困难现象,协调发音。疾病晚期为老年人做被动肢体活动和肌肉、关节的按摩,以促进肢体的血液循环。

(五)心理护理

疾病可导致患者迟钝笨拙、流涎、语言断续、面部表情僵硬,甚至丧失劳动能力、生活自理能力等,产生不良心理情绪,如自卑、忧郁甚至恐惧、绝望。护士应鼓励患者及家属表达并注意倾听他们的心声,鼓励他们正确面对疾病,耐心解释疾病相关知识,积极配合治疗。帮助患者寻找有兴趣的活动,鼓励自己安排娱乐活动,培养生活乐趣。

(六)健康指导

1. 知识指导 介绍本病的基本知识,使其对疾病有所了解。能注意安全,外出时要有人陪伴,出现智力障碍者应随身携带写有姓名、住址和联系电话的"安全卡",以防走失。

2. 生活指导 生活规律,避免情绪紧张、激动;合理饮食,保证足够营养;加强口腔护理,保持皮肤清洁卫生,对卧床不起的患者要协助翻身,注意保暖,以避免感染、压疮等并发症发生。

3. 康复指导 指导患者进行康复训练的方法,坚持适度锻炼,并持之以恒,同时可配合理疗、针灸等,防止强直与僵硬。

4. 用药指导 按医嘱用药,注意观察疗效与副作用,服用复方左旋多巴制剂时定时测血压。并解释药物治疗可使多数患者的症状得到缓解,但不能改变病程,且需要长期或终身服药治疗。

5. 定期复查 告知患者定期到医院复查。

【护理评价】

患者日常生活能够自理或部分自理,膳食合理,营养状态得到改善,能注意安全,无意外事件发生。

小 结

1. 帕金森病是由于黑质多巴胺(DA)能神经元变性缺失引起的以锥体外系症状为特征的老年性神经系统退行性疾病,多在 50 岁以后发病。

2. 主要临床特征为静止性震颤、肌强直、运动迟缓、姿势和步态异常。

3. PD 无法治愈,目前仍以药物治疗为主。复方左旋多巴制剂可提高黑质-纹状体内的多巴胺水平,是目前治疗 PD 最有效的药物。

4. 提供高热量、高维生素、低脂、适量优质蛋白质饮食,避免食用槟榔。食物宜为细软、易消化的半流质或软食,少量多餐。

杨玉琴

第八节　老年期痴呆

老年期痴呆是指发生在老年期由于大脑退行性病变、脑血管病变、脑外伤、脑肿瘤、颅内感染、中毒或代谢障碍等病因所致的以慢性进行性智力及认知功能衰退和行为人格改变为主要表现的一种神经精神疾病。老年期痴呆是继肿瘤、心脏病、脑血管病之后引起老年人死亡的第四大病因。

老年期痴呆包括老年性痴呆(Alzheimer disease,AD,又称阿尔茨海默病)、血管性痴呆(vascular dementia,VD,又称多发性梗死痴呆)、混合性痴呆(mixed dementia,MD)和其他类型痴呆(如帕金森病、酒精依赖、外伤、中毒等引起的痴呆)。临床上以 AD 和 VD 为主,占老年期痴呆的 70%～80%。本节主要讲述 AD。

AD 是一组病因未明的原发性退行性脑变性疾病,占老年期痴呆总数的 60% 以上。我国 60～69 岁人群中,AD 患病率为 2.3%,70～79 岁为 3.97%,80 岁以上为 20%～32%。目前我国 AD 患者已超过六百万,且随着老龄人口增多,患者数也逐渐增多,这将给我们国家带来沉重的社会和经济负担。

【护理评估】

（一）健康史

询问老年人有无吸烟史,有无脑外伤、中毒、脑血管疾病等病史,家族中有无痴呆患者。AD 的发生为多种因素相互作用的结果。近年来国内外大量研究的重点集中在遗传学、神经递质学说、病毒感染及免疫学等方面。

1. 遗传因素 AD 具有家族聚集性,约 20% 的患者有阳性家族史,其一级亲属有很大的患病危险性。分子生物学研究证明,第 21、19、14 和 1 号染色体上有异常基因位点,这些受累基因所编码的蛋白质分别为 β 淀粉样蛋白(β-AP)、载脂蛋白 E(ApoE)、早老蛋白-1(PS-1)和早老蛋白-2(PS-2)。这些基因的突变和多肽性改变与 AD 发病有关。

2. 神经递质学说 与 AD 相关的递质改变有乙酰胆碱系统、单胺系统、氨基酸类和神经肽递质,其中乙酰胆碱转移酶和乙酰胆碱类递质的减少是 AD 发病的重要原因。神经药理学研究证实,AD 患者的大脑皮质和海马部位乙酰胆碱转移酶活性降低,直接影响了乙酰胆碱的合成和胆碱能系统的功能。此外,促肾上腺皮质激素释放因子及去甲肾上腺素均明显减少,多巴胺羟化酶活性显著降低。

3. 病毒感染 实验证明,使羊脑组织变形的病毒接种于小白鼠脑内可出现典型的老年斑(SP)。体外实验显示,疱疹病毒感染能使嗜铬细胞 PC12 细胞乙酰胆碱转移酶水平降低,提示病毒感染可能是本病的原因之一。

4. 金属作用 部分 AD 患者脑内铝浓度可达正常脑的 10～30 倍,老年斑核心中有铝沉积。研究证实,铝可引起神经元变性,人类中枢神经系统变性疾病均与铝有关联。

5. 免疫功能紊乱,自由基损伤 AD 的脑反应性抗体比对照组高 20%,说明本病患者的自身抗体含量增加,可能对神经元的消失和衰老起作用。

6. 其他 如肥胖、高龄、丧偶、独居、文化程度低、经济窘迫和生活颠沛者,患病机会较多。

（二）身体状况

AD 起病隐匿,常无确切起病时间,早期往往不易被发现,一旦发生,即呈不可逆的缓慢进展。患者经常表现活跃、脱抑制,而且往往行为幼稚,只有在后期阶段,患者才变得淡漠,丧失运动功能。

1. 临床特点

(1) 记忆障碍:AD 的早期最突出的症状或核心症状。最初出现的是近期记忆力下降,不能记住和学习新知识、新事物,以后逐渐对往事也出现遗忘。严重时迷失回家的路、忘记家人的名字、不认识家人等,以至发生完全性遗忘。

(2) 行为与人格障碍:早期表现之一,表现为性情固执、以自我为中心、自私、多疑,对周围环境兴趣减少、对人冷淡,不修边幅、不讲卫生、随地便溺,语言粗俗、对异性不礼貌,甚至当众裸体等。

(3) 语言障碍:语言改变是皮质功能障碍的敏感指标。失语是 AD 的常见特征性症状,在其他原因的痴呆中不常见。表现为找词困难,可以理解他人语言却不知如何回答,或用词不当、命名不能。至晚期出现构音障碍,甚至缄默不语。

(4) 认知障碍:掌握和运用知识的能力障碍,包括语言和非语言技能、记住新知识的能力和从丰富的知识库中追忆知识的能力。在 AD 的早期就可出现失算、判断力差、概括能力丧失、注意力分散,甚至丧失生活能力。

(5) 定向力障碍:对于时间、地点、人物的定位能力发生障碍。最常见的是地点定向障碍,如不认识自己熟悉的环境,表现为经常迷路、走失。随着病情进展,人物定向也出现问题,以致不认识亲朋好友,不认识自己的子女。病情严重时,患者无法想起现在是哪年哪月哪日,分不清白天与黑夜。定向力障碍在傍晚及夜间更明显,尤其在陌生的环境会使这些症状更为恶化。

2. 伴随症状 伴随症状主要为精神病性症状,表现为主动性减少、情感淡漠或失控、抑郁、不安、兴奋或欣快、失眠、妄想(被害、被窃、嫉妒妄想等)、幻觉(听觉、视觉)、徘徊、无意义多动、自言自语或大声说话、焦躁不安、攻击倾向等。这些症状常是 AD 患者求治的原因。

3. 体征 AD 一般无神经系统体征,早期约 7% 的患者有肌阵挛发作,晚期可出现锥体束征阳性或癫痫(全身强直阵挛)发作。

4. 病程分期

第一期(遗忘期):主要表现为近期记忆下降,渐渐出现计算能力、定向力障碍,活动范围减少,生活尚能自理。此期可持续 1～3 年。

第二期(混乱期):表现为近期、远期记忆均受损,空间定向障碍进一步严重,伴有失认、失语、思维情感障碍及个性人格改变明显,行为明显异常,部分日常生活需人照料。此期为 2～10 年。

第三期(极度痴呆期):表现为完全缄默,运动障碍明显,卧床或坐轮椅,生活完全不能自理,常伴有恶病质、肌强直和大小便失禁。此期为 8～12 年。

(三) 辅助检查

1. 脑电图检查 可以表现正常或呈非特异性的弥漫性慢波,α 波节律变慢、波幅变低,甚至在疾病严重时可以消失。一般来说,痴呆达到某种程度以上时,痴呆越重脑电图慢波化的程度越明显。脑电图变化的程度与患者的智力损害程度之间具有一定关系。

2. 影像学检查 头颅 CT 检查主要显示脑萎缩,表现为两大脑半球脑沟增多、加深,脑裂增宽,颞叶(主要是颞中回)萎缩,磁共振成像显示的脑萎缩或脑室扩大较 CT 检查更清晰、更敏感,且能测量整个颞叶或海马、杏仁核等结构的体积,对 AD 的早期诊断具有重要意义。

3. 脑脊液检查 多巴胺及其代谢产物高香草酸含量明显减少,去甲肾上腺素的代谢物下降。

【相关的护理问题】

1. 记忆受损 与大脑退行性改变、记忆力下降有关。

2. 自理缺陷 与认知、行为障碍有关。

3. 语言沟通障碍 与认知障碍有关。

4. 有受伤的危险 与痴呆导致定向障碍、精神障碍等有关。

5. 有皮肤完整性受损的危险 与长期卧床、营养不良有关。

6. 营养失调:低于机体需要量 与摄入不足有关。

【护理目标】

患者能延缓记忆力减退,最大限度地保持记忆力;日常生活自理或部分自理;能较好地与他人沟通,保持基本的社交能力;无营养不良发生;能避免外伤,无压疮形成。

【护理措施】

（一）一般护理

1. 日常生活照料 对痴呆老年人要着重生活照顾,如督促、帮助患者日常梳洗、大小便。随时为老年人增减衣服,以免受凉。指导患者穿衣,用尼龙搭扣替代拉锁。衣被整洁、干燥。

2. 安全护理 居室设施应尽量简单,光线充足,室内环境舒适,空气新鲜。应无门槛、地毯等障碍,地面要防滑,在老年人活动区域要安装夜用小灯,床边最好有护栏,防止跌倒。刀剪、玻璃、镜子、药品、杀虫剂等物品要收藏好,以防自伤或伤人。煤气、电源等开关要有安全装置,使患者不能随意打开,避免意外发生。生活环境要相对固定,不要频繁更换。日常生活用品要放在其看得见、找得到之处。外出要有人陪伴,并且佩戴写有患者姓名和电话的卡片或手镯,有助于迷路时被人送回。

3. 饮食护理 给予高蛋白、高热量、高维生素、低糖、低脂的饮食,以清淡、易消化、营养丰富的食物为主,经常摄取富含卵磷脂、维生素 A、维生素 E、锌、硒等微量元素的食物。对痴呆老年人要注意饮食卫生,对于不主动进食的老年人要耐心地劝其进食;对生活自理差、病情较重的老年人,应协助进食,必要时给予喂食;对吞咽困难者应指导其缓慢进食,不可催促,以防哽噎或呛咳;对于极度痴呆老年人可给予鼻饲以保证足够的营养。对不知饥饱、抢食、暴饮暴食者要适当限制食量。

（二）观察病情

评估老年人的记忆力、注意力、思维理解能力、语言表达和分析能力、反应能力、日常生活自理能力、营养状况;评估老年人情绪状态、个性特征,有无神经系统体征等。

（三）用药护理

目前尚无根治和逆转病程的药物,以预防为主。治疗上应早发现、早诊断、早治疗,采取综合措施,以维持、改善脑功能,延缓疾病的进展。患者往往不承认自己有病,或因幻觉、多疑,认为给的是毒药,所以常会拒绝服药,需要耐心解释。

1. 药物治疗 药物以口服为主,因用药种类多而复杂,故服药时须有人在旁陪伴,帮助患者将药全部服下,以免遗忘或错服。吞咽困难者不易吞服药片,需碾碎后溶于水中服用。昏迷和不能吞咽者可鼻饲药物。常用的药物如下。

（1）乙酰胆碱酯酶抑制剂:如他克林、多奈哌齐、重酒石酸卡巴拉汀、加兰他敏、石杉碱甲等,此类药物通过抑制大脑中的胆碱酯酶的活性,提高大脑皮质内乙酰胆碱的水平,有利于改善痴呆患者的学习和记忆能力。

（2）谷氨酸受体拮抗剂:如盐酸美金刚（易倍申）,可减少谷氨酸的神经毒性作用,保护神经细胞,改善记忆,用于治疗中、重度 AD。

（3）γ-氨基丁酸（GABA）类促智药:脑代谢改善药,此类药物能促进脑神经细胞对氨基酸、磷脂及葡萄糖的利用,从而增强患者的反应性、兴奋性和记忆力,如吡拉西坦（脑复康）、奥拉西坦、茴拉西坦等。

（4）脑血循环改善剂:可改善脑血流和扩张脑血管,增加脑细胞的供血供氧。常用的有阿米三嗪、银杏叶制剂、尼麦角林等。

（5）抗氧化剂：如维生素 E,长期服用能延缓 AD 的进展。

2. 密切观察药物不良反应　对伴有抑郁症、幻觉和自杀倾向的患者,要妥善保管药品,以防意外。

（四）心理护理

为患者营造一个和睦、舒适和清洁的居家环境,使其保持愉快的心境。护理人员及照料者对老年人要宽容大度、态度温和、关心体贴,要有足够的耐心。多鼓励,多安慰,不要过多指责或摒弃老年人,尊重老年人的生活习惯,维护老年人的自尊心。患者可能做出令人尴尬的事情,只要不危及他人和社会,就不要刻意纠正或训斥,最好的方法是转移他们的注意力。鼓励老年人多参加社会活动,鼓励轻症患者做力所能及的体力活动和运动,有利于稳定老年人情绪及进行智力锻炼。

（五）记忆障碍护理

1. 帮助老年人准备一个备忘录　随时把有关的事情记下来,如电话号码、人名、地名、需办的事情等。老年人因易忘事而反复提问时,应耐心倾听并解答其疑问。

2. 与老年人多沟通　痴呆老年人虽早期就有近记忆力丧失,但远期记忆仍保持良好,因此常会沉浸在往事的回忆中,此时应尽量配合老年人的思维,与老年人谈论他所感兴趣的往事,以保持患者良好的心情。

3. 记忆力训练　如让老年人看电视新闻,然后提问新闻的大致内容,鼓励老年人回答。但当患者记忆障碍受损较严重时,也不要强求必须回答出来,以免造成患者内心的挫折感,引起焦虑、紧张等不良情绪。

（六）健康指导

1. 疾病知识指导　痴呆的预防要从中年时期开始。积极预防治疗高血压、高血脂、糖尿病、脑卒中等基础疾病,去除肥胖、吸烟等危险因素。

2. 生活指导　①坚持有规律的生活,按时作息,保证足够的睡眠。饮食宜清淡,营养应均衡。②多食富含维生素、纤维素的食品,少吃动物脂肪,饮食以低盐、低糖为宜,控制铝的摄入,戒烟、忌酒。③勤用脑,多思考,多与他人交流,保持乐观的情绪;脑力活动应多样化,如读书、看报、下棋、听音乐。④适当进行体育锻炼,增强体质,有利于降脂、减肥和降低高血压,可促进血液循环,保持大脑良好的血液供给,以延缓脑功能减退。

3. 用药指导　遵医嘱用药,注意用药安全及药物副作用,并定期复查。

【护理评价】

患者认知能力有所改善,日常生活自理或部分自理,能较好地与他人沟通,保持基本的社交能力。

小 结 ➤➤➤

1. 老年期痴呆是指发生在老年期由于大脑退行性病变、脑血管病变、脑外伤、脑肿瘤、颅内感染、中毒或代谢障碍等病因所致的以慢性进行性智力及认知功能衰退和行为人格改变为主要表现的一种神经精神疾病。

2. 老年期痴呆包括老年性痴呆(又称阿尔茨海默病)、血管性痴呆、混合性痴呆和其他类型痴呆,其中以阿尔茨海默病最多见。阿尔茨海默病的早期最突出的症状或核心症状为记忆障碍,最初出现的是近期记忆下降,以后逐渐对往事也出现遗忘。

3. 阿尔茨海默病目前尚无根治和逆转病程的药物,以预防为主。护理的重点为加强日常生活照料,注意安全,保证营养,加强记忆力训练等。

■ 杨玉琴 黄小丽 ■

模拟试题

A₁型题

1. 为促进老年人睡眠,下列护理措施不妥的是( )。

A. 环境温度维持在 20～30 ℃　　　　B. 睡前用热水泡脚

C. 晚餐不要过饱,睡前少加点心　　　　D. 睡前可短时间听音乐放松

E. 每晚服地西泮,30 min 后上床休息

2. 关于老年人睡眠的有关说法,不正确的是( )。

A. 合理安排生活起居,按时上床休息,养成良好的睡眠习惯

B. 60～70 岁老年人每日应睡眠 8～9 h

C. 71～90 岁的老年人每日应睡眠 7～8 h

D. 白天应参加一些力所能及的运动和活动,使身体有一定的疲劳感,利于晚上睡眠

E. 对情绪抑郁、好睡少动的老年人,应限制其白天休息时间

3. 对老年人的睡眠呼吸暂停综合征特点叙述有误的一项是( )。

A. 老年睡眠呼吸暂停综合征患者中,重度者较少

B. 老年人失眠者较多,常服用安眠药物

C. 长期睡眠呼吸暂停可导致老年人记忆力下降

D. 经过治疗,去除睡眠呼吸暂停后,老年患者的记忆力、反应灵活性未得到改善

E. 呼吸暂停引起的缺氧可以导致高血压、心肌缺血、心律失常,容易夜间死亡

4. 确诊睡眠呼吸暂停综合征的主要检查手段是( )。

A. 上气道 CT 断层扫描、磁共振扫描　　B. 内镜检查

C. B 超检查　　　　　　　　　　D. 多导睡眠图仪(PSG)监测

E. 测定血含氧量是否降低

5. 目前治疗 OSAS 最有效的非手术治疗方法是( )。

A. 氧疗　　　　　　　　　　B. 专用矫治器

C. 悬雍垂腭咽成形术　　　　　　D. 气管造口术

E. 经鼻持续气道正压通气(CPAP)

6. 下面哪一项不是骨质疏松的常见临床表现?( )

A. 腰背痛　　B. 形体改变　　C. 骨折　　D. 肌无力　　E. 手足抽搐

7. 诊断骨质疏松最有价值的检查是( )。

A. X 线拍片　　　　B. 骨代谢生化检查　　　　C. 骨密度检查

D. 肝、肾功能　　　E. 血钙、血磷测定

8. 负荷体重的关节最易发生关节炎性症状,常见的部位是( )。

A. 髋关节　　B. 踝关节　　C. 膝关节　　D. 胸椎　　E. 腰椎

9. 骨性关节炎的典型症状是( )。

A.关节疼痛　　　　　　　B.关节肿胀　　　　　　　C.关节畸形

D.关节内卡压　　　　　　E.关节僵硬

10. 骨性关节炎患者晨起最明显的症状是( )。

A.关节畸形　　B.关节积液　　C.关节炎症　　D.关节僵硬　　E.关节肿胀

11. 骨性关节炎患者X线平片的典型表现为( )。

A.关节积液　　　　　　　B.关节间隙狭窄　　　　　　C.关节面萎缩

D.关节损坏　　　　　　　E.关节畸形

12. 关于老年高血压的临床特点,叙述错误的是( )。

A.易发生体位性低血压　　　　　　　　B.血压波动较大

C.大多表现为舒张期高血压　　　　　　D.易发生心力衰竭

E.常合并心、脑、肾损害

13. 常见高血压的并发症有( )。

A.糖尿病　　　　　　　　B.慢性肾炎　　　　　　　C.动脉瘤

D.眼底血管痉挛　　　　　E.心、脑、肾和周围血管病

14. 急性心肌梗死患者发病48 h,要求到厕所大便,你应该( )。

A.嘱家人陪同　　　　　　B.用开塞露后再去　　　　C.先给予缓泻药再去

D.指导床上使用便盆　　　E.如患者无便秘可以去

15. 王女士,70岁,冠心病心绞痛发作,护理措施错误的是( )。

A.发作时就地休息　　　　　　　　　　B.注意保暖,室温不宜过低

C.戒烟　　　　　　　　　　　　　　　D.少量多餐,不宜过饱

E.给予高热量饮食

16. 动脉粥样硬化最多受罹患的动脉是( )。

A.肾动脉　　B.冠状动脉　　C.脾动脉　　D.肺动脉　　E.肱动脉

17. 心肌梗死时最先出现的症状是( )。

A.发热　　　　　　　　　B.胃肠道症状　　　　　　C.心动过速

D.心律失常　　　　　　　E.疼痛

18. 老年期抑郁症的核心症状是( )。

A.思维迟缓　　　　　　　B.言语和动作减少　　　　C.情绪低落

D.食欲减退　　　　　　　E.健忘、失眠

19. 帕金森病首发症状是( )。

A.震颤　　　B.肌强直　　C.吞咽困难　　D.动作迟缓　　E.慌张步态

20. 帕金森病主要好发年龄为( )。

A.40岁以后　　　　　　　B.50岁以后　　　　　　　C.60岁以后

D.70岁以后　　　　　　　E.以上均不对

21. 帕金森病主要与哪种因素有关?( )

A.脑萎缩　　　　　　　　B.脑内多巴胺减少　　　　C.脑缺血

D.脑内乙酰胆碱减少　　　E.高龄

22. 老年期痴呆最常见的临床类型为( )。

A. 阿尔茨海默病   B. 血管性痴呆   C. 混合性痴呆

D. 中毒性痴呆   E. 代谢障碍性痴呆

23. 老年性痴呆早期最突出的临床表现是（　　）。

A. 远期记忆力减退   B. 近期记忆力减退   C. 睡眠障碍

D. 定向障碍   E. 人格障碍

A₂型题

24. 高爷爷,65 岁。高血压病史 10 年,吸烟 20 年,肥胖。目前血压 165/95 mmHg,下列健康教育内容错误的是（　　）。

A. 保持情绪稳定   B. 适量运动   C. 控制高血压

D. 戒烟   E. 进食高热量、高糖饮食

25. 陈奶奶,72 岁。抗高血压药物治疗,服药后起床时突然晕倒,片刻后清醒,首先考虑的是（　　）。

A. 体位性低血压   B. 心源性休克   C. 高血压危象

D. 高血压脑病   E. 急性左心衰竭

26. 黄爷爷,57 岁。2 年前右手指活动时出现震颤,睡眠后消失。近半年来震颤波及四肢,面部肌肉僵硬,步行呈"慌张步态",运动迟缓。目前不应有的护理问题是（　　）。

A. 有受伤的危险   B. 自我形象紊乱   C. 有受伤的危险

D. 自理缺陷   E. 营养失调:低于机体需要量

27. 张奶奶,81 岁。近期智力明显减退,神经系统检查无异常。你认为最可能的是（　　）。

A. 高血压脑病   B. 脑梗死   C. 老年期痴呆

D. 正常老化现象   E. 老年精神障碍性疾病学

（28～29 题共用题干）

王奶奶,78 岁。其女儿描述,近半年多来老人变得不爱运动,常闭门不出。动作缓慢而僵硬,很少的家务劳动需很长时间才能完成。不爱主动讲话,屡问之,才以简短低弱的言语答复,面部表情变化少,有时双眼凝视,对外界动向常无动于衷。每当提及她老伴时,即眼含泪花,反复追问才说自老伴去世后,很多事情自己做不了,不知道怎么办才好。医疗诊断为抑郁症。

28. 三环类抗抑郁药治疗最常见的不良反应为（　　）。

A. 口干、便秘   B. 锥体外系体征   C. 心脏毒性反应

D. 血压影响   E. 癫痫发作

29. 电休克治疗的最佳适应证为（　　）。

A. 兴奋躁动   B. 拒食   C. 木僵   D. 违拗   E. 抑郁自杀

（30～32 题共用题干）

患者,男性,68 岁,双上肢震颤、活动不便 1 年。既往体健,无慢性疾病史,头颅 MRI 无异常发现。查体:面部表情呆滞,四肢肌张力增高,呈齿轮样。入院诊断为"帕金森病"。

30. PD 最可能的发病机制是（　　）。

A. 多巴胺受体功能增强   B. γ-氨基丁酸含量增加

C. 多巴胺含量减少   D. 乙酰胆碱含量增加

E. 乙酰胆碱受体功能减低

31. 首选治疗药物是(   )。

A. 溴隐亭   B. 左旋多巴   C. 苯妥英钠   D. 安定   E. 多巴胺

32. 本病要加强安全指导,要特别注意以下哪种情况发生?(   )

A. 压疮   B. 跌倒   C. 烫伤   D. 坠床   E. 走失

第十章 老年人的临终护理

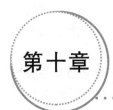

📖 **学习目标**

1. 掌握临终护理的概念。
2. 熟悉老年人临终关怀的意义。
3. 了解我国老年人临终关怀的现状及影响因素。
4. 了解老年人的死亡教育。
5. 了解临终老年人的心理特征和护理。

第一节 概 述

临终和死亡是人类发展的自然规律,也是生命的必然结果。在人的临终阶段也需要得到精心的照护和关怀。临终关怀不仅是一种服务,也是一门以临终患者的生理、心理变化和为临终患者提供全面照护、减轻临终患者及家属精神压力为研究对象的近代医学领域中的新兴学科,是社会的需求和人类文明发展的标志。

一、共同面对死亡

老年人的临终护理是对那些已失去治愈希望的老年患者在生命即将结束时所实施的一种积极的综合护理,是临终关怀的重要组成部分。

(一) 临终关怀

1. 临终 临终是指对生存时间有限、现代医学无法医治的疾病,病情逐渐恶化,医生认为是无效治疗时至患者临床死亡的时间。

2. 关怀 关怀是社会及亲属对临终者总体的、特殊的、人文的态度,自始至终体现了人道主义精神。

3. 临终关怀 临终关怀是有组织地向临终患者及其家属提供全方位的身心、社会等方面的支持和照护,使生命得到尊重,症状得到控制,生存质量得到提高,家属的身心健康得到维护和增强,使患者在临终时能够无痛苦、安宁、舒适地走完人生的最后旅程,达到优死的目的。

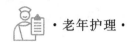

（二）临终关怀组织

1. 临终关怀医院　有比较完善的医疗设备,有较齐全的人员配备,有专业、规范的照护技术,有较科学的组织管理,能独立为临终患者服务的医疗机构。如上海市南汇区老年护理院、南京鼓楼安怀医院、浙江省义乌复元医院等。

2. 医疗机构内设临终关怀病区或病房　它指在有条件的医疗机构内建立的临终关怀病区或专科病房,配备必要的设施和固定的专职照护人员,专为临终患者提供临终关怀服务。如中国医学科学院肿瘤医院的"温馨病房"、北京市东城区朝阳门医院的老年临终关怀病区。

3. 家庭临终关怀病床　它是以社区为基础,以家庭为单位开展临终关怀服务。一般由临终关怀的学术组织联合医院、社区保健机构共同协作进行。医护人员根据临终患者的病情、家属的需求,定时到家中探视,提供临终照护。如香港新港临终关怀居家服务部。

二、我国老年人临终关怀的现状及影响因素

（一）我国老年人临终关怀的现状

1988 年 7 月我国原天津医学院在美籍华人黄天中博士的资助下,创办了中国第一个临终关怀研究中心,之后上海市南汇区老年护理院、松堂关怀医院等不同类型的临终关怀机构相继成立,遍布北京、南京、沈阳、河北、西安、广州等地。1993 年成立了"中国心理卫生协会临终关怀专业委员会",1996 年正式创办《临终关怀杂志》。2001 年,香港李嘉诚基金会捐资在全国 15 个省市设立临终关怀的服务机构宁养医院,进一步推动了我国临终关怀事业的发展。特别是近几年来,如何建立和发展老年人临终关怀服务机制已成为国家、政府关注的重要课题。2005 年,中国老龄事业发展基金会启动了关注高龄老年人养老问题、建立和完善老年人临终关怀服务机制,创建了"爱心护理院",在全国实施了"爱心护理工程",专门为临终老年人们提供临终关怀服务。2006 年 4 月,中国生命关怀协会成立。该协会的成立标志着我国的临终关怀事业进入了全面发展时期,临终关怀有了一个全国性行业管理的社会团体。

（二）影响我国老年人临终关怀的主要因素

我国临终关怀事业在 20 多年中取得了长足的进步,但是发展很不平衡。当前影响我国老年人临终关怀的主要因素有以下几个方面。

1. 医务人员缺乏临终关怀知识　临终关怀是一门涉及多学科的边缘学科,它要求从事该工作的人员具备较高的素质,具备多学科的知识和高超的医疗、护理技能。而目前我国从事临终关怀服务的工作人员以医护人员为主,专职临终关怀服务的人员相对较少,其中大多数又没有经过相应的培训,所以对临终关怀的知识缺乏,对临终患者的服务方式不熟悉。

2. 老年人人数与服务机构和资金的矛盾　我国老年人人数众多,临终关怀需求量较大,而现有的临终关怀医院和机构跟不上形势发展的需要,且经费不足,从而影响了我国临终关怀事业的发展。

3. 临终关怀教育尚未普及　由于传统的死亡观、伦理观的影响,人们对死亡采取否定、回避的态度,因此,"死亡"就成为忌讳提及的话题。迄今为止,全社会对临终关怀、死亡

教育还未普遍开展,国民缺乏对临终关怀事业的认识。推广临终关怀是一场观念上的革命,一方面教育人们要转变死亡的传统观念,无论是临终者、家属及医护人员都要坚持唯物主义,面对现实,承认死亡;另一方面,承认医治对某些濒死患者来说是无效的客观现实,而通过临终关怀来替代卫生资源的无谓消耗,为节约、有效利用医疗资源提供可能。因此,临终关怀不仅是社会发展与人口老龄化的需要,也是人类文明发展的标志。

三、老年人临终关怀的意义

随着我国人口老龄化速度的加快、家庭规模的缩小以及家庭功能的弱化,老年人的照护,尤其是临终关怀问题随之突现出来。对老年人临终关怀的需求更为普遍、更为迫切,所以发展老年人临终关怀事业,具有重要的意义。

1. 治疗转变为照护 临终老年人在生命的最后一段日子里,治疗已不再生效,可采取控制疼痛和不适、消除心理压力、姑息性治疗护理等措施,使逝者平静、安宁、舒适抵达人生的终点。因此,临终关怀是以治疗为主转变为以关怀为主的照护,这种照护为临终老年人及家属提供了生理、心理上的关怀与安慰,是满足老年人"老能善终"的最好举措。

2. 生存时间转变为生命质量 临终关怀不是延长生命,而是要丰富、提高临终老年人的生命质量。在临终阶段要给临终老年人提供一个安静、舒适、有意义、有尊严的生活,让其在有限的时间里,接受关怀,享受人生的关爱,安详舒适地度过人生最后的阶段。因此,临终关怀不以延长生存时间为重,而以提高生命质量为宗旨,充分显示了人类对生命的尊重与热爱。

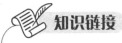

知识链接

临终关怀的宗旨——优死

为了达到"优死"这一目的,临终关怀工作应从以下几方面入手:①积极合理地应用安定类药物,解除临终患者的忧郁和烦躁;②使晚期癌症患者的疼痛得到有效控制;③努力避免突发的大出血及窒息等严重的并发症;④安排后事事关重要;⑤适时终止临终抢救;⑥帮助临终者摆脱对死亡的恐惧;⑦尽量满足临终者的要求。

3. 维护临终老年人的尊严和权利 临终老年人仍有其思维、意识、情感、个人的尊严和权利。护理人员在照护中应维护和尊重他们的信仰和习俗,允许老年人保留原有的生活方式,保留个人隐私,尽量满足其合理要求等。因此,临终关怀强调在生命的临终阶段,个人尊严不应该因生命活力的降低而被忽视,个人权利也不可因身体衰竭而被剥夺。

4. 提供临终老年人家属的心理支持 对临终老年人的照护,不仅是老年人自身的需要,也是家属和子女的需求。临终关怀就是将家庭成员的工作转移到社会,让老年人家属摆脱沉重的医疗负担的同时,得到心理安慰及社会支持,从而坦然地面对亲人死亡并接受。因此,临终关怀从实质上体现了对临终老年人及其家属真正的人道主义精神。

四、老年人对待死亡的心理类型

老年人对待死亡的态度受其文化程度、社会地位、宗教信仰、心理、年龄、性格、身体状况、经济情况及身边亲人的态度等诸多因素的影响,他们对待死亡的心理类型主要有以下

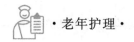

几种表现。

1. 理智型 老年人意识到死亡即将来临时,能从容地面对死亡,并在临终前安排好自己的工作、家庭事务及后事。这类老年人一般文化程度比较高,心理承受能力比较强。

2. 积极应对型 老年人有强烈的生存意识,他们能用顽强的意志与病魔作斗争,积极寻找各种治疗方法以赢得生机。这类老年人大多属低龄老年人,还有很强的斗志和毅力。

3. 接受型 这类老年人把死亡看得很正常,认为生老病死是自然规律,到了一定年龄就应该到另一个世界去。因此,亲自或让亲人提前准备后事。

4. 恐惧型 这类老年人极端害怕死亡,十分留恋人生。他们希望能长命百岁,往往会不惜代价,寻找延年益寿的方法。日常非常注重自己的身体,当身体稍有不适,心理就十分恐惧。这类老年人一般都有较好的社会地位、经济条件和良好的家庭关系。

5. 解脱型 此类老年人大多有着极大的生理、心理问题,可能是家境穷困,或者受子女虐待,或者身患绝症、病魔缠身极度痛苦。他们对生活已毫无兴趣,觉得活着是一种痛苦,因而希望早些了结人生。

6. 无所谓型 有的老年人不理会死亡,对死亡持无所谓的态度。

五、老年人的死亡教育

死亡教育是有关死亡知识的社会化、大众化的过程。死亡教育是实施临终关怀的先决条件。老年人与其亲属是死亡教育中比较特殊的对象,亦是最需要立见效果的对象。著名的健康学教育专家黄敬亨教授认为,对老年人进行死亡教育的内容主要包括以下几个方面。

1. 克服怯懦思想 目前,在老年人中,自杀是一个值得重视的问题,自杀的本身就是怯懦的表现,从一定意义上讲,生比死更有意义。

2. 正确地对待疾病 疾病是人类的敌人,它危及人类的健康和生存。和疾病作斗争,某种意义上即是和死亡作斗争。积极的心理活动有利于提高人的免疫功能,良好的情绪、乐观的态度和充足的信心是战胜疾病的良药。

3. 树立正确的生命观 任何人都不是为了等待死亡而来到这个世界上的。因此,正确的人生观、价值观,是每个人心理活动的关键。生活、学习、工作、娱乐才构成了人生的意义。唯物主义提出生命有尽,使人们认识到个人的局限性,从而思考怎样去追求自己的理想,怎样去度过自己的岁月。从这个意义上说,对"死亡"的思考,实际上是对"整个人生观"的思考。

4. 心理上对死亡做好充分准备 当人们步入老年期以后,面临的是走向人生的终极——死亡。人们追求优生、优活,也希望善终、优死。虽然人们都明白"人生自古谁无死"的道理,但是要做到很镇定地对待死亡,从心理上接受死亡、战胜死亡,并不是容易的事。所以,要根据老年人不同的年龄、性格、职业、家庭背景等因人而异地开展死亡教育,培养老年人成熟、健康的心理品质,以乐观的态度面对即将到来的死亡。

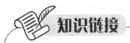
知识链接

关于"安乐死"

自 2000 年 11 月 28 日荷兰众议院以 104 票支持对 40 票反对的绝对优势通过"安乐死"法案后,在全社会引起了不小的震动。比利时、瑞士、哥伦比亚、丹麦、新西兰等国家的社会活动家与医务界都提出了对"安乐死"立法。实现"安乐死"必须遵循五项原则:患者所患疾病确实无可挽回的;患者遭受巨大痛苦的;患者自己多次提出安乐死请求的;医疗单位竭尽临终关怀之所能的;有安乐死立法保障的。

第二节　老年人的临终护理

临终护理是指对那些已失去治愈希望的患者在生命即将结束时所实施的一种积极的综合护理,是临终关怀的重要组成部分。临终护理的核心是"关心",其目的是尽最大努力、最大限度地减轻患者的痛苦,稳定情绪,缓和面对死亡的恐惧与不安,维护其尊严,提高尚存的生命质量,使临终患者处于亲切、温馨环境中离开世界而达到优死的目的。

一、临终老年人的心理特征和护理

(一)临终老年人的心理特征

临终患者心理变化十分复杂,美国精神病学家库布勒·罗斯博士将患者从获知病情到临终时期的心理反应分为五个阶段,即否认期、愤怒期、协议期、忧郁期、接受期。

1. 否认期　患者得知自己病重将面临死亡,往往不承认自己病情的严重,极力否认、拒绝接受事实,希望是误诊,盼望有治疗的奇迹出现以挽救生命。这是一种正常的心理防御机制。

2. 愤怒期　当疾病事实无法否认时,即出现恐惧、烦躁、暴怒的心理现象。表现为生气、易怒、怨恨、嫉妒、无助、痛苦等交织在一起的情绪,患者往往将此情绪迁怒于家属和医护人员,发泄内心的苦闷、不满和无奈,以弥补内心的不平。

3. 协议期　患者愤怒的心理消失,承认和接受临终事实。为了延长生命,作出许多承诺作为交换条件,出现"请让我好起来,我一定……"的心理。此期患者变得和善,对自己的病情抱有希望,能配合治疗和护理。

4. 忧郁期　当患者发现身体状况日益恶化,认识到治疗无望,无法阻止死亡来临时,产生很强烈的失落感,出现消沉、退缩、抑郁、沮丧等心理反应,甚至有轻生念头。表现为沉默寡言,情绪极度低落、压抑、哭泣等,要求与亲朋好友见面,交代后事,希望有亲人陪伴照顾。

5. 接受期　在一切的努力、挣扎之后,患者变得平静,对死亡不再恐惧和悲伤,准备接纳死亡的到来。表现为沉静、少言、喜欢独处、睡眠时间增加、情感减退,平静地等待死亡的到来。

临终老年人大多要经历否认、愤怒、协议、忧郁、接受等复杂的心理变化过程。除有以上各种心理体验外，还具有个性的心理特征：①心理障碍加重：孤僻、意志薄弱、依赖性增强、自我调节和控制能力差等。甚至有的老年人固执己见，不能很好地配合治疗与护理。当进入临终期时，身心日益衰竭，精神和肉体上忍受着双重折磨。感到求生不能，求死不能，这时心理特点以忧郁、绝望为主要特征。②思虑后事：留恋配偶、子女儿孙。大多数老年人倾向于个人思考死亡问题，比较关心死后的遗体处理，土葬还是火葬，还会考虑家庭安排、财产分配，担心配偶的生活、子女儿孙的工作及学业等。因此，及时了解临终老年人的心理状态，满足老年人的身心需要，使老年人在安静舒适的环境中以平静的心情告别人生，这是临终心理护理的关键。

（二）临终老年人的特殊心理护理

良好的心理护理，不但可减轻临终老年人及家属、子女对死亡的焦虑，也是临终老年人应享有的权利和护士应履行的义务。护士应满腔热情地对待临终老年人，尽量减轻其痛苦，使其保持安宁、舒适而有尊严。针对临终老年人的心理特征，做好分期护理。

1. 否认期　护理人员与临终老年人应注意沟通，坦诚温和地回答老年人对病情的询问，在交谈中因势利导，循循善诱，使其逐步面对现实。要经常陪伴在老年人身旁，注意非语言交流，满足其心理方面的需要，让其感到他并没有被抛弃，时刻受到护理人员的关心。

2. 愤怒期　护理人员应认真倾听老年人的心理感受，允许老年人以发怒、抱怨、不合作行为来宣泄内心的不快。给予宽容、关爱和理解等心理支持。同时注意预防意外事件的发生，并取得家属的配合。

3. 协议期　护理人员应当给予指导和关心，使老年人更好地配合治疗和护理，以减轻痛苦，控制症状。同时应尊重老年人的信仰，积极引导，减轻压力，提高生命质量。

4. 忧郁期　护理人员应多给予同情、照顾及精神支持，尽量满足老年人的合理要求，允许其用不同的方式宣泄情感。同时应协助和鼓励老年人保持身体的清洁与舒适。尽量让家属陪伴其身旁，并加强安全保护。

5. 接受期　尊重老年人，减少外界干扰，提供一个安静、舒适的环境，并予以适当的关心、支持，帮助老年人了却未完成的心愿，使其安详、平静地离开人间。

（三）临终老年人其他心理护理

1. 触摸　触摸护理是大部分临终老年人愿意接受的一种方法。触摸可缓解临终老年人躯体和精神的痛苦，使他们感到舒适、安逸，也可充分体现护理的独特功能。临终老年人通常不能忍受时间长而有力的触摸，因此要注意触摸力度。对于皮肤脆弱而干燥的老年人，用力要轻，必要时使用甘油等润肤用品。触摸不是一种机械的操作，在实施时护士要有情感投入，要注意和老年人的交流，要富有极大的爱心、同情心和责任心。

2. 耐心倾听和诚恳交谈　临终老年人的心理反应尤为复杂，甚至变化莫测，也因年龄、性别、性格及文化程度的不同而不尽一致，这就要求护士运用沟通技巧与老年人进行有效的交流，建立相互信任的关系，达到良好的心理支持效果。要态度诚恳、耐心倾听，鼓励老年人说出内心的感受与心愿。对不能言语的老年人通过表情、眼神、手势，表达理解和关爱，使临终老年人得到安慰，减轻孤独，有利于情绪稳定。

3. 鼓励家属陪护、探视老年人　老年人离世前最难以割舍的就是家人与朋友，希望在有限的时间内多和亲人相处，亲情是老年人的精神支柱。因此，要允许并鼓励家属陪护，要理解临终老年人正处于即将与他(她)所喜爱的一切告别时心理所承受的压力、孤独、痛苦。家人的陪伴,亲朋好友的探望、问候,使老人获得精神慰藉,减轻对死亡的恐惧,使临终老年人感受到来自家庭、社会的关怀和尊重,以体现老年人的生存价值。

4. 重视与弥留之际老年人的心灵沟通 临终老年人接近死亡时其精神和智力状态并不都是混乱的,因此不断地对临终老年人讲话是很重要而有意义的。护理人员要用轻柔、清晰的语言对老年人表达尊重和关怀,直到他们离去。

总之,对临终老年人实施心理护理,能减轻其心理负担,缓解对死亡的恐惧和焦虑,减轻死亡时的痛苦,维护其生命的尊严,使老年人平静、安宁地走向人生的终点。

二、老年患者临终前常见的症状和护理

(一)老年患者临终前常见的症状

1. 疼痛 临终老年人可出现周身疼痛不适,表现为疼痛面容(眉头紧锁、眼睛睁大或紧闭、咬牙),同时有烦躁不安、血压及心率的改变、呼吸频率的变化、特殊的体位等。

2. 感知觉与意识的改变 表现为视觉由模糊发展到只有光感,最后视力消失。眼睑干燥或分泌物增多。语言功能减退,听觉常是最后消失的一个感觉。意识改变可表现为嗜睡、意识模糊、昏睡、昏迷等。

3. 呼吸功能减退 表现为呼吸频率、节律、深度的改变,如有分泌物在支气管内潴留,可出现鼾声呼吸,呼吸表浅、呼吸困难。最终出现潮式呼吸、间断呼吸、点头或叹气样呼吸,继之呼吸停止。

4. 循环功能减退 表现为皮肤苍白,四肢湿冷,颜面、口唇、肢端发绀,脉搏细速且极不规律,甚至测不到。血压降低或测不出,心音低而无力,最后心跳消失。

5. 胃肠道功能紊乱 表现为恶心、呕吐、腹胀、吞咽困难、食欲不振、便秘、脱水等。

6. 瞳孔与肌肉张力的变化 表现为瞳孔散大、固定,对光反射迟钝或消失。大小便失禁,肌张力减退或丧失,肢体瘫软,被动体位,各种反射逐渐消失,伴希氏面容(面肌消瘦、面色铅灰、眼眶凹陷、双眼半睁半滞、下颌下垂、嘴微张)。

(二)护理措施

1. 环境的布置 每间病房都备有电视、书报,每张病床都配有电话、收录机、衣柜及桌椅,到处可见鲜花、绿色植物。对患者物品放置没有硬性规定和限制,允许患者在墙上粘贴自己喜欢的画、工艺品、照片等,使患者在舒适的、温馨的环境中度过有限的时光。

2. 减轻疼痛 2000 年,WHO 提出"让每一个癌症患者无痛",患者在癌症晚期,医护人员的主要任务不是治愈疾病、延长寿命,而是减轻痛苦,让患者舒适,提高生存质量。护理人员应注意观察疼痛的性质、部位、程度及持续时间,协助患者选择减轻疼痛的最有效方法:①药物止痛,目前世界卫生组织(WHO)建议用三阶梯疗法控制疼痛;②非药物控制方法,如音乐疗法、外周神经阻断术、针灸疗法、松弛术等,也能取得一定的镇痛效果;③转移注意力也可减轻疼痛。

3. 减轻感知觉改变的影响 提供一个安静、空气清新、温湿度适宜、适当照明的舒适环境,增加临终者的安全感。及时给予眼部恰当的护理,保护角膜。听力常为最后消失的感觉,护理中应避免在临终者周围窃窃私语,避免增加临终者的焦虑。可采用触摸护理方

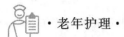

式,配以轻柔、温和、清晰的语言,使其感到在生命的最后时刻也不孤独。

4. 改善呼吸功能 保持室内空气新鲜,定时通风换气,保持呼吸道畅通,必要时给予吸氧和吸痰,改善呼吸困难。

5. 改善血液循环 密切观察生命体征的变化、皮肤色泽和温度等。四肢冰冷时,可提高室温,加盖被褥,加强保暖。

6. 消除胃肠道症状 给予流质或半流质饮食,便于老年人吞咽。少量多餐,以减轻恶心、呕吐,增进食欲。必要时采用鼻饲法或胃肠外营养,保证营养供给。注意监测电解质指标及营养状况。

7. 皮肤黏膜的护理 床单位要保持清洁、干燥、平整,定时翻身、更换体位,防止压疮发生。大小便失禁者,应保持会阴、肛门周围皮肤的清洁、干燥,必要时留置导尿管。大量出汗时,应及时擦洗干净,勤换内衣。重视口腔护理,保持口腔清洁。

随着我国人口老龄化的到来,老年终末期疾病和高龄老衰自然临终者也随之增加,因此,老年人口对临终护理服务的需求远远高于其他年龄人群。护理人员要重视临终关怀工作,做好"善终服务"。每年十月份的第一个星期六被定为世界临终关怀及舒缓治疗日,通过这一天的全球性活动,提高人们对临终关怀重要性的认识,寻求对临终关怀的资金支持,促进全球范围内临终关怀及舒缓治疗服务机构的发展,造福于人类。

小 结

1. 临终关怀的目的既不是治疗疾病也不是延长生命,其护理目标是维护临终者的尊严,为临终患者及家属提供全方位的身心、社会等支持和照护。

2. 临终关怀的内容是通过对症、支持治疗和生活护理、心理护理,减轻其身心痛苦,提高尚存的生命质量,使临终患者能够安详、舒适、有尊严地告别人世,并使其家属身心健康得到维护,平稳顺利地度过哀伤期。

■ 王春华 ■

模拟试题

A₁型题

1. 临终患者最后消失的感知觉是(   )。

A. 味觉   B. 嗅觉   C. 视觉

D. 听觉   E. 触觉

2. 护理临终患者时,不正确的措施是(   )。

A. 满足患者的心理需要   B. 严密观察生命体征

C. 保持室内适宜的温湿度   D. 保持环境安静

E. 通知家属或工作单位

3. 临终患者的临床表现不包括(   )。

A. 肌张力减退或消失   B. 循环功能减退   C. 呼吸功能减退

D. 各种反射逐渐消失   E. 意识尚清

A₂型题

4. 李奶奶,65 岁,癌症晚期,患者伤心悲哀,急于要求见亲朋好友,并交代后事。问该患者的心理反应属于(   )。

　　A.接受期　　　B.忧郁期　　　C.协议期　　　D.愤怒期　　　E.否认期

5. 张爷爷,84 岁,原有慢性阻塞性肺疾病史,本次因受凉后出现呼吸、循环功能衰竭,经抢救效果不明显。他对子女说:"我年事已高,尽力治疗了就不后悔了,人总有一死。"他还将自己的后事作了妥善安排。张爷爷对待死亡属于哪一种心理类型?(   )

　　A.理智型　　　　　　　B.积极应对型　　　　　　C.接受型

　　D.解脱型　　　　　　　E.无所谓型

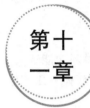

第十一章 实训指导

实训一　老年人的健康评估

【实训目的】

（1）学会老年人躯体健康和心理健康的评估内容和方法。

（2）能初步列出老年人的护理诊断。

（3）在带教教师的指导下,为老年人制订护理计划及健康指导提纲。

（4）在实训中能够合理运用与老年人沟通的技巧,培养尊重、体贴老年人,树立良好的职业道德。

【实训学时】

4个学时。

【实训准备】

（1）学生准备:服装、鞋帽整洁,洗手、剪指甲;仪表大方、语言温和、态度和蔼、举止端庄,预习相关内容。

（2）用物准备:治疗盘、血压计、听诊器、体温表、手电筒、叩诊锤、压舌板、消毒棉签、软尺、直尺、弯盘等。

【实训方法】

（一）临床见习

（1）带教教师选择养老院、托老所、老年大学、老年公寓或社区服务站等老年人聚集的地方为见习点,选择老年人若干例为见习对象。

（2）由带教教师示范,对老年人的健康状况进行评估。

（3）每8～10个学生为一组,对老年人进行评估。

（4）对收集的资料进行分析、整理,经小组讨论后,列出护理诊断和合作性问题,制订护理计划及健康指导提纲。

（5）各小组推荐代表,汇报本小组的讨论意见,教师总结。

（6）每个学生书写一份健康评估量表,交教师批改。

（二）病例讨论

（1）每10～15个学生为一组,教师将准备好的病例资料分发给学生,做好课前预习。

（2）课中教师引导学生分组讨论,并对所提出的问题进行分析,作出结论。

（3）每组选派代表汇报讨论结果，各组之间相互交流、讨论，教师给予总结并完善情景中所设的问题。

（4）每个学生书写一份老年人日常生活护理计划，交教师批阅。

（三）角色扮演

（1）每9～15个学生为一大组，教师将准备好的病例资料分发给学生，做好课前预习。

（2）课中教师引导学生进行角色扮演。可三人一小组，一人扮演护士，一人扮演患者，一人扮演患者家属。患者及患者家属角色可根据病例资料或自设情景回答问题，护士应身临其境完成护理评估，并对资料进行分析、整理。

（3）每大组选派一护士角色代表汇报讨论结果，选派一患者角色和患者家属角色代表汇报角色感想。各组之间相互交流、讨论，教师给予总结并完善情景中所设的问题。

（4）学生们书写作业，交教师批改。

病例资料

金爷爷，68岁。右侧肢体活动无力、意识不清5 h。5 h前患者突然出现头晕、右侧肢体活动无力，随之意识不清，急来医院就诊。急诊CT检查示"左基底节区高密度影"，遂以"脑出血"收入院。既往有高血压病史15年，坚持服药。平时性格急躁、易怒。有烟酒嗜好40余年。身体评估：T 36 ℃，P 85 次/分，R 22 次/分，BP 180/120 mmHg。意识模糊，呼吸有鼾声，双侧瞳孔等大、等圆，光反射存在。双肺无异常。心界稍大，心尖搏动向左下移位。心率85 次/分，律齐，各瓣膜听诊区未闻及病理性杂音。腹部检查无异常。右侧鼻唇沟变浅，右侧上下肢肌张力增高，肌力1级。角膜反射、咽反射存在，右侧巴宾斯基征（十）。老伴去世1年，儿子在外打工，老年人心情很沉重。

问题：①目前老年人躯体健康问题有哪些？②如何对老年人进行心理评估？

李 影

实训二　老年人的日常生活护理

【实训目的】

（1）在带教教师指导下进入敬老院、老年病房或家庭，熟悉与老年人沟通和交流的方法和技巧。

（2）通过与护理对象的有效沟通和交流，对其日常生活进行护理评估，并对资料进行分析、整理。

（3）通过老年人日常生活护理的评估，列出主要存在的护理诊断和合作性问题，并制订相应的护理计划，实施护理措施。

（4）学生具有关心、体贴患者和认真负责的态度。

【实训学时】

4个学时。

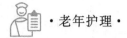

【实训准备】

（1）学生准备：服装、鞋帽整洁，洗手、剪指甲；仪表大方、语言温和、态度和蔼、举止端庄，预习相关内容。

（2）用物准备：笔记本、笔、手电筒、指甲剪、剪刀、梳子、毛巾、针、线、纽扣、水杯、便器、护理垫等。

【实训方法】

（一）临床见习

（1）带教教师在医院或养老机构选定老年人若干。

（2）每5~8个学生为一组。在带教教师指导下收集护理对象日常生活的相关资料。

（3）在教师的指导下，为老年人进行日常生活指导与护理。

（4）各小组推荐代表，汇报本小组的见习心得。

（5）每个学生针对各自的护理对象，书写一份日常生活护理宣传单，交教师批阅。

（6）鼓励学生回访。

（二）病例讨论

（1）每10~15个学生为一组，教师将准备好的病例资料分发给学生，做好课前预习。

（2）课中教师引导学生分组讨论，并对所提出的问题进行分析，作出结论。

（3）每组选派代表汇报讨论结果，各组之间相互交流、讨论，教师给予总结并完善情景中所设的问题。

（4）每个学生书写一份老年人日常生活护理计划，交教师批阅。

（三）角色扮演

（1）每9~15个学生为一大组，教师将准备好的病例资料分发给学生，做好课前预习。

（2）课中教师引导学生进行角色扮演。可三人一小组，两人扮演护士，一人扮演老年人。

（3）评估老年人生活状况，并为老年人提供日常生活指导与护理。

（4）每个学生书写一份角色扮演心得，交教师批阅。

病例资料

病例1 张奶奶，78岁，由于子女工作原因，在养老机构中生活。张奶奶视力和听力均有不同程度的下降。请问：如何在初次见面后与张奶奶建立良好的沟通与交流，并如何指导其安全保护？

病例2 李某，女，60岁，2个月前退休，退休前担任某国企领导，工作较为忙碌，很少锻炼身体，退休后打算运动健身，但缺乏相关知识，请对老年人进行活动锻炼的指导。

病例3 卞某，女，68岁，有3名子女。主诉：咳嗽、大笑、喷嚏时偶发生尿失禁5年，今日加重，起立活动时即有频繁尿失禁。请提出护理诊断和应采取的护理措施。

樊 琳

实训三 老年人常见健康问题的护理

【实训目的】

(1) 在带教教师的指导下,对老年人常见健康问题如跌倒、压疮、听力障碍、视力障碍等进行护理评估,并对资料进行分析、整理。

(2) 能列出主要的护理诊断和合作性问题,并制订相应的护理计划。

(3) 合理运用人际沟通技巧,尊重、关心、爱护老年人。

【实训学时】

4 个学时。

【实训准备】

(1) 学生准备:服装、鞋帽整洁,洗手、剪指甲;仪表大方、语言温和、态度和蔼、举止端庄,预习相关内容。

(2) 用物准备:治疗盘、血压计、听诊器、体温表、手电筒、叩诊锤、压舌板、消毒棉签、软尺、直尺、弯盘等。

【实训方法】

(一) 临床见习

(1) 带教教师在医院、养老院、老年公寓等处选定有相关健康问题的患者若干例。

(2) 每 8~10 个学生为一组。在带教教师指导下收集患者资料。

(3) 对收集的资料进行分析、整理,经小组讨论后,列出护理诊断和合作性问题,制订护理计划。

(4) 各小组推荐代表,汇报本小组的讨论意见,教师点拨和总结。

(5) 每个学生书写一份护理病历,交教师批改。

(二) 病例讨论

(1) 每 10~15 个学生为一组,教师将准备好的病例资料分发给学生,做好课前预习。

(2) 课中教师引导学生分组讨论,并对所提出的问题进行分析,作出结论。

(3) 每组选派代表汇报讨论结果,各组之间相互交流、讨论,教师给予总结并完善情景中所设的问题。

(4) 每个学生书写一份老年人日常生活护理计划,交教师批阅。

(三) 角色扮演

(1) 每 9~15 个学生为一大组,教师将准备好的病例资料分发给学生,做好课前预习。

(2) 课中教师引导学生进行角色扮演。可三人一小组,一人扮演护士,一人扮演患者,一人扮演患者家属。患者及患者家属角色可根据病例资料或自设情景回答问题,护士应身临其境完成护理评估,并对资料进行分析、整理。

(3) 每大组选派一护士角色代表汇报讨论结果,选派一患者角色和患者家属角色代表汇报角色感想。各组之间相互交流、讨论,教师给予总结并完善情景中所设的问题。

(4) 学生们书写作业,交教师批改。

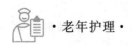
病例资料

杨奶奶,70岁,丧偶后独居,既往有高血压病史20年,长期服用硝苯地平缓释片等降压药物治疗。近几个月来记忆力明显下降,目光呆滞,反应迟钝,曾几次外出后迷路。2个月前在小区活动室跌倒一次,被及时发现,检查仅见皮肤擦伤一处。今天老人在自家门口再次跌倒,臀部着地,不能起来,邻居将其抬送至医院。跌倒后未进食,大小便正常。精神较差。

身体评估:T 37 ℃,P 76次/分,R 18次/分,BP 150/85 mmHg,神志清楚。头颅未见明显外伤,双眼视力明显下降,眼底检查双眼底血管明显充血、水肿。颈软,心、肺未见明显异常体征。腹平软,未见压痛和反跳痛,肝、脾未扪及。左下肢不能站立,左下肢比右下肢短2 cm,髋部明显触痛,呈屈髋屈膝左旋位,其余检查未见异常。

问题:①根据以上病例资料,分析跌倒的因素。②预防跌倒的措施有哪些?

■ 路 艳 ■

实训四　老年人常见疾病的护理

【实训目的】

(1) 在带教教师的指导下,对患病老年人进行护理评估,并对资料进行分析、整理。

(2) 能列出主要的护理诊断和合作性问题,并制订相应的护理计划,实施护理措施。

(3) 熟悉老年高血压、老年冠心病等病因及临床特点。

(4) 学生具有关心、体贴患者和认真负责的态度。

【实训学时】

4个学时。

【实训准备】

(1) 学生准备:服装、鞋帽整洁,洗手、剪指甲;仪表大方、语言温和、态度和蔼、举止端庄,预习相关内容。

(2) 用物准备:治疗盘、血压计、听诊器、体温表、手电筒、叩诊锤、压舌板、消毒棉签、软尺、直尺、弯盘等。

【实训方法】

(一) 临床见习

(1) 带教教师在医院、养老院、老年公寓选定老年高血压、冠心病等患者若干例。

(2) 每8~10个学生为一组。在带教教师指导下收集患者资料。

(3) 对收集的资料进行分析、整理,经小组讨论后,列出护理诊断和合作性问题,制订护理计划。

(4) 各小组推荐代表,汇报本小组的讨论意见,教师点拨和总结。

(5) 每个学生书写一份护理病历,交教师批改。

(二) 病例讨论

(1) 每10~15个学生为一组,教师将准备好的病例资料分发给学生,做好课前预习。

（2）课中教师引导学生分组讨论，并对所提出的问题进行分析，作出结论。

（3）每组选派代表汇报讨论结果，各组之间相互交流、讨论，教师给予总结并完善情景中所设的问题。

（4）每个学生书写一份老年人日常生活护理计划，交教师批阅。

（三）角色扮演

（1）每9～15个学生为一大组，教师将准备好的病例资料分发给学生，做好课前预习。

（2）课中教师引导学生进行角色扮演。可三人一小组，一人扮演护士，一人扮演患者，一人扮演患者家属。患者及患者家属角色可根据病例资料或自设情景回答问题，护士应身临其境完成护理评估，并对资料进行分析、整理。

（3）每大组选派一护士角色代表汇报讨论结果，选派一患者角色和患者家属角色代表汇报角色感想。各组之间相互交流、讨论，教师给予总结并完善情景中所设的问题。

（4）学生们书写作业，交教师批改。

病例资料

病例 1　张爷爷，76 岁，离休干部，身高 172 cm，体重 86 kg，既往身体健康。家人发现老人睡眠时鼾声较大，且时有呼吸暂停发生，老人醒来常自觉头痛、乏力，白天嗜睡，故与家人一同来医院检查。入院检查，初步诊断为睡眠呼吸暂停综合征。

问题：①应如何对该老人进行护理评估？②怎样做好这位老人的护理？③请对该患者进行休息和睡眠的相关健康指导。

病例 2　孙奶奶，73 岁，小学文化，体重约 80 kg。因膝关节疼痛约 13 年，加重 1 周而来院就诊。3 年来，时感膝关节疼痛，清晨起床后关节僵硬，活动后僵硬缓解，活动时有摩擦声，自认为是老年人正常老化现象而未予重视。近 1 周上下楼时关节疼痛加重，未做任何治疗。

问题：①请提出主要护理诊断。②如何给患者进行保护关节的相关健康指导？

病例 3　徐爷爷，75 岁，因"头晕 3 个月"就诊。患者主诉，5 个月前发现血压 160/75 mmHg，之后开始服用降压药，血压控制尚可，多为 120/65 mmHg，晨起有时为 110/60 mmHg 左右。近 3 个月来无明显诱因出现头晕、头部昏沉感，晨起明显，无旋转或倾倒感，无肢体活动障碍。查体：血压 170/95 mmHg，其他生命体征正常。初步诊断为老年高血压。

问题：①指导患者安全防护措施。②请对患者进行健康指导。

喻志英

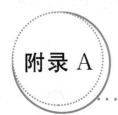

附录 A 老年人健康评估常用量表

量表 1　Katz 日常生活功能指数评价表

指导语：

Katz 日常生活功能指数评价表分级如下：A，能完全独立完成以下六项；B，能完全独立完成以下六项中的五项；C，除洗澡和另一项活动外，能独立完成其余四项；D，不能洗澡、更衣和另一项活动；E，不能完成洗澡、更衣、如厕、移动和另外一项活动；F，只能独立完成控制大小便或进食；G，六项都不能独立完成；其他，至少两项不能完成，但不能用 C、D、E、F 的分类法来区分。

姓名_____　评估日期_____

每个功能项中，帮助是指监护、指导、亲自协助。评估下列各项功能，在相应的□里打"√"。

1.洗澡、擦浴或淋浴

独立完成(洗盆浴时,进出浴缸自如)□　　仅需部分帮助(如背部或一条腿)□　　需要帮助(不能自行洗浴)□

2. 更衣　从衣橱或抽屉内取衣穿衣(内衣、外套)，以及扣纽扣、系带、取衣、穿衣

完全独立完成□　　只需帮助系鞋带□　　取衣、穿衣要协助□

3.如厕　进厕所排尿自如，排泄后能自洁及整理衣裤

无需帮助或能借助辅助器具进出厕所□　　进出厕所需要帮助(需帮便后清洁或整理衣裤或夜间用便桶、尿壶)□　　不能自行进出厕所完成排泄过程□

4.移动

起床、卧床；从椅子上站立或坐下自如(包括使用手杖等辅助器)□　　需帮助□　　不能起床□

5.控制大小便

完全控制□　　偶尔有失禁□　　排尿、排便需要别人观察控制，需使用导尿管或失禁□

6.进食

进食自理无需帮助□　　需帮助备餐，能自己吃食物□　　需帮助进食，部分或全部通过胃管进食或需静脉补液□

说明：

1. 量表的结构和内容：此量表将日常生活功能分 6 个方面，即进食、更衣、沐浴、移动、如厕和控制大小便，以决定各项功能完成的独立程度。

2. 评定方法：通过与被测者、护理人员交谈或被测者自填问卷，确定各项评分，计算总分值。

3. 结果解释：总分值的范围是 0~12，分值越高，提示被测者的日常生活功能越强。

量表 2　Preffer 功能活动问卷（FAQ）

说明：

请你仔细阅读下列的 10 个问题（读出问题），并按照老年人的情况，选择 1 个最能合适地反映其活动能力的评定，每 1 个问题只选择 1 个评定，不要重复评定，也不要遗漏。

请圈上合适的情况				
1.使用各种票证（正确使用，不过期）	0	1	2	9
2.按时支付各种票据（如房租、水电费等）	0	1	2	9
3.自行购物（如购买衣服、食物及家庭用品）	0	1	2	9
4.参加需技巧性的游戏或活动（如下棋、打麻将、绘画、摄影等）	0	1	2	9
5.使用炉子（包括生炉子、熄灭炉子）	0	1	2	9
6.准备和烧一顿饭（包括饭、菜、汤）	0	1	2	9
7.关心和了解新鲜事物（国家大事或邻居中发生的重要事情）	0	1	2	9
8.持续 1 h 以上注意力集中地看电视或小说、听收音机，并能理解、评论或讨论其内容	0	1	2	9
9.记得重要约定（如领退休金、朋友约会、接送幼儿等）	0	1	2	9
10.独自外出活动或去访友（指较远距离，如相当于 3 站公共汽车的距离）	0	1	2	9

备注：

1. 只能选择 1 个评分。

2. 量表评定不超过 5 min。

3. 表中 0 表示没有任何困难，能独立完成；1 表示有些困难，需他人指导或帮助；2 表示本人无法完成，完全或几乎完全由他人代替完成；9 表示该项目不适用，老年人一向不从事这项活动。

4. FAQ 只有 2 项指标：总分 0~20 分和单项 0~2 分。临界值：FAQ 总分≥5 分，或有 2 个以上单项功能丧失（2 分）或 1 项功能丧失，2 项以上有功能缺损（1 分）。FAQ≥5 分，说明社会功能有问题，需进一步确诊。

量表3　改良 Barthel 指数评定表

日常活动项目	完全独立	部分独立	需部分帮助	需极大帮助	完全不能独立
控制大便	10	8	5	2	0
控制小便	10	8	5	2	0
进食	10	8	5	2	0
洗澡	5	4	3	1	0
穿衣	10	8	5	2	0
如厕	10	8	5	2	0
床椅转移	15	12	8	3	0
平地行走	15	12	8	3	0
上下楼梯	10	8	5	2	0
个人卫生	5	4	3	1	0

说明:

1. Barthel 指数分级是通过对进食、洗澡、个人卫生、穿衣、控制大便、控制小便、如厕、床椅转移、平地行走及上下楼梯 10 项日常生活活动的独立程度打分的方法来区分等级的。记分为 0~100 分。100 分表示患者基本的日常生活活动能力良好,不需要他人帮助,能够控制大、小便,能自己进食、穿衣、床椅转移、洗澡、行走至少一个街区,可以上下楼。0 分表示功能很差,没有独立能力,全部日常生活皆需帮助。

2. 根据 Barthel 指数记分,将日常生活活动能力分成良、中、差三级。>60 分为良,有轻度功能障碍,能独立完成部分日常生活活动,需要部分帮助;60~41 分为中,有中度功能障碍,需要极大的帮助方能完成日常生活活动;≤40 分为差,有重度功能障碍,大部分日常生活活动不能完成或需他人服侍。

3. Barthel 指数分级是进行日常生活活动能力测定的有效方法,其内容比较全面,记分简便、明确,可以敏感地反映出病情的变化或功能的进展,适于作疗效观察及预后判断的手段。

量表4　汉密顿焦虑量表(HAMA)

项　　目	主 要 症 状
1.焦虑心境	担心、担忧,感到最坏的事情将要发生,容易激惹
2.紧张	紧张感、易疲劳、不能放松,情绪反应,易哭、颤抖、感到不安
3.害怕	害怕黑暗、陌生人、一人独处、动物、乘车或旅游、到公共场合
4.失眠	难以入睡、易醒、睡眠浅、多梦、夜惊、醒后感觉疲倦
5.认知功能	注意力不能集中、注意障碍、记忆力差
6.抑郁心境	丧失兴趣、抑郁、对以往爱好缺乏快感
7.躯体性焦虑(肌肉系统)	肌肉酸痛、活动不灵活、肌肉和肢体抽搐、牙齿打颤、声音发抖
8.躯体性焦虑(感觉系统)	视物模糊、发冷、发热、软弱无力感、浑身刺痛
9.心血管系统症状	心动过速、心悸、胸痛、血管跳动感、昏倒感、心搏脱漏
10.呼吸系统症状	胸闷、窒息感、叹息、呼吸困难
11.胃肠道症状	吞咽困难、嗳气、消化不良(进食后腹痛、腹胀、恶心、胃部饱胀感、肠鸣、腹泻、体重减轻、便秘)

项　　目	主　要　症　状
12.生殖泌尿系统症状	尿频、尿急、停经、性冷淡、早泄、阳痿
13.自主神经系统症状	口干、潮红、苍白、易出汗、紧张性头痛、毛发竖起
14.会谈时行为表现	①一般表现:紧张、不能松弛、忐忑不安、咬手指、紧握拳、面肌颤动、手发抖、皱眉、表情僵硬、肌张力高、叹息样呼吸、面色苍白 ②生理表现:吞咽、打嗝、安静时心率快和呼吸快、腱反射亢进、震颤、瞳孔放大、眼睑跳动、易出汗、眼球突出

备注:

1. 0分表示无症状;1分表示轻度;2分表示中度,有肯定的症状,但不影响生活和劳动;3分表示重度,症状重,已影响生产和劳动,需要处理;4分表示极重,症状极重,严重影响生活。

2. 总分>29分为严重焦虑;总分21~29分为明显焦虑;总分14~28分为有肯定的焦虑;总分7~13分为可能有焦虑;总分<6分为没有焦虑。

3. 因子分计算:精神性焦虑因子分,第1~6项与第14项分数之和,除以7;躯体性焦虑因子分,7~13项分数之和,除以7。

量表5　状态-特质焦虑问卷

指导语:下面列出的是人们常常用来描述自己的陈述,然后在右边适当的圈上打钩,来表示你现在最恰当的感觉。没有对或错的回答,不要对任何一个陈述花太多的时间去考虑,但所给的回答应该是你现在最恰当的感觉。

项　　目	完全没有或几乎没有	有些	中等程度或经常	非常明显或几乎总是如此
*1.我感到心情平静	①	②	③	④
*2.我感到安全	①	②	③	④
3.我感到紧张	①	②	③	④
4.我感到被限制	①	②	③	④
*5.我感到安逸	①	②	③	④
6.我感到烦乱	①	②	③	④
7.我现在正在为可能发生的不幸而烦恼	①	②	③	④
*8.我感到满意	①	②	③	④
9.我感到害怕	①	②	③	④
*10.我感到舒适	①	②	③	④
*11.我有自信心	①	②	③	④
12.我觉得神经过敏	①	②	③	④
13.我极度紧张不安	①	②	③	④
14.我优柔寡断	①	②	③	④
*15.我是轻松的	①	②	③	④
*16.我感到心满意足	①	②	③	④

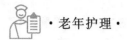

项　目	完全没有或几乎没有	有些	中等程度或经常	非常明显或几乎总是如此
17. 我是烦恼的	①	②	③	④
18. 我感到慌乱	①	②	③	④
*19. 我感觉镇定	①	②	③	④
*20. 我感到愉快	①	②	③	④
*21. 我感到愉快	①	②	③	④
22. 我感到神经过敏和不安	①	②	③	④
*23. 我感到自我满足	①	②	③	④
*24. 我希望能像别人那样高兴	①	②	③	④
25. 我感到像个失败者	①	②	③	④
*26. 我感到很宁静	①	②	③	④
*27. 我是平静的、冷静的和泰然自若的	①	②	③	④
28. 我感到困难成堆,无法克服	①	②	③	④
29. 我过分忧虑一些事,其实那些是无关紧要的事情	①	②	③	④
*30. 我是高兴的	①	②	③	④
31. 我的思想处于混乱状态	①	②	③	④
32. 我缺乏自信心	①	②	③	④
*33. 我感到安全	①	②	③	④
*34. 我容易作出决断	①	②	③	④
35. 我感到不合适	①	②	③	④
*36. 我是满意的	①	②	③	④
37. 一些不重要的想法总缠绕着我,并打扰我	①	②	③	④
38. 我如此沮丧、无法摆脱	①	②	③	④
*39. 我是个稳定的人	①	②	③	④
40. 当我考虑我目前的事情和利益时,我就陷入紧张状态	①	②	③	④

备注:

1. 标"＊"表示该项反序记分:①为4分,②为3分,③为2分,④为1分。1~20项的得分相加计为状态焦虑总分(20~80分);21~40项的得分相加计为特质焦虑总分(20~80分)。

2. 分数越高,说明焦虑越严重。该量表国内尚无常模。

量表 6 汉密顿抑郁量表(HAMD)

项　　目	主　要　表　现
1.抑郁情绪	①只在问到时才诉述;②在访谈中自发地表达;③不用言语也可以从表情、姿势、声音或欲哭中流露出这种情绪;④患者的自发言语和非语言表情、动作几乎完全表现为这种情绪
2.有罪感	①责备自己,感到自己已连累他人;②认为自己犯了罪,或反复思考以往的过失和错误;③认为目前的疾病,是对自己错误的惩罚,或有罪恶妄想;④罪恶妄想伴有指责或威胁性幻觉
3.自杀	①觉得活着没意义;②希望自己已经死去,或常想到与死人有关的事;③消极观念(自杀念头);④有严重自杀行为
4.入睡困难(初段失眠)	①主诉有入睡困难,上床半小时后仍不能入睡(要注意平时患者入睡的时间);②主诉每晚均有入睡困难
5.睡眠不深(中段失眠)	①睡眠浅,多噩梦;②半夜晚12点钟以前曾醒来(不包括上厕所)
6.早醒(末段失眠)	①有早醒,比平时早醒1 h,但能重新入睡(应排除平时的习惯);②早醒后无法重新入睡
7.工作和兴趣	①提问时才诉述;②自发地直接或间接表达对活动、工作或学习失去兴趣,如感到没精打采,犹豫不决,不能坚持或需强迫自己去工作或活动;③活动时间减少或成效下降,住院患者每天参加病房劳动或娱乐小于3 h;④因目前的疾病而停止工作,住院者不参加任何活动或者没有他人帮助便不能完成病室日常事务(注意不能凡住院就打4分)
8.阻滞(指思维和语言缓慢,注意力难以集中,主动性减退)	①精神检查中发现轻度阻滞;②精神检查中发现明显阻滞;③精神检查进行困难;④完全不能回答问题(木僵)
9.激越	①检查时有些心神不定;②明显心神不定或小动作多;③不能静坐,检查中曾起立;④搓手、咬手指、扯头发、咬嘴唇
10.精神性焦虑	①问及时诉述;②自发地表达;③表情和言谈流露出明显忧虑;④明显惊恐
11.躯体性焦虑	①轻度;②中度,有肯定的上述症状;③重度,上述症状严重,影响生活或需处理;④严重影响生活和活动
12.胃肠道症状	①食欲减退,但不需他人鼓励便自行进食;②进食需他人催促或请求和需要应用泻药或助消化药
13.全身症状	①四肢、背部或颈部有沉重感,背痛、头痛、肌肉疼痛,全身乏力或疲倦;②症状明显
14.性症状(指性欲减退,月经紊乱)	①轻度;②重度;③不能肯定,或该项对被测者不适合(不计入总分)

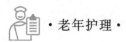

续表

项　目	主　要　表　现
15.疑病	①对身体过分关注；②反复考虑健康问题；③有疑病妄想；④伴幻觉的疑病妄想
16.体重减轻	①患者诉述可能有体重减轻；②肯定体重减轻。按体重记录评定：a.1周内体重减轻超过 0.5 kg；b.1周内体重减轻超过 1 kg
17.自知力	①知道自己有病，表现为抑郁；②知道自己有病，但归咎于伙食太差、环境问题、工作过忙、病毒感染或需要休息；③完全否认有病
18.日夜变化	①轻度变化，晨 1 分、晚 1 分；②重度变化，晨 2 分、晚 2 分
19.人格解体	①问及时才诉述；②自然诉述；③有虚无妄想；④伴幻觉的虚无妄想
20.偏执症状	①有猜疑；②有牵连观念；③有关系妄想或被害妄想；④伴有幻觉的关系妄想或被害妄想
21.强迫症状	①问及时才诉述；②自发诉述
22.能力减退感	①仅于提问时方引出主观体验；②患者主动表示有能力减退感；③需鼓励、指导和安慰才能完成病室日常事务或个人卫生；④穿衣、梳洗、进食、铺床或个人卫生均需他人协助
23.绝望感	①有时怀疑"情况是否会好转"，但解释后能接受；②持续感到"没有希望"，但解释后能接受；③对未来感到灰心、悲观和失望，解释后不能解除；④自动地反复诉述"我的病好不了啦"诸如此类的情况
24.自卑感	①仅在询问时诉述有自卑感，如"我不如他人"；②自动地诉述有自卑感；③患者主动诉述，如"我一无是处"或"低人一等"，与评 2 分者只是程度上的差别；④自卑感达妄想的程度，例如"我是废物"或类似情况

备注：

1. 序号与分数是相对应的，如选择序号②的主要表现则评为 2 分。如个体没有序号中描述的表现，则评为 0 分。

2. 病情越重，总分越高。总分＞35 分为严重抑郁；总分＞20 分，可能是轻或中度的抑郁；总分＜8分，无抑郁症状。

量表 7　流行病学调查用抑郁自评量表(CES-D)

评 定 项 目	非常少/没有 (＜1 d)	很少 (1～2 d)	常有 (3～4 d)	几乎一直 (5～7 d)	评分
1.我因一些小事而烦恼	1	2	3	4	
2.不太想吃东西，我的胃口不好	1	2	3	4	
3.即使加上朋友想帮我，我仍然无法摆脱心中的苦闷	1	2	3	4	
4.我觉得和一般人一样好	4	3	2	1	
5.我在做事时无法集中自己的注意力	1	2	3	4	

评 定 项 目	非常少/没有 (<1 d)	很少 (1~2 d)	常有 (3~4 d)	几乎一直 (5~7 d)	评分
6. 我觉得意志消沉	1	2	3	4	
7. 我感到做任何事都很费力	1	2	3	4	
8. 我觉得前途是有希望的	4	3	2	1	
9. 我觉得我的生活是失败的	1	2	3	4	
10. 我感到害怕	1	2	3	4	
11. 我睡眠情况不好	1	2	3	4	
12. 我感到高兴	4	3	2	1	
13. 我比平时说话要少	1	2	3	4	
14. 我感到孤单	1	2	3	4	
15. 我觉得别人不友善	1	2	3	4	
16. 我觉得生活得很有意思	4	3	2	1	
17. 我曾哭泣	1	2	3	4	
18. 我感到忧虑	1	2	3	4	
19. 我觉得人们不喜欢我	1	2	3	4	
20. 我觉得无法继续我的日常工作	1	2	3	4	

备注：

1. 该量表分为 0~3 分 4 级：1 表示 0 分，2 表示 1 分，3 表示 2 分，4 表示 3 分。其中，第 4、8、12、16 题为反向评分。

2. 结果分析：总分范围为 0~60 分。总分≤15 分为无抑郁症状，总分为 16~19 分为可能有抑郁症状，总分≥20 分为肯定有抑郁症状。

3. 所有问题指被测者现在或过去 1 周的情况。

量表 8 老年人抑郁量表(GDS)

主 要 表 现	回答"是"或"否"
1. 你对生活基本上满意吗？	【 】
2. 你是否已放弃了许多活动与兴趣？	【 】
3. 你是否觉得生活空虚？	【 】
4. 你是否感到厌倦？	【 】
5. 你觉得未来有希望吗？	【 】
6. 你是否因为脑子里有一些想法摆脱不掉而烦恼？	【 】
7. 你是否大部分时间精力充沛？	【 】
8. 你是否害怕会有不幸的事落到你头上？	【 】
9. 你是否大部分时间感到幸福？	【 】

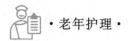
续表

主 要 表 现	回答"是"或"否"
10. 你是否常感到孤立无援?	【 】
11. 你是否常常坐立不安,心烦意乱?	【 】
12. 你是否愿意待在家里而不愿去做新鲜事?	【 】
13. 你是否常常担心将来?	【 】
14. 你是否觉得记忆力比以前差?	【 】
15. 你觉得现在活着很惬意吗?	【 】
16. 你是否常感到心情沉重、郁闷?	【 】
17. 你是否觉得像现在这样活着毫无意义?	【 】
18. 你是否总为过去的事忧愁?	【 】
19. 你觉得生活很令人兴奋吗?	【 】
20. 你开始一件新的工作很困难吗?	【 】
21. 你觉得生活充满活力吗?	【 】
22. 你是否觉得你的处境已毫无希望?	【 】
23. 你是否觉得大多数人比你强得多?	【 】
24. 你是否常为些小事伤心?	【 】
25. 你是否常常想哭?	【 】
26. 你集中精力有困难吗?	【 】
27. 你早晨起来很快活吗?	【 】
28. 你希望避开聚会吗?	【 】
29. 你做决定很容易吗?	【 】
30. 你的头脑像往常一样清晰吗?	【 】

备注:

1. 每个条目要求被测者回答"是"或"否",其中第 1、5、7、9、15、19、21、27、29、30 条用反序计分(回答"否"表示抑郁存在)。每项表示抑郁的回答得 1 分。

2. 总分 0~10 分为正常,11~20 分为轻度抑郁,21~30 分为中重度抑郁。

量表 9　中文版简易智力状态检查(MMSE)

	正　确	错　误
1.今年是哪一年?	1	5
2.现在是什么季节?	1	5
3.今天是几号?	1	5
4.今天是星期几?	1	5
5.现在是几月份?	1	5
6.你能告诉我现在我们在哪里?	1	5
7.你住在什么区(县)?	1	5
8.你住在什么街道?	1	5

9. 我们现在在几楼?	1		5	
10. 这里是什么地方?	1		5	

11. 现在我要说三样东西的名称,在我讲完之后,请你复述一遍(请仔细说清楚,每一样东西一秒钟)

"皮球"   "国旗"   "树木"

	对	错	拒绝回答
皮球—	1	5	9
国旗—	1	5	9
树木—	1	5	9

12. 现在请你从 100 减去 7,然后将听到的数目再减去 7,如此一直计算,把每个答案告诉我,直到我说"停"为止(若错了,但下一个答案是对的,只记一次错误)

	对	错	说不会做	其他原因不做
93—	1	5	7	9
86—	1	5	7	9
79—	1	5	7	9
72—	1	5	7	9
65—	1	5	7	9

停止

13. 现在请你告诉我,刚才我要你记住的三样东西是什么

	对	错	说不会做	拒绝回答
皮球—	1	5	7	9
国旗—	1	5	7	9
树木—	1	5	7	9

14. 请问这是什么(评估者手指手表)

	对	错	拒绝回答
手表—	1	5	9

请问这是什么(评估者手指铅笔)

	对	错	拒绝回答
铅笔—	1	5	9

15. 现在我说句话,请你清楚地复述一遍。"四十四只狮子"(只说一遍,咬字清楚记 1 分)

	对	错	说不会做	拒绝回答
四十四只狮子—	1	5	7	9

16. 请照卡片的要求(评估者把写有"闭上你的眼睛"大字的卡片交给被评估者)

	有	没有	说不会做	拒绝	文盲
闭眼睛—	1	5	7	9	8

17. 请用右手拿这张纸,再用双手把纸对折,然后将纸放在你的大腿上

	对	错	说不会做	拒绝
用右手拿纸—	1	5	7	9
把纸对折—	1	5	7	9
放在大腿上—	1	5	7	9

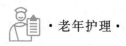

续表

18.请你说一句完整的有意义的句子(句子必须有主语、动词)

	句子合乎标准	句子不合乎标准	不会做	拒绝
记录所述句子的全文—	1	5	7	9

19.照这张图把它画出来(对:两个五边形的图案,交叉处形成个小四边形)

	对	不	说不会做	拒绝
	1	5	7	9

备注:

1. MMSE 总分范围为 0～30,全部答对总分为 30 分。

2. 根据 MMSE 总分评判被测者的认知功能,应结合其受教育情况划分:未接受教育者 17 分,教育年限≤6 年者 20 分,教育年限>6 年者 24 分,低于分界值的为认知功能缺陷。

量表 10　简易操作智力状态问卷(SPMSQ)

问　题	注　意　事　项	对或错
1.今天是几号?	年、月、日都对才算正确	
2.今天是星期几?	星期对才算正确	
3.这是什么地方?	对所在地任何的描述都算正确;说"我的家"或正确说出城镇、医院、机构的名称都可接受	
4-1.你的电话号码是多少?	经确认号码后证实无误即算正确;或在会谈时,能在 2 次间隔较长时间内重复相同的号码即算正确	
4-2.你住在什么地方?	如没有电话才问此问题	
5.你几岁了?	年龄与出生年、月、日符合才算正确	
6.你的出生年月日?	年、月、日都对才算正确	
7.现任的国家主席是谁?	姓氏正确即可	
8.前任的国家主席是谁?	姓氏正确即可	
9.你的孩子叫什么名字?	不需要特别证实,只需说出一个与他不同的名字即可	
10.从 20 减 3 开始算,一直减 3 减下去	期间如有出现任何错误或无法继续进行即算错误	

备注:

1. 须结合被测者的教育背景作出判断。

2. 错 0～2 题为心智功能完整,错 3～4 题为轻度心智功能障碍,错 5～7 题为中度心智功能障碍,错 8～10 题为重度心智功能障碍。受过初等教育的老年人允许错 1 题以上,受过高中以上教育者只能错 1 题。

量表 11   APGAR 家庭功能评估表

家庭档案 填表人： 病历号： 年 月 日	经常这样 （2分）	有时这样 （1分）	几乎很少 （0分）

1．当我遇到问题时，可以从家人得到满意的帮助

补充说明：A—（adaptation）适应

2．我很满意家人与我讨论各种事情以及分担问题的方式

补充说明：P—（partnership）共处

3．当我希望从事新的活动或发展时，家人都能接受且给
予支持

补充说明：G—（growth）成长

4．我很满意家人对我表达感情的方式以及对我情绪（如愤怒、悲
伤、爱）的反应

补充说明：A—（affection）情感

5．我很满意家人与我共度时光的方式

补充说明：R—（resolve）解决

总得分：

APGAR 家庭功能评估表应用说明：

1．本表格内容包括家庭功能的五个重要部分：适应 A（adaptation）、共处 P（partnership）、成长 G（growth）、情感 A（affection）和解决 R（resolve）。

2．A—（adaptation）适应是指家庭在发生问题或面临困难的时候，家庭成员对于内在或外在资源的运用情况。

P—（partnership）共处是指家庭成员对权力与责任的分配情形。

G—（growth）成长是指家庭成员互相支持而趋于身心成熟与自我实现的情形。

A—（affection）情感是指家庭成员彼此之间互相关爱的情形。

R—（resolve）解决是指家庭成员对于彼此共享各种资源的满意情形。

3．表中经常表示 2 分，有时表示 1 分，很少表示 0 分。

4．家庭功能评估结论：总分在 7～10 分家庭功能无障碍；4～6 分家庭功能中度障碍；0～3 重度家庭功能不足。

量表 12   Procidano 和 Heller 的家庭支持量表

项　　目	回　　答	
1．我的家人给予我所需的精髓支持	是	否
2．遇到棘手的事时，我的家人帮我出主意	是	否
3．我的家人愿意倾听我的想法	是	否
4．我的家人给予我情感支持	是	否
5．我和我的家人能开诚布公地交谈	是	否

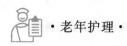

项　目	回　答	
6.我的家人分享我的爱好与兴趣	是	否
7.我的家人能时时察觉到我的需求	是	否
8.我的家人善于帮助我解决问题	是	否
9.我和我的家庭感情深厚	是	否

评分方法:是表示 1 分,否表示 0 分。总得分越高,家庭支持度越高。

量表 13　老年人居家环境安全评估表

部　　位	评 估 要 素
一般居室	
光线	是否充足
温度	是否适宜
地面	是否平整、干燥、无障碍物
地毯	是否平整、不滑动
家具	放置是否稳固、固定有序,有无障碍通道
床	高度是否低于老年人膝盖、与其小腿长基本相等
电线	安置如何,是否远离火源、热源
取暖设备	设置是否妥善
电话	紧急电话号码是否放在易见、易取的地方
厨房	
地板	有无防滑措施
燃气	"开""关"的按钮标志是否醒目
浴室	
浴室门	门锁是否内外均可打开
地板	有无防滑措施
便器	高低是否合适,有无设扶手
浴盆	高度是否合适,盆底是否垫防滑胶垫
楼梯	
台阶	是否平整无破损,高度是否合适,台阶之间色彩差异是否明显
光线	光线是否充足
扶手	有无扶手

量表 14　社会支持问卷(SSQ)

家庭档案：　　　　　　　填表人：　　　　　　　　年　　　月　　　日

1. 你需要交谈时,你指望谁听你的诉说?
2. 如果一个你认为是好朋友的人辱骂你,并说他/她不想再见到你,你指望谁帮助你?
3. 你感觉谁的生命是你重要的部分?
4. 如果你已结婚,并已和配偶分居,你觉得谁将帮助你?
5. 尽管他们将不胜其烦地帮助你,谁将真正帮你渡过难关?
6. 谁能和你坦率地交谈而不顾及你谈些什么?
7. 谁能使你感到你能做对别人有益的事?
8. 当你感到紧张的时候,你指望谁能把你从烦恼中解脱出来?
9. 当你需要帮助时,谁是最可依赖的?
10. 如果你被解雇或被勒令退学,你指望谁来帮助你?
11. 你自己和谁在一起感到很自在(愉快)?
12. 你感觉谁将你作为真正的人看待?
13. 你指望谁提出有用的建议,以避免你犯错误?
14. 你指望谁坦率地、不加选择地听你诉说内心的感情?
15. 当你需要安慰时,谁来帮助你?
16. 如果你的一个好朋友出了车祸且伤势严重住院,你觉得谁将帮助你?
17. 当有压力或紧张时,谁将使你更轻松?
18. 如果一个和你关系相当密切的家庭成员去世,谁来帮助你?
19. 在你处境极好或极差时,谁将完全接受你?
20. 不管发生什么事情,谁将照顾你?
21. 当你和他人生气时,你指望谁听你诉说?
22. 当你需要改进时,谁将真心地告诉你?
23. 当你心情不好时,你指望谁帮你改善心情?
24. 你感觉谁深深地爱着你?
25. 当你心烦意乱时,谁将支持你?
26. 在你做重要决策时,谁将支持你?
27. 当你非常容易激动时,易向几乎任何事物发怒时,你指望谁帮你心情变好?

量表 15　生活满意度指数调查表

项　目	同　意	不　同　意	无　法　确　定
1.当我老了以后发现事情似乎要比原来想象得好	2	0	1
2.与我所认识的多数人相比,我更好地把握了生活的机遇	2	0	1
3.现在是我一生中最沉闷的时期	-2	0	-1
4.我现在和年轻时一样幸福	2	0	1
5.我的生活原本应该更好些	-2	0	-1
6.现在是我一生中最美好的时光	2	0	1
7.我所做的事多半是令人厌烦和单调乏味的	-2	0	-1

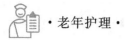

续表

项　目	同　意	不　同　意	无　法　确　定
8.我估计最近能遇到一些有趣的和令人愉快的事	2	0	1
9.我现在做的事和以前做的事一样有趣	2	0	1
10.我感到老了,有些累	−2	0	−1
11.我感到自己确实上了年纪,但并不为此烦恼	2	0	1
12.回首往事,我相当满足	2	0	1
13.即使能改变自己的过去,我也不愿有所改变	2	0	1
14.与其他同龄人相比,我曾作出较多愚蠢的决定	−2	0	−1
15.与其他同龄人相比,我的外表较年轻	2	0	1
16.我已经为一个月甚至一年后该做的事制订了计划	2	0	1
17.回首往事,我有许多想得到的东西未得到	−2	0	−1
18.与其他人相比,我惨遭失败的次数太多了	−2	0	−1
19.我在生活中得到了相当多我所期望的东西	2	0	1
20.不管人们怎样说,许多普通人是越过越糟	−2	0	−1

备注:

1. "同意"得 2 分;"无法确定"得 1 分,"不同意"得 0 分。

2. 3、5、7、10、14、17、18、20 为反序计分项目。

量表 16　纽芬兰纪念大学幸福度量表(MUNSH)　　　　○男　○女

问　题	回　答
1.出生年月	———
2.您的职业	———
3.您的文化程度	———
4.您处于巅峰状态吗?	☐
5.您情绪很好吗?	☐
6.您对自己的生活特别满意吗?	☐
7.您感到很走运吗?	☐
8.您烦恼吗?	☐
9.您非常孤独或与人疏远吗?	☐
10.您忧虑或非常不愉快吗?	☐
11.您会因为不知道将会发生什么事情而担心吗?	☐
12.您为自己目前的生活状态感到哀怨吗?	☐
13.总的来说,生活处境变得使您满意吗?	☐
14.这段时间是您一生中最难受的时期吗?	☐
15.您像年轻时一样高兴吗?	☐

16. 您所做的大多数事情都单调或令您厌烦吗?	☐
17. 过去您感兴趣做的事情,现在仍然乐在其中吗?	☐
18. 当您回顾一生时,感到相当满意吗?	☐
19. 随着年龄的增加,一切事情更加糟糕吗?	☐
20. 您感到孤独吗?	☐
21. 今年一些小事使您烦恼吗?	☐
22. 如果您能随便选择自己的住处的话,您愿意选择哪里?	☐
23. 有时您感到活着没意思吗?	☐
24. 您现在和年轻时一样快乐吗?	☐
25. 大多数时候您感到生活是艰苦的吗?	☐
26. 您对您当前的生活满意吗?	☐
27. 和同龄人相比,您的健康状况与他们差不多,甚至更好些吗?	☐

备注:情况符合答"1"(＝是);如情况不符答"2"(＝否);如感到不清楚答"3"(＝不知道)。请将所选数字写在题后☐内。

量表 17 老年人生活质量评定表

身体健康:

1. 疾病症状
(1) 无明显病痛   3
(2) 间或有病痛   2
(3) 经常有病痛   1

2. 慢性疾病
(1) 无重要慢性病   3
(2) 有,但不影响生活   2
(3) 有,影响生活功能   1

3. 畸形残疾
(1) 无   3
(2) 有(轻、中度驼背),但不影响生活   2
(3) 畸形或因病致残,部分丧失生活能力   1

4. 日常生活功能
(1) 能适当劳动、爬山、参加体育活动,生活完全自理   3
(2) 做饭、管理钱财、料理家务、上楼、外出坐车等有时需人帮助   2
(3) 丧失独立生活能力   1

本项共计得分:

心理健康:

5. 情绪、性格
(1) 情绪稳定,性格开朗,生活满足   3
(2) 有时易激动、紧张、忧郁   2
(3) 经常忧郁、焦虑、压抑、情绪消沉   1

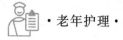
6. 智力

(1) 思维能力、注意力、记忆力都较好　　　　　　　　　　　　　　3

(2) 智力有些下降,注意力不集中,遇事易忘,但不影响生活　　　　2

(3) 智力明显下降,说话无重点,思路不清晰,健忘、呆板　　　　　1

7. 生活满意度

(1) 夫妻、子女、生活条件、医疗保健、人际关系等都基本满意　　　3

(2) 某些方面不够满意　　　　　　　　　　　　　　　　　　　　2

(3) 生活满意度差,到处看不惯,自感孤独苦闷　　　　　　　　　1

本项共计得分:

社会适应:

8. 人际关系

(1) 夫妻、子女、亲戚、朋友之间关系融洽　　　　　　　　　　　3

(2) 某些方面虽有矛盾,仍互相往来,相处尚可　　　　　　　　　2

(3) 家庭矛盾多,亲戚往来少,孤独　　　　　　　　　　　　　　1

9. 社会活动

(1) 积极参加社会活动,在社团中任职,关心国家、集体大事　　　3

(2) 经常参加社会活动,有社会交往　　　　　　　　　　　　　2

(3) 不参加社会活动,生活孤独　　　　　　　　　　　　　　　1

本项共计得分:

环境适应:

10. 生活方式

(1) 生活方式合理,无烟、酒嗜好　　　　　　　　　　　　　　3

(2) 生活方式基本合理,已戒烟,酒不过量　　　　　　　　　　2

(3) 生活无规律,嗜烟,酗酒　　　　　　　　　　　　　　　1

11. 环境条件

(1) 居住环境、经济收入、医疗保障较好,社会服务日臻完善　　　3

(2) 居住环境不尽如人意,有基本生活保障　　　　　　　　　　2

(3) 住房、经济收入、医疗费用等造成生活困难　　　　　　　　1

本项共计得分:

总分:

备注:

1. 第一项"身体健康"的判断标准:12 分为优良,8～11 分为良好,5～7 分为较差,4 分为差。

2. 第二项"心理健康"的判断标准:9 分为优良,6～8 分为良好,4～5 分为较差,3 分为差。

3. 第三项"社会适应"的判断标准:6 分为优良,4～5 分为良好,3 分为较差,2 分为差。

4. 第四项"环境适应"的判断标准:6 分为优良,4～5 分为良好,3 分为较差,2 分为差。

5. 以上各项相加即为总分。总分在 30～33 分者,说明生活质量好,应继续采取原有的合理的生活方式,积极防治心脑血管等疾病和肿瘤,力争健康长寿。总分在 20～29 分者,说明生活质量为中等水平,应进一步检查老人的生活方式是否合理,自我保健措施是否得当有力,是否坚持适当的锻炼,是否注意情绪的调节,对慢性病是否遵医嘱坚持治疗,及时发现问题并予以纠正或改善,不断提高生活质量。凡总分在 11～19 分者,说明生活质量差,应争取保持或恢复生活自理功能,提高生活质量,延长期望寿命。

模拟试题参考答案

第 一 章
1.C 2.B 3.D 4.A 5.B 6.E 7.D 8.B 9.E 10.A 11.E 12.D
第 二 章
1.A 2.A 3.C 4.A 5.C 6.B
第 三 章
1.A 2.C 3.E 4.D 5.C 6.E 7.E 8.B 9.E 10.B
第 四 章
1.D 2.D 3.A 4.C 5.D 6.A 7.D 8.B 9.D 10.C 11.C
第 五 章
1.C 2.A 3.B 4.D 5.C
第 六 章
1.B 2.B 3.B 4.C 5.A 6.C 7.D 8.C 9.D 10.B 11.E 12.C
第 七 章
1.A 2.C 3.E 4.A
第 八 章
1.E 2.A 3.B 4.C 5.E 6.D 7.A 8.A 9.B 10.D 11.C
第 九 章
1.E 2.C 3.D 4.D 5.E 6.E 7.C 8.C 9.A 10.D 11.B 12.C 13.E
14.D 15.E 16.B 17.E 18.C 19.A 20.B 21.B 22.A 23.B 24.E 25.A
26.E 27.C 28.A 29.E 30.C 31.B 32.B
第 十 章
1.D 2.B 3.E 4.B 5.A

参考文献

[1] 罗悦性.老年护理学[M].2版.北京:人民卫生出版社,2011.

[2] 化前珍.老年护理学[M].北京:人民卫生出版社,2011.

[3] 杨潇二.护理学基础[M].西安:第四军医大学出版社,2011.

[4] 周郁秋.护理心理学[M].2版.北京:人民卫生出版社,2011.

[5] 张小来.内科护理学[M].北京:科学出版社,2011.

[6] 夏小萍.老年护理学[M].北京:人民卫生出版社,2011.

[7] 胡秀英.老年护理手册[M].北京:科学出版社,2011.

[8] 叶锦,陈锦.失禁管理手册[M].北京:人民军医出版社,2011.

[9] 朴顺子,尚少梅.老年人实用护理技能手册[M].北京:北京大学医学出版社,2011.

[10] 王志红,詹林.老年护理学[M].2版.上海:上海科学技术出版社,2011.

[11] 张贵平.护理心理学[M].北京:科学出版社,2010.

[12] 范荣兰,何利.老年护理学[M].西安:第四军医大学出版社,2010.

[13] 李晓松.护理学基础[M].北京:人民卫生出版社,2010.

[14] 陈长香.老年护理学[M].北京:人民卫生出版社,2009.

[15] 张小燕.老年护理[M].2版.北京:人民卫生出版社,2008.

[16] 李小萍.基础护理学[M].北京:人民卫生出版社,2008.

[17] 李淑媛.药理学[M].北京:人民卫生出版社,2008.

[18] 金中杰,林梅英.内科护理[M].北京:人民卫生出版社,2008.

[19] 曹伟新,李乐之.外科护理学[M].北京:人民卫生出版社,2008.

[20] 王海霞.老年护理学[M].上海:同济大学出版社,2008.

[21] 张淑爱.健康评估[M].北京:人民卫生出版社,2008.

[22] 化前珍,郭明贤.老年护理与康复[M].西安:第四军医大学出版社,2007.

[23] 黄学英,谢万兰.老年护理学[M].西安:第四军医大学出版社,2007.

[24] 章蕴,杜卫京.老年护理学[M].北京:清华大学出版社,2007.

[25] 吴丽文,史学敏.老年护理[M].北京:科学出版社,2007.

[26] 尤黎明.老年护理学[M].北京:北京大学医学出版社,2007.

[27] 杨桂芝.老年护理[M].北京:人民军医出版社,2007.

[28] 熊仿杰,袁惠章.老年介护教程[M].上海:复旦大学出版社,2006.

[29] 卢省花.老年护理[M].北京:人民卫生出版社,2006.

[30] 吴英平.护士与老年患者的沟通技巧[J].现代医药卫生,2006,22(3):444.

[31] 孙建萍.老年护理[M].2版.北京:人民卫生出版社,2005.

［32］ 李秋萍.内科护理学［M］.2 版.北京：人民卫生出版社，2005.

［33］ 李峥.人际沟通［M］.北京：中国协和医科大学出版社，2004.

［34］ 邵子明.老年护理学［M］.北京：高等教育出版社，2004.

［35］ 白亚丽.老年患者的心理护理及沟通技巧［J］.中国初级卫生保健，2004，18（12）：70-71.

［36］ 刑华.老年病学［M］.北京：高等教育出版社，2003.

［37］ 袁洪，杨侃.老年高血压［M］.北京：人民卫生出版社，2002.

［38］ 殷磊.老年护理学［M］.北京：人民卫生出版社，2000.

［39］ 李晓松.老年护理学［M］.北京：人民卫生出版社，2000.